国家社会科学基金特别委托项目／北京中医药大学国学院重点项目

——天人合一·法方无尽——

中医特色疗法与中华文明

《中医药与中华文明》系列丛书

侯中伟 编著

全国百佳图书出版单位
中国中医药出版社

图书在版编目（CIP）数据

中医特色疗法与中华文明/侯中伟编著 . —北京：中国中医药出版社，2019. 10（2020. 10 重印）

（《中医药与中华文明》系列丛书）

ISBN 978-7-5132-5562-2

Ⅰ. ①中…　Ⅱ. ①侯…　Ⅲ. ①中医学-研究　Ⅳ. ①R2

中国版本图书馆 CIP 数据核字（2019）第 085011 号

中国中医药出版社出版

北京经济技术开发区科创十三街 31 号院二区 8 号楼
邮政编码　100176
传真　010-64405750
三河市同力彩印有限公司印刷
各地新华书店经销

开本 710×1000　1/16　印张 18　字数 284 千字
2019 年 10 月第 1 版　2020 年 10 月第 2 次印刷
书号　ISBN 978-7-5132-5562-2

定价　78. 00 元
网址　www. cptcm. com

社 长 热 线　010-64405720
购 书 热 线　010-89535836
维 权 打 假　010-64405753

微信服务号　zgzyycbs
微商城网址　https://kdt. im/LIdUGr
官 方 微 博　http://e. weibo. com/cptcm
天猫旗舰店网址　https://zgzyycbs. tmall. com

《中医药与中华文明》系列丛书
顾 问 名 单

总顾问

王国强　国家卫生计生委原副主任、国家中医药管理局原局长、中华
　　　　中医药学会会长

谷晓红　北京中医药大学党委书记、教授、博士生导师

顾　问

王　琦　国医大师、北京中医药大学教授、博士生导师

王智钧　中国残疾人联合会原副理事长、编审

韦建桦　中共中央编译局原局长、研究员

孙光荣　国医大师、北京中医药大学教授、博士生导师

李经纬　著名中国医学史学家、中国中医科学院医史文献研究所研究员

罗　彬　中国针灸学会资深会员

钱超尘　著名中医文献学家、北京中医药大学教授、博士生导师

梁永宣　北京中医药大学教授、图书馆原馆长

《中医药与中华文明》系列丛书
领导小组名单

组　长

　　徐安龙　北京中医药大学校长、博士生导师、教授

副组长

　　靳　琦　北京中医药大学党委副书记、研究员、北京中医药文化研究
　　　　　　基地负责人

　　张其成　北京中医药大学国学院原院长、博士生导师、教授

前期统筹

　　曾　凤　闫兴丽　刘　伟　熊　敏

后期统筹

　　张继旺　华　茜　刘　伟　熊　敏

《中医药与中华文明》
课 题 组

首席专家

苟天林《中医药与中华文明简述》

子课题负责人

李　峰《中医治未病学说与中华文明》

侯中伟《中医特色疗法与中华文明》

王朝阳《中医气化结构理论》

张海波《中医针灸与中华文明》

裘　梧《中医药学与中国哲学》

周晓菲《中医药学与中华美德》

张　戬《中医药与汉字学》

高　琳《方剂学与中华文明》

胡素敏《中药学与中华文明》

姜广建《中医药走向世界》

于　红《中医药与社会》

杨　莉《中医药与中国传统艺术》

石　琳《中医传承与中华文明》

李天罡《中医药与中国武术》

内容提要

　　本书以习近平新时代中国特色社会主义思想关于中医药学的论述为指导，坚持从历史唯物主义和辩证唯物主义的视角，从文明文化，形、气、神三个维度，皮、肉、脉、筋、骨五个层面，深度发掘与梳理了包括民族医药、民间医药在内的中医药宝库中的特色疗法，从中医药丰富的特色疗法所展现的理、法、方、药和神奇疗效中，展现了中医药学的"瑰宝"地位和"钥匙"作用。还介绍了中医药具有良好疗效的多种实用方法。

中医药振兴发展的时代机遇和历史责任

2010年6月20日，时任中华人民共和国副主席的习近平同志，在澳大利亚墨尔本出席墨尔本理工大学中医孔子学院授牌仪式并发表讲话。讲话指出："中医药是中国古代科学的瑰宝，也是打开中华文明宝库的钥匙。""中医药学貌似神秘，撩开它这个神秘面纱，实际上我们看到的就是深邃的哲学智慧和中华民族几千年健康养生理念及实践经验""深入研究和科学总结中医药学对丰富世界医学事业、推进生命科学研究具有积极意义。"

党的十八大以来，习近平总书记在治国理政实践中高度重视中医药的发展，对中医药工作做出一系列重要论述。特别是2015年12月22日，值中国中医科学院成立60周年之际，习近平总书记致信祝贺，向长期奋战在中医药战线的同志们致以诚挚的问候。充分肯定了60年来，中国中医科学院开拓进取、砥砺前行，在科学研究、医疗服务、人才培养、国际交流等方面取得的丰硕成果。称赞以屠呦呦研究员为代表的一代代中医人才，辛勤耕耘，屡建功勋，为发展中医药事业、造福人类健康做出了重要贡献。同时，又一次强调，中医药学是中国古代科学的瑰宝，也是打开中华文明宝库的钥匙。并指出，当前，中医药振兴发展迎来天时、地利、人和的大好时机，希望广大中医药工作者增强民族自信，勇攀医学高峰，深入发掘中医药宝库中的精华，充分发挥中医药的独特优势，推进中医药现代化，推动中医药走向世界，切实把中医药这一祖先留给我们的宝贵财富继承好、发展好、利用好，在建设"健康中国"、实现中国梦的伟大征程中谱写新的篇章。

2016年8月19日，习近平总书记在全国卫生与健康大会的重要讲话中指出，要着力推动中医药振兴发展。坚持中西医并重，推动中医药和西医药相互补充，协调发展，是我国卫生和健康事业的显著优势。中医药学是我国各族人民在长期生产生活和同疾病做斗争中逐步形成并不断丰富发展的医学科学，是我国具有独特理论和技术方法的体系。同时，总书记还强调，要努力实现中医药健康养生文化的创造性转化、创新性发展，使之与现代健康理念相融相通，服务人民健康。总书记还要求，要发挥中医药在治未病、重大疾病治疗、疾病康复中的重要作用，建立健全中医药法规，建立健全中医药发展的政策措施，建立健全中医药管理体系，建立健全适合中医药发展的评价体系、标准体系。

2018年10月22日，习近平总书记在考察珠海横琴新区粤澳合作中医药产业园时指出，中医药学是中华文明的瑰宝，要深入挖掘中医药宝库中的精华，推进产学研一体化，推进中医药产业化、现代化，让中医药走向世界。

同时，习近平总书记紧紧围绕党和国家"五位一体""四个全面"的重大部署，在一系列治国理政实践中，在多次双边、多边国际交往中，引用中医药学的基本理论，阐述中医药和传统医药的深邃内涵、重要作用。习近平总书记对中医药发展的系列重要论述，在中华文明和中医药的发展史上，具有划时代的重大而深远的意义。

为贯彻落实习近平总书记对中医药发展的一系列重要指示，以习近平总书记为核心的党中央，将发展中医药提升到国家战略高度，做出了一系列重大决策部署。2016年12月25日，全国人大颁布实施《中华人民共和国中医药法》。这是自1982年我国"传统医药"写入宪法，历经改革开放，在中医药数千年历史上，我国颁布的第一部《中医药法》，开启了依法发展中医药的新征程。2016年2月，国务院制定了《中医药发展战略规划纲要（2016—2030）》，明确阐述了"中医药作为我国独特的卫生资源、潜力巨大的经济资源、具有原创优势的科技资源、优秀的文化资源和重要的生态资源，在经济社会发展中发挥着重要作用"，对新时期中医药工作做出系统部署。国务院还建立了中医药工作部际联席会议制度，加强了对中医药事业的统筹协调和宏观指导。国务院新闻办公室发表了《中国的中医药》白皮书，这是我国首次以白皮书的形式，向世界全面系统的介绍中医药，宣示了中国政府坚定发展中医药的信心和决心。同时，国务院还先后印发了《中药材保护和发展规划》《中医药健康服务发展规划》等一系列重要文件。

在党中央、国务院的关心支持推动下，我国中医药事业得到了快速发展。以屠呦呦研究员获得2015年诺贝尔医学奖为代表，中医药学和中医药事业取得了一系列创新成果，向振兴发展迈出了坚实的步伐。

党的十八大、十九大以来，全国各省、市、区党委政府认真贯彻落实习近平总书记关于中医药发展的系列重要论述，推动了中医药事业在本地区的振兴与发展，可以说，对中医药的认识高度、实践深度、影响广度前所未有，正在为社会经济发展和建设"健康中国"以及提高人民健康水平发挥着不可替代的重要作用。

《中医药与中华文明》系列丛书，是全国哲学社会科学规划办公室立项下达的"国家社科基金特别委托项目"，由北京中医药大学组织实施。在课题领导小组直接指导下，由《光明日报》原总编辑、北京中医药大学访问学者苟天林同志牵头，课题组同志共同参与、分工落实的一项具有重大现实意义和历史意义的工作。我当时担任国家卫生计生委副主任、国家中医药管理局局长，对这项工作高度重视，认为这是贯彻落实习近平总书记的重要指示，推进中医药振兴发展的一项极为重要的工作。我很荣幸应邀作为课题的总顾问并参与了这项工作。

2015年5月，课题开题时，我作为课题的参与者和总顾问，谈了对这个课题的认识和要求；强调了课题的组织实施一定要坚持以习近平总书记关于中医药发展的系列重要论述为指导，一定要坚持紧密联系中医药的发展历史和临床实践，并且要回答好三个问题。

一是如何认识和把握中医药与中华文明的关系。中华文明在人类文明中，是唯一传承不断，延续至今的伟大文明成果。中医药既是中华文明的重要组成部分，也丰富了中华文明的内涵，体现了中华文明的价值。习近平总书记明确指出，中医药"是中国古代科学的瑰宝，也是打开中华文明宝库的钥匙"。我们要以总书记的论述为指导，将中医药与中华文明的关系阐述清楚。在对中医药学的研究中，有道、法、术三个层面，这三个层面都很重要。但在当前，在这个课题中，道的层面更重要，更要注意从道的层面把两者的关系理清楚。这样，我们才能深刻理解习近平总书记的科学论述，才能深刻认识"中医药作为我国独特的卫生资源、潜力巨大的经济资源、具有原创优势的科技资源、优秀的文化资源和重要的生态资源，在经济社会发展中发挥着重要作用"；也才能在中华文明和中华民族伟大复兴的广阔视野中认识中医药的重要地位和时代价值。

二是如何认识和把握中医药发展的规律。要通过对中医药发展脉络的梳理，总结出中医药发展的规律性问题。习近平总书记指出，中医药学是"深邃的哲学智慧"，是"几千年养生实践和理念的结合"，都包含着对中医药规律性的认识。回答好这个问题，是厘清中医药与中华文明关系的前提，是说明中医药独特优势的关键。这对于我们在现代社会条件下，认真领会和贯彻习近平总书记的论述，明确工作着力点、营造有利于中医药发展的社会环境、推动中医药现代化，具有重要作用和价值。

三是如何认识和把握中医药在实现中华民族伟大复兴的中国梦的历史进程中发挥应有的作用。中国优秀传统文化具有丰富的哲学思想、人文精神和道德理念，与中医药的基本理念、文化内涵、医德思想都是一致的。自古以来，为人们认识和改造世界，为治国理政提供了许多有益的启示，也为人们的道德建设提供了许多有益的启发。在实现中华文明伟大复兴的进程中，充分发挥中医药的作用，这是时代的客观要求。所以，如何把弘扬优秀传统文化和挖掘阐述中医药文化，把历史与现实、继承与创新有机地统一起来，紧密地结合起来，在继承中发展，在发展中继承，努力实现中医药的创造性转化、创新性发展，需要我们进一步深入思考和探索。

同时，我还提出要深刻领会马克思主义哲学思想，深刻领会中医药学的辨证论治、整体观念、系统思维等重要特征；要重视挖掘和阐述中医药学治未病的独特优势；要重视用习近平总书记关于中华民族大家庭的理念处理好中医药与各民族医药的关系等。

《中医药与中华文明》系列丛书，始终坚持以习近平新时代中国特色社会主义思想为指导，始终贯穿着习近平总书记关于"中医药是中国古代科学的瑰宝""是中华文明瑰宝""是打开中华文明宝库的钥匙""是中华文明的结晶""是我国各族人民在长期生产生活和同疾病的斗争中逐步形成并不断丰富发展的医学科学""是我国具有独特理论和技术方法的体系"这个鲜明主题，在新时代和中华文明的广阔视野中，分别阐述了中医药学的悠久历史、深邃内涵，阐述了中医药学各个学科的学科特点和主要内容，集思想性、学术性、实用性为一体。具有鲜明的开拓性、创新性，基本实现了课题研究的目标和意义。

现在，这套丛书将由中国中医药出版社陆续出版。我衷心期待它在新时代中医药振兴发展的进程中，发挥其应有的积极作用。衷心感谢北京中医药大学，感谢苟天林同志和课题组全体同志及中国中医药出版社为课题的完成和丛书出版做出的努力和贡献。衷心希望中医药界和社会各界的各位专家、学者，各位同仁、读者对这套丛书以及进一步完善课题内容，提出宝贵的意见，以便再版时修订完善。

《中医药与中华文明》课题总顾问　王国强
2019 年 3 月 6 日

《中医药与中华文明》 总序

党的十八大以来，习近平总书记高度重视立德树人。先后到北京大学、北京师范大学、中国政法大学、中国科技大学视察，和师生座谈；出席全国教育大会、高校思想政治工作会议并讲话；在党的十九大报告和许多全局性的讲话中，都强调学校教育；还向清华大学的学者、向照金红军小学同学回信等。明确阐述了教育的重要地位、根本问题、根本任务，提出了新时代对教育和人才培养的要求。

同时，习近平总书记高度关注中医药的发展，多次就中医药和中医药事业发展做出重要指示。习近平总书记对中医药的悠久历史、深邃内涵、现实作用的高度概括、深刻阐述和科学论断，是习近平新时代中国特色社会主义思想的重要组成部分，不仅在中医药发展史、中华文明发展史上具有重大意义，而且，对中医药的传承创新，对新时代中医药高等教育和人才培养，指出了明确方向，确定了基本原则。

认真领会习近平总书记关于"教育是国之大计、党之大计""教育兴则国家兴，教育强则国家强""教育决定着人类的今天，也决定着人类的未来"的论述；认真思考习近平总书记提出的中国特色社会主义教育的"根本任务"和"根本问题"："培养德智体美劳全面发展的社会主义建设者和接班人""培养什么人、怎样培养人、为谁培养人"，结合学习习近平总书记关于中医药的系列重要论述，我们深深感受到中医药高等教育所承担的历史使命和时代责任。

在我校师生深入学习习近平总书记关于教育和中医药系列论述过程中，2014 年，全国哲学社会科学规划办公室立项下达了国家社科基金特别委托项目《中医药与中华文明》，由我校组织实施。

国家中医药管理局和我校都把这个项目作为加强学校思想政治建设和在中医药各专业的教学、科研、临床实践中贯彻落实习近平总书记关于中医药和中华文明系列论述的一项重要工作，高度重视。时任国家中医药管理局局长的王国强同志和我校谷晓红书记任总顾问，并在开题时就课题的指导思想、主要内容和目标要求提出了指导意见。我校以徐安龙校长为组长，靳琦副书记、国学院原张其成院长为副组长，成立了领导小组。学校许多中青年骨干教师踊跃参加，组成了课题编写组，拟定了以"中医药与中华文明"为主题的15个子课题。由课题组集体讨论，分工落实。

这个课题的主题和指导思想是："以习近平新时代中国特色社会主义思想为指导，立足中医药学的学科特点和人才培养，以服务'建设健康中国''实现人的全面发展''为人民群众提供全方位全周期的健康服务'为着力点，从理论与实践、历史与现实、经典与临床的结合上，深入领会、系统阐述习近平总书记关于中华文明和中医药学的系列论述，系统阐述中医药与中华文明的关系。进一步提高对中医药学历史地位、科学内涵的认识。为新时代中医药的振兴发展和人才培养，在一定意义上，发挥强基固本、培根铸魂、鼓舞信心、凝聚智慧的积极作用。"

2018年暑假，我校将《中医药与中华文明》课题作为一门选修课在校内试讲。课后，每位同学都写了心得体会。选修这门课的师生普遍反映，这是对习近平新时代中国特色社会主义思想进校园、进课堂的有益探索；对增强文化自信，解放思想，开阔视野，学好专业，振兴发展中医药事业很有意义；的确是一门强基固本、培根铸魂的课；是一门增强信心、凝聚智慧的课。

我校国医大师王琦、孙光荣教授，著名中医药学专家李经纬、钱超尘教授，中央编译局原局长韦建桦同志，编审、原中残联副理事长王智钧同志，北京中医药大学图书馆原馆长梁永宣教授和中华针灸学会资深会员罗彬等，为本丛书的顾问，先后提出了很有价值的意见和建议。

这个课题的首席专家苟天林同志，曾任西藏自治区党委常委、宣传部部长，《光明日报》总编辑。作为我校的访问学者，具有良好的党性、学术和品德修养。在学生眼里，他学习勤奋、艰苦朴素，是令人尊敬的长者；在老师眼里，他谦虚真诚，严于律己，亦师亦友，是受人尊敬的"先生"。他在学习中撰写的读书笔记——《中医药与中华文明》是这一课题立项的基础。作为首席专家，不仅为课题设计、组织做了大量工作，撰写完成了课题总论《中医药与中华文明简述》，还参加了校内外多次与中医药相关的学术活动。他在这些活动中的演讲和发言，有几十万字，也是这个课题重要的阶段性成果。

　　承担课题"丛书"的各位责任人均为本校教师。其中有博士生、硕士生导师，有专业研究人员，也有教学、行政部门的负责同志，均为中青年专业骨干。在编写过程中，坚持以习近平新时代中国特色社会主义思想为指导，深入领会习近平总书记关于中医药的系列论述，紧密联系中医药学各学科的实际，"深入研究""科学总结"，在"挖掘和阐释"上下了很大功夫。为习近平新时代中国特色社会主义思想进校园、进课堂、进教材，为中医药的学术繁荣、振兴发展做出了应有的贡献。

　　中国中医药出版社积极承担了这套丛书的出版任务，是结合中医药的实际，学习贯彻习近平新时代中国特色社会主义思想的有益尝试。在出版工作中，精心组织、精心设计，编辑人员先期介入，做了大量工作。

　　在这套丛书付诸出版的时候，我们向中央宣传部和国家哲学社会科学规划办公室，向国家中医药管理局和中国中医药出版社表示衷心感谢。向关心支持这个课题研究的各位顾问、专家，向付出辛勤劳动的各位作者表示衷心感谢和祝贺。

　　最后，我们想特别指出，学习贯彻习近平新时代中国特色社会主义思想，在新的历史方位上实现中医药学和中医药高等教育的创新发展，是一项宏大工程。《中医药与中华文明》课题，既是其中的一项具体工作，又是一个涉及广泛、内涵深远的大题目。作为一套系列丛书，不可能一蹴而就，会存在诸多不足、欠缺、不妥之处。我们在深入做好习近平新时代中国特色社会主义思想进校园、进课堂的各项工作中，衷心期待这套丛书能够发挥"抛砖引玉"的作用，期待广大读者提出宝贵意见，期待有更多更好的成果问世。为落实好习近平总书记对中医药学的系列论述，为实现中医药的振兴发展，为中医药事业的人才培养营造良好的舆论氛围，提供有力的智力支持。

北京中医药大学　党委书记、教授　谷晓红

北京中医药大学　校　　长、教授　徐安龙

2019 年 3 月 12 日

信念、学识、责任与创新
——读《中医特色疗法与中华文明》

北京中医药大学侯中伟副教授撰写完成的《中医特色疗法与中华文明》，是国家社会科学基金特别委托项目《中医药与中华文明》丛书之一。

把中医特色疗法与中华文明联系起来，作为一个单独题目系统论述和介绍，是侯中伟老师在课题组深入学习习近平总书记关于中华文明和中医药的系列论述时提出来的。他从"神农尝百草"的传说到砭石、毒药、灸焫、微针、导引、按跷等六种最常用的古代疗法，说明"中医药是古代科学的瑰宝"；从这些疗法所蕴含的"天人相应""形神一体"的智慧，结合今天诸多临床实践中中医药的疗效，说明了"中医药学是打开中华文明宝库的钥匙"，以自己临床实践中的切身体会谈了对习近平总书记关于中华文明和中医药学系列论述的理解，使我深深感受到老师心中明晰的理论自觉和坚定信念。

我是在针灸医籍选的课堂上认识侯中伟老师的。听侯老师课的大多是已参加工作的成年人，但他们听老师讲原著，就像大一的新生一样，个个瞪大眼睛，神情专注，完全被老师的精彩讲解所吸引；老师做诊断治疗演示时，人人争先恐后，唯恐失掉机会。老师还结合课文向同学们介绍赵百孝院长的针灸研究，介绍其他老师的腹针、火针、头针、耳针、梅花针、药针并用情况，这样理论联系实际的讲解，很受同学们欢迎。课间，总有同学围着老师请教疾病的治疗方法。老师都很耐心，有时开方，有时现场针灸、推拿。而且，总能听到当时接受治疗的同学们说"好多了，好多了""真神奇"。

后来，我逐渐了解到，侯老师自北京中医药大学1996级管理学院本科毕业，出于对中医药的热爱，考上了基础医学院硕士研究生，完成硕士学业后，又考上了针灸推拿学院谷世喆教授的博士研究生。在学习期间，他积极参加多项学生社团和社会实践活动，作为学校岐黄爱心社的志愿者，与其他同学一起，受到中央领导同志的接见、鼓励。还被评为 2008 年北京奥运会的优秀志愿者。在我听老师讲课时，他还担任着学校针灸推拿学院党委副书记。系统的专业学习，主动自觉的实践锻炼，展示出了他深厚的学识修养和扎实的专业功底。这是侯老师和学校一大批中青年骨干教师具有的共同品质。

《中医药与中华文明》课题进行过程中，学校在正常工作有序进行以外，还迎来了新校区搬迁、多层次教学评估等涉及全局的工作。随着岗位变动，侯老师都参与其中，直接承担了多项新任务。在这种情况下，如期撰写完成了《中医特色疗法与中华文明》一书，足可见老师的责任意识和勤奋精神。

《中医特色疗法与中华文明》一书，紧紧围绕"中医药是古代科学的瑰宝""是打开中华文明宝库的钥匙"这一主线，从中医药与中华文明"水乳交融""互为因果"讲起，突出强调了中医药"是打开中华文明宝库的钥匙"这一科学结论。系统阐述了对"深入研究和科学总结中医药学"重要性的认识和实现途径的思考。尤其强调了人民的健康需求、坚定文化自信、人才培养和辩证唯物主义、历史唯物主义的导向和基础作用。

全书以这样的境界和眼光，以丰厚的学识修养，从历史和古代医籍入手，介绍了"砭石""九针""拔罐"等古代疗法。在此基础上，分形、气、神三个层面，即人的生命机体，皮、脉、肉、筋、骨的层次论治，运化气血的以气论治，直指心灵的以神论治，阐述了重点治法，说明了法方无尽。专题介绍了祖国医学宝库中，藏、蒙、苗、瑶、壮等民族医学的特色疗法及其重要地位。还介绍了各有所长、形式多样的民间医学。最后，作者对中医药学客观丰富的道、理、术阐述了自己的认识和理解。

像这样全面系统地总结介绍祖国医学的特色疗法，本身就是一种创新。在今天的新时代、新的历史方位上，作者浸透全书的信念、自信和对社会、对读者的责任感，全书所介绍的生命智慧、特色疗法，一定会给人以激励和启示。同时，也真诚期望各位专家、同道和广大读者提出宝贵意见，以便再版时修订完善。

苟天林

2019 年 4 月 10 日

弘扬中华文明，传承发展中医特色疗法

　　《中医特色疗法与中华文明》一书，是我校青年学者侯中伟副教授精心撰写的著作。作者在认真梳理中医特色疗法的基础上，从马克思主义唯物史观出发，深度发掘其文化内涵，从道、理、术三个方面阐明了继承发展中医及提升医术水平的根本途径。

　　全书 28 万余字，分为 7 个章节。首先从中医中药的文化发展思路着手，着重阐述了当代继承发展中医药的哲学思考与实践路径，指出习近平总书记提出的"深入研究和科学总结"是中医药发展的关键。其次，从医事制度起源与技术传承两个方面，梳理了中医特色疗法的发展脉络。再次，紧密结合中医生命观，从形气神三个维度、皮肉脉筋骨五个层面展现了中医特色疗法的具体内容。进而从中医哲学的思维角度，探究了中医方药针灸包罗万象、无穷无尽的治略及其诊疗思想。随后，笔者聚焦丰富的民间疗法，钩玄了广布于祖国疆域的五大医学文明，极大地丰富了医药内涵，将中医学与中华文明水乳交融、千丝万缕的密切联系逐步展现了出来，进一步昭示了中国医药的神奇与伟大，为应对日益复杂的疾病谱变化，提供了融合互鉴的可靠依据。

　　全书站在中华文明的高度，以中医理论为主线贯穿中医特色疗法，对中医特色疗法与学科学术发展的密切关系进行了论述，书中提出从"三个维度""五个层次"进行辨证论治，成为中医理论的创新，也成为特色疗法的思想创新。全书内容翔实、严谨有据，具有较强的系统性、思想性、创新性，文字优美洗练，可读性较强，值得细细思考与品味，必将对中医药工作者大有裨益。

曾　凤

2019 年 4 月

自　序
以精湛医术造福人类
——贯通天人、机圆法活的国医瑰宝

　　中医药与中华文明二者具有什么样的关系，这是一个大问题。征诸历史，中华文明孕育了中医药，中医药护佑了中华民族的繁衍昌盛，成就了中华文明的千年传承与不朽荣光。

　　中医药与中华文明水乳交融、不可分割。在数千年文明的肇始与形成中，华夏先民们仰观俯察，近取诸身，远取诸物，建立了以人的生命为核心的文化体系、文明宝库。最终于春秋战国时代催生成熟了中医理论的完整体系，成为中华文明中最闪亮的明珠。在中华文明的深厚滋养下，使得中医药生命之树在历史长河中，抽枝散叶，开花吐蕊，硕果累累。

　　中医药与中华文明确实又互为因果，中医药在中华文明的土壤中生生不息。中华文明重天时、观地利、通人和，构造了中医发展的整体框架，使得中医药成为取法天地、兼顾形神、调和脏腑、通会经脉的宝藏。无论朝代如何盛衰更迭，中医药均受中华文明滋养不绝如缕、传承创新。始皇帝焚书坑儒独不烧医药类书籍，即使在中国人口最为稀少的三国时期，《伤寒杂病论》仍然横空出世，流传千古。中医药又促进了中华文明的演进，上疗君亲、下救贫贱、中以保身，这种利民利生的社会实践活动又在主观和客观上为社会发展、文化发展提供了根本动力。

　　中医药更是中华文明的内核。中华文明的天人合一、守中和谐、整体联动是其显著特征，其内涵贯穿到了我们生活的每一个领域和环节。而毫无疑问，唯有中医药是链接所有文化内涵的基础，即没有人的健康，就没有文化的繁荣和文明的螺旋式上升。更重要的是，只有中医药是直指生命本体，最为全面系统地展现并揭示了人生命内在运行的奥秘。从而成为重重包裹的中华文明的内核。

习近平总书记多次为中医药指示和寄语，"中医药学凝聚着深邃的哲学智慧和中华民族几千年的健康养生理念及其实践经验，是中国古代科学的瑰宝，也是打开中华文明宝库的钥匙""中医药是中华民族的瑰宝，一定要保护好、发掘好、发展好、传承好"。梳理中医药文化内涵，再次深入品味提炼深厚的中医药文化精魂，已经成为当代中医学人的历史使命，更能够为世人了解中医药文化做出重要贡献。"贯通天人，机圆法活"，是对中医药学术特征的高度概括，正因如此，中华民族才能经受住历史的考验，不断发展，继续前行。

本书力求"归本溯源"，准确系统地展现中医药文化的思想精神以及整体框架。作者更期待基于中医药文明思想的"源头活水"，更有效地应对当代人类生命与健康所面临的困境，促进中医药事业不断创新发展。

侯中伟

2019 年 5 月

目　录

第一章
时代国医的文明深耕：
文化引领开启医学新征程

2019 年 1 月 24 日，美国白宫官网发布一份公告，美国总统特朗普已签署一项名为 H. R. 6 的法案，其旨在寻找治疗疼痛的替代性药物和疗法，遏制阿片类止痛药物在美国的泛滥。该法案将针灸、医疗按摩等都列入待评估的替代性疗法。这意味着，中国针灸将有望得到美国卫生部的认可，成为联邦保险可支付的疼痛替代疗法之一。近年来，止痛药物的滥用已经成为一场席卷美国的危机。数据显示，仅在 2017 年，就有 7.2 万美国人死于服药过量，其中约 2/3 的人因过量服用阿片类止痛药物离世，创历史新高。此法案一出，在社交媒体和论坛上，大批美国人呼吁将针灸纳入"联邦医保"范畴。难怪这一次得知法案被签署后，有人难掩激动地在网上留言道："终于等到了！针灸可能会加入我们的全国医保。高兴得不知所措了。我已习惯去中国诊所治疗背痛了。"

工业革命以来，人类生产生活方式的巨大变化已经引发了世界范围内疾病谱的巨大变化，疼痛、疟疾、精神疾病、心脑血管病、肿瘤、艾滋病等病症横行世界，危害着亿万病患的身心健康。世界各国都致力于医药发展和健康，而中医药以其跨越时空的独特魅力，日益受到各国人民的青睐和认可，迎来了全新的发展机遇。

中华人民共和国成立后，在 70 年的砥砺奋进中，中医药的发展迎来了天时、地利、人和的大好时机，中医药的传承与创新已经成为"健康中国"的重要推动力，也成为构建"人类命运共同体"的伟大组成部分。

在新形势下，如何将"跨越时空、超越国度、富有永恒魅力、具有当代价值"的中医药发扬光大？如何多快好省地解决百姓疾苦？如何有效应对层出不穷的世界医学难题？中医中药以其天人合一、整体辨证、机圆法活的特点，成为时代应对健康挑战的宝贵财富。如何将其继承好、发展好、利用好，就成为中医药人责无旁贷的使命和责任。面对挑战，我们必须向世界医学难题发起新的冲锋。

第一节 "瑰宝""钥匙""结晶"的启示

解决好中国的问题，就必须解决好民生问题；解决好民生问题，就必须解决好健康的问题；解决好健康的问题，就必须立足国情，深耕中医中药，就必须深入学习领会"习近平新时代中国特色社会主义思想"，特别是要深入贯彻落实总书记关于中医药事业发展的系列重要精神和论述。

2018 年 12 月 18 日，习近平总书记在庆祝改革开放 40 周年大会上的讲话中指出：必须以最广大人民根本利益为我们一切工作的根本出发点和落脚点，坚持把人民拥护不拥护、赞成不赞成、高兴不高兴作为制定政策的依据，顺应民心、尊重民意、关注民情、致力民生。党的十八大以来，以习近平同志为核心的党中央高度重视中华优秀传统医药文化的传承发展，明确提出"着力推动中医药振兴发展"，并从国家战略的高度对中医药发展进行了全面谋划和系统部署，明确了新形势下发展中医药事业的指导思想和目标任务，为推动中医药振兴发展指明了方向、提供了遵循原则。党的十九大报告提出，坚持中西医并重，传承发展中医药事业，成为时代中医药发展的最强音。我们要以高度文化自信推动中医药振兴发展，推进健康中国建设，助力中华民族伟大复兴中国梦的实现。

一、科学总结、深入挖掘中医药特色疗法的意义

习近平总书记指出，中医药学是"祖先留给我们的宝贵财富"，是"中华民族的瑰宝"，是 5000 年的文明结晶，是"打开中华文明宝库的钥匙""凝聚着深邃的哲学智慧和中华民族几千年的健康养生理念及其实践经验"。这些重要论述，凸显了中医药学在中华优秀传统文化中不可替代的重要地位。要"加强对中华优秀传统文化的挖掘和阐发"。解决好当代中医发展的问题，科学挖掘与阐发中医药学术思想，以博大精深的中医药疗法为载体，广泛发掘、科学发掘民族医药瑰宝，彰显其思想内涵，让古老的民族医药在广泛而充分的为人民服务中绽放魅力与光彩。

（一）善于挖掘、合理挖掘、有效挖掘是中医药振兴的基石

中医药学博大精深，中医药疗法林林总总，代代传承。但也正因如此，中医药的特色疗法，很多广布在历史文献、民间街市、名山大川、民族医药

当中。在当代中国，更充分发掘祖国医药学精华，必须首先充分做好挖掘工作，让这些祖国医药学的珍珠重新绽放光彩。

首先，我们要善于挖掘。要传承祖国医学瑰宝，就必须善于挖掘。一是要依靠广大中医工作者的持续推动，同时也要号召更广大的有识之士群体一起加入发掘中医宝库的伟大行动。做好发掘工作，要热爱、要珍视，必须保持有爱心、信心和好奇心。唐代药王孙思邈就是善于发掘的典范。他问诊不重钱财，斗酒只鸡皆可作为诊资，更可贵者，穷苦百姓可以提供民间偏方、验方一张以代诊金。有积于此，孙思邈积累了大量的民间效验方剂，成就了"药王"的医名和《千金方》的巨著。这就是一善，始终保持医者仁爱之心的温度，始终保持医者探索发现的眼光。要百川汇海，建立积极有效的机制，让中医药文化和医疗技术更加顺畅有效地汇集起来，更加清晰精准地整理中医药学宝库，同时不断扩大库存，成为我国乃至世界医药文明发展的根基和资源。

其次，我们要合理发掘。发掘要不拘细流、涓涓汇海；发掘要绵绵不断、持续长久；发掘不能竭泽而渔、一曝十寒。做好发掘工作，必须要有心怀天下苍生的心胸，要搭建中医药宝库资源汇集的机制和平台，要鼓励普通百姓积极发掘、有效传递来自基层的确有效验的民间方法，要形成珍爱、重视民间医药资源的强大氛围，要利用配套资金鼓励民间献宝，一技一法不拘一格，这样才能汇聚成中医药宝藏的大海。合理发掘，离不开有效的遴选和甄别，这需要建立不同层级的专家团队，发挥学者的作用，辨识甄别。合理发掘，要持续长久，不能搞成"大呼隆"，一哄而上又一哄而散。要用理性的眼光和思维来有序推进。合理发掘，不能竭泽而渔，不能以破坏医药资源文化底蕴与赖以生存的根基为代价。要像敦煌壁画的发掘保护一样，精雕细琢，百般爱惜，最终复旧如初，将千百年多个时代的文化艺术还原并呈现在世人面前。

再次，我们要有效发掘。经过全面、系统、深入发掘的中医药文化资源必须系统梳理，分类分层，在有效完整的系统中不断转化。总书记说，要让书写在古籍里的文字活起来。不管是古籍文字、民间资源，还是历史文物，都应该有目标地积极处理，不能只停留在收集整理这个基本层面，应当把这些宝贵的文化财富，作为文化资源、临床资源、科技资源进一步应用。屠呦呦研究员获得了诺贝尔生理学或医学奖，青蒿素的发明，就是本于对晋代葛洪的《肘后备急方》中关于青蒿文献记载的领会和挖掘。这种挖掘转化极具意义，要积极助推并有效升级宝库中资源，要把珍珠擦亮，让它们亮起来、活起来、用起来。在挖掘的具体实践过程中，还会创造并产生更加伟大的科技资源。

做好挖掘工作，就是传承发展中医药的第一步，是中医药振兴发展的基石，是践行总书记中医药事业发展思想的具体体现和落实。

（二）积极阐发、科学阐发、全面阐发是中医药发扬的翅膀

中央强调"要加强对中华优秀传统文化的挖掘和阐发"，不仅要挖掘还要阐发。要实现中医药发展的"创造性转化与创新性发展"，就必须全方位地阐发。这种阐发既是向内的，也是向外的。既应该挖掘其内涵，同时也应该加强其文化传播。要通过系统思维方法研究、运用现代语言方式表述、借助多种科学语言范式展现和多样化媒体途径传播。

首先，要积极阐发中医药精华。要更加主动、更有意识地去阐发中医药内涵，要提升对中医药内涵解析和阐发的主动性。积极阐发要建立文化自信，要勇于阐发传播中医药自有的语言体系内涵。比如，中医的运气学说和子午流注体系，涉及中华文化独特的表达和理论体系，要想更好地传承，就必须立足国内、面向国际，主动阐发原创思维和原创理论体系。如果缺失了文化自信，那么毫无疑问这种阐发就失去了生命力和根本意义。毛主席说，祖国医药学是个伟大的宝库，要努力发掘，加以提高。这种提高就离不开主动积极的阐发。要让更广大的百姓了解中医药，要让中医特色疗法更多地崭露头角和世人见面，需要更有意识地主动去阐发。

其次，要科学阐发其学术内涵。对于中医药文化中难以理解的精髓，要通过科学研究，深挖其学术内涵，凝练学术成果。要精准地阐发，阐发有深度、有角度、有温度。要深入剖析中医内涵，运用科学合理的语言表达体系，有质有量地展现其思想内涵、学术内涵、文化内涵。中医民间有很多疗法，具有独特形式和内涵，如"脐火疗法"，运用对于调治肝硬化腹水等慢性肝病具有显著疗效。我们不仅需要清晰精准地阐明其操作程序，更要运用中医思维方式阐明其诊疗原理，还要借助现代研究方法阐明其生物学机理。要让世人能够用通约的、大众的语言方式了解掌握，才是科学阐发的根本目的。

最后，要全面阐发其文化精髓。要从多个维度进行阐发。一是坚持基于

中医文化本底自信进行阐发，要全面完整地呈现原汁原味的中医疗法。传承千百年的中华医药中的方剂，有些是单方、验方，也有些是复方、秘方，一直发挥着健康护佑的积极作用，譬如驰名海内外的广誉远龟龄集，是个拥有28味药的大复方。除单味药的"独特炮制"和复方的"炉鼎升炼"以外，其用药组方更具医道之妙、文化之美，更应和了中国传统文化。28味选料中覆盖了动物、植物及矿物，动物药中既包括雀脑、蜻蜓等（天上飞的），又包括海马等（海里游的），还包括鹿茸等（地上跑的）；植物药中包括多种名贵中药；矿物药中包括朱砂等。我们既要有文化自信去理解和认识其天人合一的组方思想，更要从其成功案例中汲取经验，推而广之造福当代百姓。二是在此基础之上，要坚持从多个角度、运用多种形式去表述。要鼓励中医学术内涵进校园，鼓励中医文化进教材，促进中医技术进社区，要积极配套多种形式的中医文化读本、科学读本。特别是要善于运用百姓喜闻乐见的形式去阐发，电影《黄连厚朴》、电视剧《老中医》用艺术的形式所展现的中医故事、中医道理，都是一种阐发，是从文艺上进行阐发。让千百万普通观众了解中医，热爱中医，传承中医。迄今为止，我们还需要数量更多的、形式更多样的文艺作品去彰显中医之人、中医之道、中医之美。还应该借助多学科语言进行阐发，通过不同的学科语言体系表达，只有这样才能真正地全面阐发。

"把跨越时空、超越国度、富有永恒的魅力、具有当代价值的文化精神弘扬起来，把继承传统优秀文化又弘扬时代精神、立足本国又面向世界的当代中国文化创新成果传播出去"，这一重要论述为我们指明了弘扬优秀传统文化的崭新路径，让中华优秀传统文化在继承中弘扬、在弘扬中发展、在发展中创新、在创新中传播，从而实现由社会主义文化大国向文化强国的跨越。

二、与时俱进、创新发展中医药特色疗法的意义

中医的发展首重传承，更离不开创新。这种创新是与时俱进的，这种创新是一种全新的开创。创新发展是保持当代中医活力的最大动力。党的十八大以来，习近平总书记高度重视创新发展，在多次讲话和论述中反复强调"创新"，内容涵盖了科技、人才、文艺等方面的创新，以及在理论、制度、实践上如何创新。对于中医的发展具有直接的指导意义。

（一）脚踏实地，把百姓的健康需求放在中医创新发展的核心位置

2016 年 4 月 26 日，习近平总书记在安徽合肥主持召开知识分子、劳动模范、青年代表座谈会时指出，面对日益激烈的国际竞争，我们必须把创新摆在国家发展全局的核心位置，不断推进理论创新、制度创新、科技创新、文化创新等各方面创新。

中医发展同样要把创新放在核心位置，这个创新要与时俱进，就是要基于文化传承、思想传承，把当前社会发展中出现的威胁人民健康的重大健康问题融入创新发展的总盘子。要把这些问题作为新的学术研究的增长点和突破口，作为中医创新的巨大推动引擎，作为中医创新惠及百姓的巨大伟力。

党的十八大以来，习近平总书记数次强调了"创新"对中国全面深化改革和发展的重要作用。他指出：发展是第一要务，人才是第一资源，创新是第一动力。中国如果不走创新驱动道路，新旧动能不能顺利转换，是不可能真正强大起来的，只能是大而不强。13 亿百姓对健康的巨大需求同样是中医药创新发展的无尽社会动能。古为今用，在中医创新发展的过程中，底蕴深厚、变化无穷的良方妙法就成为不竭的健康文化资源动能。

"变革创新是推动人类社会向前发展的根本动力。谁排斥变革，谁拒绝创新，谁就会落后于时代，谁就会被历史淘汰。"总书记的"创新智慧"思想，引领中国行稳致远，中医的"创新发展"，同样引领中医药事业健康发展。

（二）人才先导，把科技成果创新作为推进中医发展的关键

2018 年 5 月 2 日，习近平总书记在北京大学考察时强调："中国要强盛、要复兴，就一定要大力发展科学技术，努力成为世界主要科学中心和创新高地。"中医药作为我国原创思维的重要文化资源，同样需要思维整合，成为科技创新的巨大推动力。而高等中医药院校当然也应该成为中医药科技成果创新的主要阵地和战场！

"重大科技创新成果是国之重器、国之利器，必须牢牢掌握在自己手上，必须依靠自力更生、自主创新。"2016 年 5 月 30 日，习近平总书记在全国科技创新大会、两院院士大会、中国科协第九次全国代表大会上的讲话指出，"要在我国发展新的历史起点上，把科技创新摆在更加重要位置，吹响建设世界科技强国的号角。"

当前中医药发展的关键是整合资源，培养大批高质量的优秀中医药人

才，集中精力整合思维，创新科技成果，深度挖掘并开创中医药的新元素。人才是创新的根基，是创新的核心要素。创新驱动实质上是人才驱动。为了加快形成一支规模宏大、富有创新精神、敢于承担风险的创新型人才队伍，重点要在用好、吸引、培养上下工夫。

当前要更加加大中医人才培养力度，优化中医人才培养机制，加快构建具有全球竞争力的中医人才培养体系，聚天下英才而教之、聚天下英才而用之。要着力破除体制机制障碍，让人才创新创造活力充分迸发，使各方面人才各得其所、尽展其长。唯有如此，才能促进中医宝库资源的创新性转化与创造性发展。

只有自信的国家和民族，才能在通往未来的道路上行稳致远。树高叶茂，系于根深。自力更生是中华民族自立于世界民族之林的奋斗基点，自主创新是我们攀登世界科技高峰的必由之路。"功以才成，业由才广"。人才是创新的根基，谁拥有一流的创新人才，谁就拥有了科技创新的优势和主导权。

第二节 中华文明思想统领是中医药时代发展之魂

如果说习近平新时代中国特色社会思想是当前中医药事业发展的大根大本的话，那么中华文明思想统领则是中医药时代发展之魂。

一、树立文化自信是中医药振兴的根本

中医药的振兴别无他途，高举"文化自信"的伟大旗帜，从伟大的中医药文化宝库中汲取营养和力量，让这些宝库中的资源重见天日，让这些珍珠再放异彩，让中医药学术得发展，百姓得实惠，这就是中医药振兴的基本标志。

（一）以深刻理解提升文化自信，开创中医发展新时代

应当用最深沉的对祖国、对民族、对人民的热爱去唤醒文化自信，激发民族正气，传承文化血脉！

近代以来出现的"中医黑"们可以休矣。叫嚣着取消中医、废除中医的所有的"中医黑"们一定会被钉在历史的耻辱柱上。他们之所以会不遗余力地黑中医，其根本原因就是文化缺钙、精神乏力；就是没有实事求是地去探

索研究；就是脱离了实践、脱离了人民、脱离了民族的文化基因。或者，他们成为了西方敌对势力的代言人。对美国政府决策有着巨大影响的智囊库——兰德公司向美国政府提出建议：美国的对华战略应该分三步走：第一步是西化、分化中国，使中国的意识形态西方化，从而失去与美国对抗的可能性！第二步是在第一部失效或成效不大时，对中国进行全面遏制，并形成对中国战略上的合围，包括地缘战略层次和国际组织体系层次，以削弱中国的国际生存空间和战略选择余地。第三步是在前两步都不见效时，不惜与中国一战，但作战的最好形式是美国不直接参战，而是支持"中国内部谋求独立的地区或与中国有重大利益冲突的周边国家"。

这一"三步走"的战略不仅仅停留在美国政府决策参考的层面上，在美国的外交实践中已经得到了体现。中央情报局便是推行这一战略的急先锋，其《十条戒律》便是证明。其中第九条明确指出："要利用所有的资源，甚至举手投足，一言一笑，来破坏他们的传统价值。我们要利用一切来毁灭他们的道德人心。摧毁他们自尊自信的钥匙，就是尽量打击他们的刻苦耐劳的精神。"中医作为我国优秀传统文化的先进代表，饱含着"仁民爱物、尚中和合"的民族文化思想，遭到诋毁和排斥正可谓正中某些人的下怀。

令人振奋的是，2015 年 12 月 22 日，习近平总书记致信祝贺中国中医科学院成立 60 周年，指出：当前，中医药振兴发展迎来天时、地利、人和的大好时机，希望广大中医药工作者增强民族自信，勇攀医学高峰，深入发掘中医药宝库中的精华，充分发挥中医药的独特优势，推进中医药现代化，推动中医药走向世界，切实把中医药这一祖先留给我们的宝贵财富继承好、发展好、利用好，在建设健康中国、实现中国梦的伟大征程中谱写新的篇章。

2016 年 12 月 6 日，国务院发表《中国的中医药》白皮书。白皮书指出，中医药发展上升为国家战略，中医药事业进入新的历史发展时期。中医药既是中华文明的重要载体，又在人民健康事业中发挥独特作用。习近平总书记在多个场合都对中医药给予了高度评价，并在国内外推广中医药。习近平总书记 2016 年 8 月 19 日出席全国卫生与健康大会时的讲话中指出，要着力推动中医药振兴发展，坚持中西医并重，推动中医药和西医药相互补充、协调发展，努力实现中医药健康养生文化的创造性转化、创新性发展。

"中华优秀传统文化是我们最深厚的文化软实力，也是中国特色社会主义植根的文化沃土"。中医药文化就是这样的软实力，就是要厚植弘扬。总书记一再指出，中医药学是中华文明的瑰宝。要深入发掘中医药宝库中的精华，推进产学研一体化，推进中医药产业化、现代化，让中医药走向世界。

只有有了文化自信，才会在面临困难，攻坚克难的时候有底气、有信心，才会在受到挫折的时候有本源、有依归。青蒿素的发明不就是最典型的明证吗？只有有了文化自信，对于祖国医学中优秀的医疗财富和资源才会产生巨大的信心，才会用心、用情扎下根去！近几十年来，艾滋病在全球泛滥。有七路民间中医怀着精诚热爱之心奔赴河南上蔡县开展了对艾滋病患者诊疗的勇敢尝试，取得了令人震惊的成果。2002 年 2 月 24 日，上蔡县艾滋病患者王大川经过孙传正中医的治疗，在卫生防疫站检测后，HIV 抗体呈阴性。3 月 4 日，王大川又专门去河南省卫生防疫站性病艾滋病防治研究所检验，确认 HIV 抗体呈阴性。这是在艾滋病患者接受中医诊疗后检测出阴性的第一例，也是近年来众多转阴患者的代表。这七路民间中医，都是一辈子行医，都是自觉自愿的，都是不究名利、不计得失的，都是毫不畏惧、甘冒风险的，坚持要到"前线"去救助病人。中医药发展战略研究课题组负责人、中国科技情报所研究员贾谦说："他们完全凭着一颗中国人的良心，为的是要证明中医能够治疗艾滋病，为的是要给中华民族争口气！"

他们运用的就是中医的原创思维，他们所依托的就是中医的医德情怀。特别是对于民族医学具有原创思维、抽象思维的能力才能够因热爱而生信心、因信心而勤实践，因实践而得印证，因印证而深拓展，因拓展而得实惠，在挖掘阐发中医药的伟大进程中才可以百折不挠、立定脚跟，才能开创新时代中医事业发展的新格局。

（二）文化自信要着力解决中医的重大理论问题，努力实现理论突破

习近平总书记提出的"健康中国"目标，反映了十三亿中国人在新时代对美好生活的追求目标，他对中医药文化的大力推介也体现了他对人民的深厚情怀。习近平总书记在中医药事业发展的关键时期，提出振兴中医药、中医药走出去的战略，不仅为中医药争取到在国际传统医药领域的话语权，抵制了国际医药领域以所谓的科学标准排斥中医的声音，使得中医药文化成为中国外交名片，成为中国文化软实力的重要组成部分，为解决当代世界健康问题提供了一份中国特色的文化"药方"。

当前，解决中医药的问题，破解影响人民群众健康的重大疑难问题，必须运用好中医理论体系中的核心思想，并着力研究中医学体系中的重大理论

问题，并寻求突破。中医的"经络论"和"气化论"是中医理论中的根本与核心。

然而经过几十年的研究，这两个领域的研究仍然没有取得实质性进展与突破。历史一定是在螺旋式上升的发展，中医药理论经过几千年的发展，在现代社会当中，亟需新的阐释，需要科学界更广大工作者的共识和理解。这种共识来源于哪里？就来源于基于新形势下对于中医理论的突破。习近平总书记坚持以全面的、历史的、辩证的观点看待中医药事业的发展，既看到中医药事业发展的机遇，又发现制约中医药事业发展的瓶颈，指出"深入研究和科学总结中医药学对丰富世界医学事业、推进生命科学研究具有积极意义"。只有把中医理论体系当中"精气神""经络腧穴""五运六气"等最为关键与核心的理论进行充分的挖掘与阐述，才能真正探明古老中医理论的真髓，才能掌握真正打开人体生命健康的钥匙。

因此，新时代的中医药人要肩负起传承、保护、发展中医药文化的时代使命，使中医药文化在中国特色社会主义新时代根深叶茂，为人民的健康事业提供源源不断的营养，为增强中医药文化自信做出应有的贡献！

二、辩证唯物主义、历史唯物主义是中医认知的核心思想

中医学一贯被冠以"哲学""经验""文化"的帽子，也就是说，很多人认为中医的内涵只是概念，没有实在内容，更谈不上科学。其实，纵观古今，中医的思维方式恰恰和马克思主义哲学相吻合，恰恰符合辩证唯物主义和历史唯物主义的根本思想。

（一）坚持辩证唯物主义是中医理论提升与实践创新的指针

辩证唯物主义是马克思在批判地继承了人类文化的优秀成果，特别是在批判地吸收了黑格尔辩证法的"合理内核"和费尔巴哈唯物主义的"基本内核"的基础上创立的，是马克思主义的一种哲学理论，它是把唯物主义和辩证法有机地统一起来的科学世界观，产生于19世纪40年代。它是唯物主义的高级形式。辩证唯物主义认为世界在本质上是物质的。恩格斯说："世界的真正的统一性是在于它的物质性。"

中医学术的理论提升和实践创新完全遵循辩证唯物主义。这一点从中医学经典著作《黄帝内经》中即可得到明证。《黄帝内经》其核心是天人相应，认为生命之基在阴阳平衡，强调人只有"顺四时而适寒暑"，方能"尽

终其天年，度百岁乃去"，阐述了人体生理现象及整体生命规律，科学、辩证地体现了系统科学、模型方法的现代科学实质，开创了独特而系统的哲学思想和养生学理论方法。《黄帝内经》以唯物主义的思想充分表达了其宇宙观、认识论与方法论，其哲学思想主要包含了"元气论""阴阳学说"与"五行学说"。元气论是最重要的中国传统宇宙观，也是对中医理论影响最大的哲学理论，元气论在中医理论体系中占主导地位，"气"乃中国古代哲学之核心范畴，气是生成宇宙万物之基础，是物质世界的本原，亦是人体生成的第一物质。气的形成奠定了中国哲学之基础。《黄帝内经》将先秦哲学家之思维模式与宇宙观之"气"学说成功地运用渗透到学科之各个系统，认为气是构成世间万物之本原，是无限运动的。"气"乃生成宇宙万物之基础，亦人体生成之第一物质。中医学强调人体内部（阴阳）之气需要协调平衡，把握人体各个系统气的运动变化规律，能够促进机体驱攘病邪，匡弘正气，使人体机能趋于康复，健康平安。故而，元气论构建了中医理论体系的本体论基础，并广泛运用到中医学理论体系的生理、病理、诊断、治疗、药理等各方面，成为中医理论体系的内核。

因此，坚持辩证唯物主义也成为指导中医理论发展和实践创新的根本指针。征诸临床，在中医特色疗法的实践中出现的独特而神奇的现象，都要遵循辩证唯物主义的思想去研究探索。都要遵循物质是第一性的，意识是第二性的，意识是高度发展的物质——人脑的机能，是客观物质世界在人脑中的反映。

（二）要深刻领会历史唯物主义思想在当代中医发展中的作用

从远古走来，中医的发展很显然也遵循历史唯物主义思想。离不开历史唯物主义思想的指导。时至今日，要想继承好、发展好、利用好中医，更离不开深刻领会"历史唯物主义"思想。

如何发掘中医药学宝库，如何客观地看待琳琅满目的中医特色疗法，既要用辩证唯物主义思想去看待，也要用历史唯物主义思想去研究。历史唯物主义认为：社会历史的发展有其自身固有的客观规律。人的生活、生产方式决定社会生活、政治生活和精神生活的一般过程；社会存在决定社会意识，社会意识又可以塑造与改变社会存在；生产力和生产关系之间的矛盾、经济基础与上层建筑之间的矛盾，可以作为研究社会发展的出发点。从一个最为普通的中医案例，到一种基本疗法的实现，再到中医学学术的发展，都离不开社会生活的基本经济条件，社会资源分布等基本特征与内涵。历史唯物主义考察问题的方法明确规定，它的研究对象是社会发展的一般规律。和以社会生活某一局部领域、某一个别方面为对象的各门具体社会科学不同，它着眼于从总体上、全局上研究社会的一般结构和一般发展规律。它的任务就是为各门具体的社会科学提供历史观和方法论的理论基础。

发展中医药学必须深刻领会历史唯物主义思想，要注重运用历史的观点去挖掘梳理中医药疗法，要注重对不同历史时期中医药科学技术发展的规律进行挖掘，从中寻找影响其发展的关联因素，也要客观地分析历史和当代的社会发展条件，中医药发展的内、外部条件及环境，为中医学术思想的挖掘和中医事业的创新发展创造更好的空间和条件。中医药行业的发展也应该遵循当代社会的中医药生产力和生产关系的规律，根据经济条件、地域特点、文化特征等各个方面的不同，去研究分析怎样更好地、更有针对性地促进中医理论的发展。学术从来不独立于社会环境之外，利用唯物史观，可以更加全面、更加精准地提出对不同特色、不同流派、不同背景的中医学术的建设意见，便于综合论治、补齐短板、协调发展，便于中医药在局部社会环境中的健康稳定发展，便于总结摸索规律、提升质量。

综上，坚持辩证唯物主义和历史唯物主义，是正确科学地推进中医药事业进步的核心思维方式。中华文化中所倡导的天人合一、四时和合、生克制化等与马克思主义思想相通相应。成为新时代推动中医事业发展的内在思想动力。

第三节 基于"全球化视野"的中医实践是中医药时代发展之策

在21世纪的今天，"地球村"的概念已经越来越贴切，中医药的发展必须拥有全球化的视野，才能成就新时代的新中医。

一、立足中医药宝库，深入挖掘，不断阐发

中医药几千年以来汇聚的各种疗法与手段，形成了一个伟大的宝库。这个宝库博大精深，令人叹为观止。在当代，发展中医药必须拥有全球化视野，才能成就新时代的新中医。一方面，要加强对国内中医疗法的挖掘，要

立足国内，着眼世界。要加大对国内优秀中医疗法和资源的挖掘、整理和阐发。要从道、理、术等多个角度，深入细致地梳理挖掘，要揭示中医理论体系中各疗法的内在逻辑关系。要发掘其疗法特点，尽量展示并阐明其特色与奥妙。要从疗法上深入研究，充分开展多个角度、多个维度、多种深度的整理和探究。要尽量充分展现祖国医药学的框架和全貌。

另一方面，也要积极探索利用国际资源。中医药的本质是在中医理论指导下的医药，无论是民间医药、民族医药，还是海外医药都值得深入挖掘与探索。中国历史上自古就有与医药文化世界交流的历史记载，古丝绸之路的发展、郑和下西洋、鉴真和尚东渡日本都离不开医药文化的传播与交融，离不开交流互鉴。同时，当前更要放眼世界，要运用中医理论，综合利用国际健康医药资源，为我所用。可以扩大中药材的资源应用范围；可以增加中医疗法的特色研究范畴；可以增加中医药文化的特色，更能逐渐做到中医药事业在海内外的不断扩容。

二、团结一切可以团结的队伍

要想破解当代人类健康发展的时代难题，中医药学就必须依靠团队的力量，团结一切可以团结的力量。要充分开展多学科融合，更要积极促进国内外交流。

团结一切可团结的力量是中医药事业实现重大飞跃与突破的关键。1956年9月15日，党的八大召开。毛泽东在开幕词中开宗明义地指出："我们这次大会的任务是：总结从七次大会以来的经验，团结全党，团结国内外一切可能团结的力量，为了建设一个伟大的社会主义的中国而奋斗。"（《毛泽东文集》第7卷，人民出版社1999年版，第114页）建设一个伟大的社会主义国家是目标，而"团结全党，团结国内外一切可能团结的力量"是党实现目标的条件和途径。"团结国内外一切可能团结的力量"思想源自党的历史经验，是党的使命使然，有着丰富的内涵，对社会主义建设事业的发展具有重要的指导意义。

"团结国内外一切可能团结的力量"，是党革命制胜的法宝，同样也是当前中医药事业发展的法宝。正如毛泽东在开幕词中所说：我们胜利的获得，国内"是依靠了工人阶级领导的工农联盟，并且广泛地团结了一切可能团结的力量"；国际上，"是依靠了以苏联为首的和平民主社会主义阵营的支持，以及全世界爱好和平的人民的深厚同情"。在新民主主义革命时期，党不仅"唤起工农千百万，同心干"，而且，对民族资产阶级这个"冤家"（《毛泽东文集》第7卷，第135页），采取又团结、又斗争的政策，把他们争取到人民的队伍中。中国社会主义革命的早日完成，同样得益于城市资产阶级服从社会主义改造与农民、手工业者有效组织起来。继往开来，建设社会主义同样需要团结国内外一切可能团结的力量。

"团结国内外一切可能团结的力量"是中医事业发展的使命使然。"面向健康中国的内在要求，面向人类命运共同体的发展必然，实现中医发展现代化"，解决13亿中国人看病难、看病贵的问题，应对扑面而来的老龄化浪潮，让国家走向健康、繁荣、昌盛，是当代全国人民都在期待的"健康梦"。为了实现这个伟大目标，不仅要立足中医自身，更要立足国内外各个学科，要交融互动、联动互通，把中医药理论和文化内涵进行系统、充分的研究。调动一切直接的和间接的力量，把中医药事业开拓好，发展好，建设好。为了实现这个伟大目标，就要实现国内外的联动互通，要借助国际优秀科学文化与传统中医药交融互动，逐渐实现语言表达现代化、内涵解析现代化，促进中医的全面发展。

三、聚焦问题，以破解临床难题为根本

要解决好当前中医的问题，本质就是解决好健康问题，就是要以破解临床难题为抓手，挖掘中医药瑰宝，实现创新性发展和创造性转化，全面提升中医临床能力。

首先，必须抓住中医理论思想的根本——"经典理论思想"这个牛鼻子。《黄帝内经》《伤寒论》《金匮要略》是承载着中国先民智慧的伟大经典著作，其中蕴含深邃的思想内涵。从天时运气规律到地理山川河流，从四时八正规律到人体经脉气血流注，中医理论的核心经典理论成为可以直接破解疑难问题的良方与妙法。无论是针灸还是方药，都形成了千百年来的稳定体系和内在规律，可以直接指导临床，破疑解难。以《伤寒论》为例，类方、方族、子方、合方等就是千变万化的基础。药、药对、药组、药群同样如同将相一样驰骋纵横，斩关夺旗。

其次，在破疑解难的过程中，我们必须抓住解决疑难问题的"七寸"，要深入挖掘正确运用"气"这个核心关键，深刻了解掌握中医"气化"的

核心思想，让气成为正本清源、广布四海的人类健康的好朋友，把"气化"的基础、过程、特点阐明并运用得清晰得当，从而成为打开中医临床困境的金钥匙。美国哈佛大学医学院的专家曾经获取并详细解读了中国气功师治疗癌肿的视频，在动态的 B 超显影下，肿瘤逐渐全部消失，震动了西方医学界和科学界。毫无疑问，这也是我们开展研究、不断向疑难杂病高地冲锋的法宝。

被誉为"西北针王"的郑魁山先生，发明了"过眼热"和"穿胛热"，运用普通的手法就可以让局部明显地热起来，治愈了很多的眼科病患。知名中医郭廷英先生，在几十年的针灸临床中，摸索出了一套独特的针法，圆利针挑治法，通过在人体身上精准地选择穴位和部位，采用轻柔、和缓、独特的手法，治愈了为数不少的肿瘤患者，有的患者肿瘤消失得无影无踪，有的患者身体素质大大改善。

对这些内涵和技法都要认真领会、深刻思考，要学会整合思想，全面运用，只有能够学会"杂合以治"，才能实现中医的创新性转化、创造性发展。唯如此，才能找到中医发展的根本路径，才能创造中医发展的最伟强音。

第二章
打开中医药宝库之门：从历史和文化技术角度寻迹中医精湛医术

历史和文化是医药发展的摇篮，伟大的中医药宝库就是在中华先民的文脉积淀下应运而生、锱铢而成的。透过历史和文化的窗口，回望中医药发展的历程，自然可以看到辉煌的中医药学术发展及其文明早已赫然印在无尽的历史长河中了。

第一节　无上荣光，从《周礼·天官》说起

自先秦以来到中华人民共和国成立后的今天，历代中医都创造了无数的运用精湛医术造福百姓的历史纪实。中国人自古就对医学与健康建立了标准。无论是从医事发展还是从文化传承上，更应该加强对中医医术的学术解析与挖掘思考。

一、医事医政发展，培植精湛医术土壤

中华大地上，文明的发展始终伴随着医药的进步。有文字记载以来，就可以看到医药文化与技术的闪耀。1973 年底，长沙马王堆三号汉墓出土了大批帛书，除针灸、医药以外，还发现了导引术的历史证据。马王堆《导引图》出土了，这是我国考古工作的重大发现，它是迄今我国考古发现中时代最早的一件健身图谱。而之后的《周礼》更加展现了中华民族伟大而精华的历史人文脉络。《周礼》是周王室官制和战国时期各国制度的汇编，是研究我国古代社会典章制度的重要文献之一。在这部典籍里，最早记载了当时的医事制度。从《周礼》的记载中，我们可以清楚地看到：早在 3000 年前的周代，我国就已经建立了颇为缜密而完善的医事制度，成为培植孕育精湛医术的丰沃土壤。

（一）《周礼》建立医政机构

据《周礼·天官·冢宰》记载，当时周代设置了专门负责掌管国家医药

卫生行政事务及各地卫生保健、药物管理等方面事务的行政官职——医师，规定医师为国家医药卫生管理的最高官员，"掌医之政令"。在医师之下，设有"上士二人，下士四人，府二人，史二人，徒二十人"，他们的编制确定，各有专业，各司其职。其中，士负责治疗疾病；府负责掌管药物、器具和会计事务；史负责掌管文书和医案；徒则专供役使，并负责看护病人及制药。医疗卫生机构的建立，对人员的定编定岗，表明当时的医药卫生管理制度已经达到较高水平。

（二）《周礼》进行了医学分科

"凡邦之有疾病者、疕疡者造焉，（医师）则使医分而治之"（《周礼·天官·冢宰》），这句话清楚地说明，早在周代，医学分科就已经出现。据《周礼·天官·冢宰》记载，当时将医生分为食医、疾医、疡医和兽医四类，这四类医生在医师的统领下，分别掌管饮食营养、内科、外科疾病和兽类疾病的治疗。具体而言，食医掌管周王室的饮食调味和膳食搭配，类似于当今的营养师，他们的职责是"掌和王之六食，六饮、六膳、百馐、百酱、八珍之齐（剂）"。在调配饮食时，注意各种饮食的适宜进食温度，并将之与四时气候相比拟，"凡食齐（剂，下同）眂（视，下同）春时，羹齐眂夏时，酱齐眂秋时，饮齐眂冬时"；在调味时，充分考虑到饮食口味必须与四时季节相适应，随着四时气候的变化而有所变换，因此，"凡和，春多酸，夏多苦，秋多辛，冬多咸，调以滑甘"；在膳食搭配上规定了主食与肉食的适宜搭配办法，"凡会膳食之宜，牛宜秋，羊宜黍，豕宜稷，犬宜粱，雁宜麦，鱼宜苽"，这一搭配标准，因其合理性、科学性而成为当时贵族阶层竞相仿效的经典搭配。疾医相当于现在的内科医生，负责治疗调养百姓疾病，他们的职责是"掌养万民之疾病""凡民之有疾病者，分而治之"。疡医相当于现在的外科、骨伤科医生，他们的职责是"掌肿疡、溃疡、金疡、折疡之祝（注）药、刮杀之齐"，即掌管外科、骨伤科的外敷用药和去脓血除腐肉的药剂，同时负责外科、骨伤科疾病的治疗。兽医之职责与当今兽医无别，他们"掌疗兽病，疗兽疡"。医学分科的出现，促使医疗工作朝着专科、精深的方向发展。

（三）《周礼》制定了考核制度

为了提高行医者的医疗水平，加强他们的工作责任心，周代制定了行之有效的医疗考核制度和与之相配套的考核标准，对各科医生进行严格的年终考核，并根据考核成绩来评定其薪俸，决定其级别的升降。"岁终，则稽其医事，以制其食。十全为仁，十失一次之，十失二次之，十失三次之，十失四为下"，"死，则计其数以讲退之"（《周礼·天官·冢宰》）。当时医生们的薪俸每年评定一次，于是，每到年底，作为众医之长的医师都要考核各科医生一年中医疗工作的情况，来确定其薪俸。按照诊治病人医疗效果的优劣，将医生科学地分为五个等级：治疗十个病人都能治愈的为上等；治疗十个病误治一个的是第二等；治疗十个病人误治两个的是第三等；治疗十个病人误治三个的是第四等；治疗十个病人误治四个的是下等。治疗牲畜，医师也要统计病畜死亡的数量，以决定兽医等级的升降。年终考核制度的建立，不仅有利于激励医生医疗水平的提高，而且有利于保障病患利益，对医学发展大有裨益。

（四）《周礼》确定了诊治常规

首先，在疾病诊断方面，传统中医不可或缺的望诊、问诊、闻诊、切诊这四种诊断疾病的方法当时已经开始在医疗实践中涉及。如对于内科疾病，疾医"以五气、五声、五色眠（视）其死生。两之以九窍之变，参（三）之以九脏之动"（《周礼·天官·冢宰》），即内科医生根据病人五脏所出的气味、言语所发的声音、面部所呈的颜色来诊断疾病能否医治。并且根据病人九窍开合的异常变化反复诊断其病情，根据病人九脏脉象的搏动情况再三诊察其病况。

同时，在疾病治疗方面，当时的治疗手段与药物已逐渐趋向多样化，并且医生已经认识到饮食对疾病防治的重要调节作用。如针对"四时皆有病疾：春时有痟首疾，夏时有痒疥疾，秋时有疟寒疾，冬时有嗽上气疾"的情况，疾医"以五味、五谷、五药养其病"，疡医"凡疗疡，以五毒攻之，以五气（谷）养之，以五药疗之，以五味节之"，将外敷用药与内服药物联合使用，并且也使用饮食疗法调理病体，这种内外同治的方法，极大地提高了外科病人的治疗效果。对于兽病，兽医"灌而行之，以节之，以动其气，观其所发而养之"，对于兽疡，兽医"灌而劀之，以发其恶，然后药之，养之，食（饲）之"（《周礼·天官·冢宰》）。即兽医在治疗牲畜的内科疾病时，给病畜灌饮药物，并让其走动，注意调节病畜走动的速度，活动其脉气，观察病畜表现出来的病情，然后再治疗它；在治疗牲畜的外伤科疾病时，要清洗患处，并刮去腐肉、脓血，以便消除病畜患处的病毒，然后用药物治疗它、调理它、饲养它。再次，在药品管理使用方面，医师"聚毒药以供医事"（《周礼·天官·冢宰》），即医师掌管征集储备药物来供给医生使用。当时，疡医已经认识到药物的酸、辛、咸、苦、甘、滑等特性，在治疗疡病时，懂得"以酸养骨，以辛养筋，以咸养脉，以苦养气，以甘养肉，以滑养窍"（《周礼·天官·冢宰》），利用药物的不同性味，获取不同的滋养功效。

《周礼·天官》彰显了在中华文明指引下，很早就孕育了丰厚肥沃的医药人文土壤，成为中医药宝库丰厚财富的根基。之后，汉唐明清不断发展继续取得进步，在医事发展、医学教育、诊疗发展等多个方面形成特色。

二、民族文化传承肇始，滋养医药繁荣发展

中国医药文化的历史也可以说是中华民族的发展传承史。自三皇五帝开始，中国历代统治者无不重视中医药文化，从而使得社会发展，民生繁荣，医药兴盛，社会安定，医法丰盈，流派百出。重视民生、重视医药发展几乎成为民族先辈治国理政的核心精粹。

（一）三皇五帝开创了中医药发展的先河

中华民族的始祖三皇五帝，开创了中国医药的先河。"三皇"指太昊伏羲氏、炎帝神农氏、黄帝轩辕氏。太昊伏羲氏是位居三皇之首的天皇，他创立了以龙为民族图腾的中华龙祖，生于成纪（今甘肃天水），以木得王，风姓。伏羲氏创八卦，教渔猎等一系列发明创造，极大地提高了原始生产力，促进了社会进步，开创了中华文明先河。炎帝神农氏和太昊伏羲氏一样，也是对中华民族文明发展有过不朽功勋的人物。他生于宝鸡，长于姜水，姜姓，因火得王，故称炎帝。被后世称之为地皇、农皇、先农、田祖。他不仅对我国农业耕作有一系列发明，还发明了原始医药，又教给人们通商交易，以物易物。黄帝轩辕氏名列三皇之末，位居五帝之首，是承上启下的历史人物，姬姓，崇尚土德，故称黄帝。"三皇"共同被尊奉为华夏人文始祖，受到世世代代炎黄子孙的崇敬和纪念。

位于山西省孝义市的三皇庙散布着我国人文始祖的人性光辉。2004 年山西省政府把三皇庙公布为省级文物保护单位。三皇庙坐西向东，两进院布局，过披门入二进院，迎面为坐西朝东的三皇正殿。殿门上方悬挂"三皇庙"竖匾一块，为明万历十年十月四川按察使司梁明翰所赠。殿内三壁绘有三皇及神医壁画，正壁画有三皇神位。据传，三皇殿内曾有元代 2 米高彩塑

14 尊，三皇居中，十大名医和一尊三眼神医分列两旁。侧壁画绘有十大名医彩色神位及有关人物故事，现唯殿内壁画保存尚好。这十大名医是：岐伯、雷公、扁鹊、淳于意、华佗、张仲景、皇甫谧、葛洪、孙思邈、韦善俊。这十位历代名医，都以高超的医术以及精深的医学著述流名于后世，并被人们敬奉为药王神。药王神相传在民间施良药治百病，还能防病避害，养生延年，从而深受百姓的爱戴和敬重。可见，仁民爱物的文化基因，早已深深融入民族血脉，成为中华民族繁衍站立的核心动力。

三皇是人文始祖、兴农始祖、医药始祖，是距今七千年到五千年时代文明的集大成者，为中华儿女所尊奉。而五帝之首黄帝则坐明堂，创稷下学宫，与岐伯、伯高、雷公、少俞、少师、仲文、素女等共商医事。创造了震古烁今的巨著《黄帝内经》，流传后世，奠定了中医学之根基。

（二）历代政府重视传承，推动祖国医药学术发展

"上医医国、中医医人、下医医病。"历代皇帝大都重视医药，凡重视医药者，社会安定，民族发展，社会承平。尽管各领风骚，但历代帝王对于医药的态度几乎一致，那就是：存医药、护生命、养生息。

历史上有名的千古一帝秦始皇，以铁腕治国，为了政治稳定，做出了"焚书坑儒"的历史大事。然而纵使他如此残暴，他仍下令三种书不烧，即医药、卜筮、种树的书不在禁列。因此，才使得我国的医药文化得以保存，代代相传，也令人慨叹非常！

到了汉代，高度重视医药文化交流。丝绸之路的开辟，成为医药、农业、物资交流的重要通道，也促进了医药文化的交流与发展。唐太宗李世民一生叱咤风云，建功立业，有巨大作为。他在位 23 年，开创了"贞观之治"时代，成就了雄踞世界之巅的大唐盛世。其实，他尊医知医、以医理来医国之举，是值得称道的。唐太宗读医书知医理，改律令废严刑。贞观四年，他阅读官方修订的《明堂针灸图》时发现：人五脏之系，咸附于背。叹曰："夫棰者，五刑之轻；死者，人之所重。安得犯至轻之刑而或致死？古帝王不悟，不亦悲夫！"于是，"诏自今毋得笞囚背"。

唐太宗为了给重臣治病，亲自剪掉自己的须发做药用。贞观十七年，"李世勣尝得暴疾，方云'须灰可疗'；上自剪须，之和药。世勣顿首出血泣谢。上曰：'为社稷，非为卿也，何谢之有！'"此外，唐太宗还非常体恤下属之疾患，中书令兼右庶子马周积劳成疾，他派名医为马周诊治，还亲自

为其调药。

明代的皇族同样重视医药，《普济方》是由明太祖第五子周定王主持，教授滕硕、长史刘醇等人执笔汇编而成，刊于1406年，初刻本已散佚。几百年来除少数藏书家藏有一些残卷，如永乐刻本存19卷，明抄本存35卷等外，《四库全书》收有全文。原作168卷。《普济方》是我国古代最大的一部方书。全书大致分为12部分。编次条理清晰，内容十分丰富。自古经方，本书最为完备。资料除取之历代方书外，还兼收史传、杂说、道藏、佛典中的有关内容。它载方竟达61739首。公元1406年定稿出书，为中国历史上的明代皇帝朱橚收集编写。《普济方》收集了大量资料，除了收录明以前各家方书以外，还收集了其他方面的材料，如传记、杂志等，所以内容十分丰富，编得也很详细。

历代皇帝对中医药的热爱与推动，使得中医学术开枝散叶、代代相传，不断进步发展。

（三）名臣高士垂青医药，形成丰厚医药文化积淀

在历史长河中，除了历代统治阶级以外，名臣高士同样垂青医药，形成了中华医药丰厚文化的重要积淀。

春秋战国时代的伊尹酷爱厨艺，善于制作汤液，开启了中医方剂疗法。至今流传的煎汤熬药、调和五味竟然从此而来！《素问·汤液醪醴论》中还特别针对汤液的制作与使用进行了探讨，发人深省！如："帝曰：上古圣人作汤液醪醴，为而不用何也？岐伯曰：自古圣人之作汤液醪醴者，以为备耳！夫上古作汤液，故为而弗服也。中古之世，道德稍衰，邪气时至，服之万全。帝曰：今之世不必已何也。岐伯曰：当今之世，必齐毒药攻其中，镵石针艾治其外也。"这段话不仅专门讨论了汤液疗疾的形式，更清晰地告诉后人，不同时代，由于人生命状态的不同，汤液的使用也有差异，由上古的"为而不用"，到中古的"服之万全"，再到今世的"必齐毒药攻其中"，说明了人类生命的演变规律和调治大法！

在战国时代，史书记载的长桑君，成就了历史上的名医扁鹊。《史记·扁鹊仓公列传》这样记载："扁鹊者，勃海郡郑人也，姓秦氏，名越人。少时为人舍长。舍客长桑君过，扁鹊独奇之，常谨遇之。长桑君亦知扁鹊非常人也。出入十余年，乃呼扁鹊私坐，间与语曰：'我有禁方，年老，欲传与公，公毋泄。'扁鹊曰：'敬诺。'乃出其怀中药予扁鹊：'饮是以上池之水，

三十日当知物矣.'乃悉取其禁方书尽与扁鹊。忽然不见，殆非人也。扁鹊以其言饮药三十日，视见垣一方人。以此视病，尽见五脏癥结，特以诊脉为名耳。为医或在齐，或在赵。在赵者名扁鹊。"从这个故事我们又发现了历史的巨大启示，扁鹊受术于长桑君，得其传授，"令他饮上池之水，成为可以洞见患者五脏癥结的高明医生"。

魏晋时代的葛洪，号称"山中宰相"，他出身江南士族。13岁时丧父，家境渐贫。他以砍柴所得，换回纸笔，在劳作之余抄书学习，常至深夜。乡人因而称其为抱朴之士，他遂以"抱朴子"为号。他性格内向，不善交游，只闭门读书，涉猎甚广。葛洪伯祖父葛玄曾师从炼丹家左慈学道，号葛仙公，以炼丹秘术传于弟子郑隐。葛洪约16岁时拜郑为师，因潜心向学，深得郑隐器重。郑隐的神仙、遁世思想对葛洪一生影响很大，自此有意归隐山林炼丹修道、著书立说。其经典著作为《肘后备急方》，其方药、针刺、艾灸均对后世形成了不可估量的影响。其中，最令人叹服的是关于青蒿治疗疟疾的记载，"绞取汁，服之，治疗久疟"。这些不能不说与葛洪的修道经历和体验有密切关系。

到了隋唐五代，诞生了一代药王"孙思邈"，其医学成就之大，被唐太宗称为"凿开径路，名魁大医。羽翼三圣，调合四时。降龙伏虎，拯衰救危。巍巍堂堂，百代之师"。宋徽宗敕封之为"妙应真人"。孙思邈年幼体弱多病，几乎荡尽家财，后自学成才、云游四方广博积累，至年老仍然勤求博采，撰写鸿篇巨著《千金方》，即《千金要方》和《千金翼方》。而在此书中所载的医药方法已经涵盖了"用药、和合、服饵、药藏、针刺、艾灸、禁咒、祝由等治法"，令人叹为观止！

再往后，名人高士代有更迭，唐代狄仁杰，以政绩名世，也酷爱医药，成为集医术、智谋于一体的人物。

曹雪芹是一位伟大的文学家，他以其渊博的学识、丰富的阅历，用他一支生花妙笔，融天文地理、经史子集、诗词歌赋、琴棋书画、花鸟虫鱼、医卜星算、风土人情、衣食住行等诸方面的知识于一炉，且达到了炉火纯青的程度。但有些人不了解他对医术也很有研究。曾有人统计《红楼梦》一书中涉及医学的描写，计有291处，5万余字。红楼梦里所言及的中医学知识，包括从基础理论到临床疾病的诊疗、方药、针灸、推拿、保健养生，以及与中医药有关的风俗习惯等，几乎涵盖了中医药体系的各方面，足见曹雪芹深厚的中医学造诣。

"秀才学医，笼里捉鸡。"在医药文化实践中，正是这些优秀的人才，孕育造就了博大精深的中医文化历史。

第二节　无尽良方，从《帛书·五十二病方》讲起

中医以大方脉名世，自《帛书·五十二病方》记载的疗疣、痔方，到张仲景的《伤寒杂病论》成为方书之祖。从葛洪的《肘后备急方》再到大医孙思邈的《备急千金要方》，从官修刊行的《普济方》再到民间刊刻流传的单方验方。这些都成为中华民族绵延流传的宝贵财富。

一、《五十二病方》——我国古代医药方剂智慧的肇始

1973 年底，在湖南长沙马王堆出土了大量帛书，这是我国考古界的一大发现。出土后，有关部门对此进行了保护和研究工作，并成立了马王堆汉墓帛书整理小组，对其进行整理注释。其中有一种久已亡佚的帛书，原书无题，因卷前有五十二个病名目录，目录末又有"凡五十二"字样，遂定名为《五十二病方》。《五十二病方》是其中文字最多的帛书，全文现存 462 行，有 14700 余字，由 283 个病方组成，涉及 247 种药物，103 个病名（题目和内容），包括内科、外科、儿科、妇产科、五官科等疾病。药剂种类多，有汤剂、散剂、胶剂、丸剂等。治疗方法有外敷法、外涂法、熏法、药浴法、角法、灸法、砭法等。专家认为帛书的抄成不晚于秦汉之际，即应为公元前3 世纪的写本。有学者认为该书当为西周作品，反映了以齐鲁为中心的我国东部地区的医疗成就。在国内外知名学者对该书的研究中，发现在那个时代，我国古代医学家就已经在临床中积累了内治、外治等多种独特的方法，引领了世界医学潮流。其中所述的油膏剂、禁咒诸法迄今都值得深入研究。可见，《五十二病方》已经展现了中国先秦的医学成就。

二、《伤寒杂病论》——步入经方时代

先秦方剂著作的成就开启了内外妇儿各科的临床实践。然而到了汉代，张仲景的《伤寒杂病论》，开启了中医的经方时代。其实，在汉以前，就已经形成了《医经》《经方》《神仙》《房中》四家。张仲景的《伤寒杂病论》

是中医经方学术最杰出的代表。而其学术受业于精通方术的张伯祖。张仲景通过勤求古训、博采众方，传承了医学经典的精华，将经方学术思想融入方药诊疗体系，内容包括六经辨证、三阴三阳。敦煌出土的《辅行诀脏腑用药法要》一书中就记载了中医经方"天人合一"的整体思路。与天地四象合一的青龙、白虎、朱雀、玄武等方剂，是典型的文化四象与医药方剂相结合的范例。如小青龙汤，专门温阳化饮，即取青龙升腾之意，生发阳气而温肺化饮。再如白虎汤，取白色入肺，肃降收敛之意，可以清降热邪。这种方药对应脏腑、对应方位，融脏腑经络六经于一体的用方思想，形成了系统整体的用方诊疗思想。《伤寒论》中113方，397条。开辟了中医用方"执简御繁""系统辨证"的先河。后世医家深受启发，不断传承，不断发展，成为迄今流传运用最广的方药系统。就连药王孙思邈晚年见到《伤寒论》后都惊叹"此书可以活人！"上海中医学院裘沛然教授将主编的《中国医籍大辞典》中专门研讨《伤寒论》《金匮要略》的书籍进行统计，发现后世医家对《伤寒论》进行注解的超过一千家，对《金匮要略》进行注解的也达到了230家，其规模甚为可观。

可以说，《伤寒杂病论》成为后世医家垂青学习的典范，成为良方济世活人的法要，被誉为是"方书之祖"。

三、《小品方》——古代实践方药智慧的结晶

《小品方》又名《经方小品》，为南朝刘宋医家陈延之所著，是我国古代一部著名的经验方书。

该书曾被历代医家所推崇，尤其在隋唐时期，唐代政府曾规定其为学医必读之书，成为当时医家圭臬。宋代高保衡、林亿等校订《备急千金要方·后序》云：臣曾尝读唐令，见其制，为医者皆习张仲景《伤寒》、陈延之《小品》。张仲景书今尚存于世，得于迹，其为法莫不有起死之功焉。以类推之，则《小品》亦仲景之比也……究寻于《千金方》中，则仲景之法，十居其二三，《小品》十居其五六。宋代孙兆等在校正《外台秘要方·序》时说："古之如张仲景《集验》《小品方》最为名家。"清代名医陈修园直把《小品方》与《本草经》《内经》《伤寒杂病论》并列，认为方诸举业家，与四子书无异，足以证明《小品方》的学术价值之高和在当时的影响之深。

《小品方》一书，共12卷，涉及内外妇儿、金疮急救、药物针灸等诸方

面内容，在中国历史上相当长的一段时期内流传风行过，对当时和后世医家都有过重要影响。如《外台秘要》里就直接采用了《小品方》的资料111条（据《宋以前医籍考》），采自他书而同于小品方者计103条；其他如《备急千金要方》《千金翼方》《医心方》《本草纲目》《证类本草》等书，亦有一些资料是采用《小品方》的。

该书总结了当时的医学成就，为推进祖国医学理论及诊疗技术的发展做出了贡献。书中除了用汤、丸、灸、膏方法外，还介绍了不少内服与外用治法，颇有特色。如：熨法、口含法、酒剂法、外涂法、捣汁法、散剂法、洗浴法、吹耳鼻法、灌注法、点眼法等。《小品方》的各种剂型治法，保留了中医治疗疾病的多种方法，为后世研究中医剂型提供了丰富资料，值得借鉴与发扬。

《小品方》涉及内科、外科、妇科、儿科疾病诊疗方面诸多的经验和创见，实践证明其经验是正确的，为后世留下了宝贵的医学财富。

四、《千金方》——医药针灸集大成的智慧方书

如果说《小品方》是集南北朝之前之方药大成的话，那么《千金方》则融汇了当时中医各个时代的特色。

公元7世纪的唐代，医学事业高速发展，由此出现了许多著名的医药学家，他们纷纷著书立论，许多医药著作相继问世。其最具有代表性，对后世影响最大的医药学书籍，当首推孙思邈的《千金方》，《千金方》在盛唐时期的形成有其主观和客观的条件，其历史价值也是不容忽视的。分析和探讨这个问题不但有助于研究唐代医学文献发展，而且可以对当今中医的古代医学文献研究提供资料与依据。

《千金方》又名《千金要方》《备急千金要方》，由于古代医学书籍的书名受到年代"版本"历史原因等的影响，往往会出现同书异名的现象，书名不同其实是同一本书，因此，《千金方》《千金要方》《备急千金要方》都是孙思邈所著的内容相同的著作。该书撰于公元652年，作者以人命重于千金，故取《千金》为书名。该书集唐代以前诊治经验之大成，该书中所载医论、医方，对自《黄帝内经》以后至唐初的医学成就进行了较系统地总结，是一部具有较高医学学术价值的著作。分析与研究《千金方》形成的历史条件及历史价值，对后世研究古代医学文献具有现实的意义。

《千金方》是我国医学文献史上承前启后，集唐以前医学大成的具有创新性质的著作，是第一部临床实用的百科全书，古代称之为综合性医学类书，也是我国现存的最早期的医学类书籍，是研究中医文献价值颇高的资料。正因为如此，《千金方》刊出后，唐以后的我国医学著作中，引据此书的相当多。在国外此书享有很高的声誉，许多国家的医家将该书奉为圭臬，并作为重要的医学参考文献。

从《千金方》的编例特殊性可以看出，以证候为之冠，脏腑病理作分类，撷用有效验方为之体，使人们遇到疾病，就能对症取药，用之效如桴鼓。从生理、病理、诊断、治疗、方剂、药物等基本医学理论，到内、外、妇、儿、针灸、按摩等各科临床制药，"用药"疗法等均有独特建树。在药物方面，注重药物的采根、采茎、采花、采实的时节，注意到药物的质量和产地与药物的疗效有关，因此记载了药出州土，凡一百三十三州，合一百五十九种地道药材的产地。在《千金方》中对中草药从采集炮制到效用进行了分析总结，特别是《千金方》记载以胎盘入药治虚证、谷皮治脚气、羊靥和鹿靥治瘿、牛羊猪肝治诸疮和夜盲、白头翁治痢疾、常山截疟、槟榔治蛲虫、青羊胆治疮毒咳嗽等，在扩大中药药源，增加药品种类，提高药物治疗疗效和质量等方面开辟了新的领域。其中《千金方》中对皮肤病和淋巴结核等症，记有《三十六瘘方》和《赵婆疗瘰方》，有些方药至今还应用在临床上，且疗效显著，在临床治疗方面，《千金方》叙到："津液不通，以葱叶除尖头，内茎孔中深三寸，微用口吹之，饱胀津液大通则愈。"称之为葱管导尿法，是临床治疗的新创举，元代沿用此法并用羽毛管代替葱叶，明代李时珍文献中才有女性导尿法之记叙。《千金方》中记述了下颌关节脱位后的复位手法，它的步骤要领完全符合现代解剖生理的要求，一直沿用至今。尤其是《千金方》在针灸临床治疗方面提倡针药综合治疗的原则，而且在临床实践中发明了以痛取穴针刺治病以及创造性地发现了疗效显著的阿是穴（天应穴）。

并对《明堂针灸图》做了重新修改和记载，并把其设为卷目，从理论上纠正了前人穴位混杂的现象，统一了针灸腧穴，从而为唐以前的针灸学增添了新内容，这些创新疗法对后世医学的影响意义非凡。

《千金方》是当时医学水平的标志，对世界医学发展也具有现实意义。《千金方》作为极高学术价值的医学名著，其内容丰富，编裁得当，代表了当时医学发展的最高水平，不但对我国医学的繁衍茂盛做出了重大贡献，而且对国外医学也影响较大。正如日本渡边幸三评价到：中国医学之真髓还要推隋唐医学，在临床方面以孙氏《千金方》为代表。近百年来，国外对中国医学文献的研究更为重视，但对《千金方》尤其重视，研究与引据其中内容的著作甚多，如公元 984 年日本丹波康赖所撰写的《医心方》，就曾大量引用此书的资料，并在体裁和内容编排上也明显受到此书的影响，公元 15 世纪朝鲜金礼蒙等编纂的大型医学丛书《医方类聚》，也以《千金方》作为重要的参考文献，并从中吸取了大量的内容。

近代美国学者曾从炼丹术角度，德国学者从医学伦理学方面，也分别对《千金方》做了探讨研究。同时，1860 年法国医师发明了橡皮管导尿，也是受到《千金方》影响和启发，而比《千金方》晚了 1200 年。可见国际上对本书的重视程度。由此观之，本书刊行后，流传极广，影响极大。

"凿开路径，名魁大医，羽翼三圣，调合四时…………巍巍堂堂，百代之师"这是出自于唐太宗李世民的《赐真人孙思邈颂》。也是对孙思邈极高的赞誉和评价。而《千金方》留下的医药智慧宝藏也将万古长青。

第三节　无穷妙法，从"砭石与九针"讲起

中医文化涵盖"天、地、人"三才，包含"道、法、术"三个维度，可谓未有穷尽。从经典著作《黄帝内经》中即可看出，"砭石"与"九针"是中医精湛医术的纲和魂。

一、砭术——文明古国的五法之首

2019 年 1 月的一个晚上，一位年近七旬的女性患者，惊喜地瞪大了眼睛说："简直太神奇了！刚才还头痛欲裂，现在已经完全不疼了！"家属在旁边也激动地附和着，一并报以感激的眼神！这是一位骨转移的乳腺癌患者，剧烈的头痛让她痛不欲生。国医堂的年轻专家为患者运用了古砭术，在颈项部施用刮法，刮出了一大片鲜红的痧斑，没想到竟有如此疗效。

上述故事发生在北京中医药大学国医堂的一个普通诊室中。大夫所用疗法就是曾失传千年的"砭石疗法"，也称为"古砭术"。《素问·异法方宜论》中有这样一段关于中医疗法的精彩问答。

"黄帝曰：医之治病也，一病而治各不同，皆愈，何也？岐伯对曰：地势使然也。

故东方之域，天地之所始生也，鱼盐之地，海滨傍水。其民食鱼而嗜咸，皆安其处，美其食。鱼者使人热中，盐者胜血，故其民皆黑色疏理，其病皆为痈疡，其治宜砭石。故砭石者，亦从东方来。

西方者，金玉之域，沙石之处，天地之所收引也。其民陵居而多风，水土刚强，其民不衣而褐荐，其民华食而脂肥，故邪不能伤其形体，其病生于内，其治宜毒药。故毒药者，亦从西方来。

北方者，天地所闭藏之域也，其地高陵居，风寒冰冽。其民乐野处而乳食，藏寒生满病，其治宜灸焫。故灸焫者，亦从北方来。

南方者，天地所长养，阳之所盛处也，其地下，水土弱，雾露之所聚也。其民嗜酸而食腐，故其民皆致理而赤色，其病挛痹，其治宜微针。故九针者，亦从南方来。

中央者，其地平以湿，天地所以生万物也众。其民食杂而不劳，故其病多痿厥寒热，其治宜导引按跷。故导引按跷者，亦从中央出也。

故圣人杂合以治，各得其所宜。故治所以异而病皆愈者，得病之情，知治之大体也。"

这段问答，不仅明确提出砭石疗法，更回答了黄帝关于有病而治各不同的策略与方法。文中根据地势与方位的不同，提出了砭石、毒药、灸焫、微针、导引按跷五种最为重要、最常用的疗法，不仅成为中华大地五个方位的代表疗法，更成为流传至今最为重要的五种疗法！

随着时代的发展，砭石疗法从上古洪荒慢慢走来，以其独特魅力逐渐被揭开神秘面纱，走入世人眼中，备受称道。

（一）从洪荒而来的"古砭术"

据史学家、考古学家对有关文献及相关出土文物的研究，认为石器时代是"砭石疗法"的起源和形成时期。石器时代并没有文字记载，人们通过古人的生活遗迹和出土的石器对当时的情况进行了研究。考古学将石器时代又分为两个时段，即"旧石器时代"与"新石器时代"。旧石器时代是石器时代的早期阶段，历时约二三百万年，相当于人类历史上原始群母系氏族公社出现的阶段。我国曾先后在云南元谋、陕西蓝田、北京周口店等地都发现有猿人遗址。在各处猿人遗址中，都有数量不等的石器出土。它们都是一些稍经敲打的粗糙简陋的石块，其中就有"以石刺病"的砭石。新石器时代是石器时代最后一个阶段，开始于七八千年以前。这一时期的人们已能打磨不同类型石器，如砍伐器、刮削器等较精致的石器。到了新石器时代中、晚期砭石疗法也发展到了相当的水平，已有了砭块、砭锥、砭棒、砭板等砭具。

砭石疗法的产生，经历了一个从自由发展到自觉研究的过程。从先民们随手抓一块石头在患处下意识地刮擦，到根据需要选择精磨专用的砭石，根据病情在人体特定部位施用特定手法，经历了漫长的历史时期，逐步创立了砭石疗法。近年来，考古出土的砭石实物给"以石刺病"以有力的印证。1963 年在内蒙古多伦旗头道洼新石器时代遗址出土了一根经过磨制的石针，经专家鉴定，确认为原始的针刺工具——砭石。1972 年在河南新乡郑县出土了一枚砭石；在山东日照西城镇龙山文化遗址中采集到两种锥形砭石……以上考古发现的砭石，呈各种形状，有刀形、剑形、针形等，都打磨制造得比较精致。这些考古发现足以证明"砭石疗法"起源与形成于石器时代。有专家认为砭石疗法的起源时代，"较大胆一点说在旧石器时代与新石器时代交替之际，较保守一点说在新石器时代初期"。

（二）砭术发展载医籍史册

砭石疗法最早见诸文字记载当属《马王堆汉墓帛书》。《帛书·脉法》记载："用砭启脉者必如式，痈肿有脓，则称其大小而为之砭。"这指出远古时期砭石疗法多为用经磨制而成的尖石或石片刺激体表某些部位，解除疾病痛苦，或切开脓疮，以排脓治痈肿。对此有学者认为在施砭治疗疾病过程中发现了经脉，即"以砭启脉"。之后砭石疗法在多部典籍中均有记载。如《左传·鲁襄公二十三年》记载："季孙之爱我，疾疢也；孟孙之恶我，药石也；美疢不如恶石，夫石犹生我。"鲁襄公对其也有生动的描述："夫砭石犹如生我也。"《列子·黄帝》曰："先生既来曾不废药乎，废置也，曾无善以当药石也。"又在"力命"篇指出："玄达者之所悟也，药石其如汝何？季梁曰神医也，重贶遣之，俄而季梁之疾自瘳，非贵之所能存身，非爱之所能厚生。""恶石"与"药石"的称谓多见于先秦古籍，其中"恶石，是形容砭石疗法对患者有某些痛楚感觉的，"药石"是指药物与砭石的合称。

从殷商至春秋战国至秦汉隋唐的漫长历史时期，是砭术的发展时期。其主要标志是砭具逐步精良，"砭术"被广泛应用于许多疾病的治疗中，已不局限于治"痈疡"了。砭石治疗痈肿类的疾病在《内经》中有较多论述，如《素问·病能论》载："有病颈痈者，或石治之，或针灸治之，而皆已，其治安在？岐伯曰：此同名异等者也。夫痈气之息者，宜以针开除去之，夫气盛血聚者，宜石而泻之，此所谓同病异治也。"说明此时已对砭石治疗痈疽的适应证及其与针灸的区别有了较好的认识；同时也论述了砭石治疗的禁忌证，如《灵枢·痈疽》载："发于膝，名曰疵疽，其状大痈，色不变，寒热而坚者勿石，石之者死，须其柔乃石之者生。"《内经》成书时期，砭石疗法已成当时医生应知应会的一项主要治法，如《素问·异法方宜论》中并列论述了砭石、毒药、灸焫、微针和导引按跻五种医术，"砭石"位居当时五大疗法之首。磨制与病情相宜的砭具，也成为当时医者必须熟练掌握的一项基本技能，如《素问·宝命全形论》就强调医生应知"制砭石大小"。同时，对砭术的施治原则也有了一定的认识，如《素问·移精变气论》曰："今世治病，毒药治其内，针石治其外。"《灵枢·九针论》曰："病生于脉，治之以灸刺。病生于肉，治之以针石。"砭石与灸刺并举，可以看出，砭石疗法是一种有别于针刺疗法的独特外治法。医案记录最早的有《史记·扁鹊仓公列传》，曰："上古医有俞跗，治病不以汤液醴洒，镵石挢引，案杌毒熨，一拨见病之应，因五脏之输。"这明确指出上古黄帝时代有名医俞跗治病时不用汤药，也不用药酒，仅用砭石一拨，激发出线状感知，可达到五脏之输穴，即可治愈各种疾病。再如战国时期名医扁鹊综合应用砭术、针刺、药熨等法，成功地救治了虢国太子的"尸厥"病，起死回生。又如唐高宗李治，病"头眩不能视"，御医张文仲等认为是"风上逆"所致，用砭石刺其头部痊愈。

汉唐以后，随着研制医疗器具的材质日丰、研制技术的进步，医疗器具的种类也随之增多；随着中医药学、方剂学的迅速发展，如《神农本草经》《伤寒杂病论》《备急千金要方》等以方药为主、主要用于内治的力作问世，均对砭术的发展有所冲击；再加之《灵枢·九针十二原》载黄帝为了推行"微针"疗法，开篇就号令"先立针经""无用砭石，欲从微针"，这也束缚了"砭术"的继续发展。此外，磨制砭具的"佳石"短缺，也不利于"砭术"的发展，如东汉学者服虔《春秋左氏传解》一书指出："石，砭石也。季世复无佳石，故以铁代之耳。"这四个方面因素，可能就是导致"砭术"在此后约近两千年日趋湮没沉寂的原因。

（三）重现天日的崭新征程

中国社会进入20世纪以来，"砭术"也进入了复兴与创新的时期。其标志之一是，1933 年一部阐述砭术理论与技法的专著《砭经》问世。标志之二是，继 1978 年山东青州战国墓出土"泗滨浮磬"考证研究之后，耿乃光等人用现代科技手段检测了由泗滨浮石制成的砭具，发现其有远红外线效应和超声效应，从而确认泗滨浮石即是古代磨制砭具的"佳石"。标志之三是，1997 年 6 月 30 日《中国中医药报》发表"发掘中国古老砭石疗法"一文，吹响了全面复兴"砭术"的号角，引起国内外中医界的高度重视。标志之四是，由马继兴、贺普仁等资深中医专家发起成立了"中国针灸学会砭石分会筹备组"，在其推动下，中国中医科学院西苑医院首先成立砭石疗法"临床培训中心"，中国针灸学会砭石与刮痧专业委员会也最终于 2006 年 12 月瓜熟蒂落，正式成立。在国外，有日、德、美、加、奥等国开展了砭石疗法，并成立了砭石疗法的学术团体。

（四）日益昌盛的砭石疗法

进入 21 世纪，"砭术"可算是到了弘扬创新时期。其主要标志有 2001 年 10 月 20 日"首届全国砭石疗法学术研讨会"召开，2004 年 4 月"第二届全国砭石疗法学术研讨会"的召开。2006 年 12 月 18 日"中国针灸学会砭石与刮痧专业委员会"正式成立，加强了对砭术的学术领导；期间多部砭疗专著问世，如孟竞璧等的《砭石学》、耿引循等的《实用砭石疗法》等；在砭术的临床研究、实验研究、砭具研发等方面，都取得多项新成果，如张维波先生研制的"电热砭石仪"，马健伟先生研发成功并获得专利的"砭石床温热保健法"，在这一时期"砭石热疗"新法应运而生；谷世喆先生积极推广的"砭贴——贴针灸"；中国针灸学会重点推广的"电动砭术"等都是古砭术不断发展的典型代表。

砭石是石器时代产生的一种治疗工具，有"药石""镵石""针石""恶石""佳石"等名称，是秦汉以前相当广泛使用的一种治疗工具。砭石疗法是中国古代应用石制工具进行医疗保健的医术。回顾砭术漫长的历史进程，其既曾有过成功救治皇帝、太子疾病的辉煌，又曾有过沉寂近两千年的黯然。20 世纪以来，砭术得到了较全面的复兴与创新，又重新回到了中医的大家庭，更昭示了其更加强劲的发展潜力和势头。

二、九针——华夏先祖的实践智慧

《黄帝内经》是中医理论的奠基之作，也是公认的经典著作。在《灵枢》著作中，作者一开始就向天下昭示了编纂《针经》的根本目的——让针灸之学、针灸之法、针灸之道传之后世，惠泽万代。文字是这样的：

"黄帝问于岐伯曰：余子万民，养百姓而收其租税；余哀其不给而属有疾病。余欲勿使被毒药，无用砭石，欲以微针通其经脉，调其血气，荣其逆顺出入之会。令可传于后世，必明为之法，令终而不灭，久而不绝，易用难忘，为之经纪，异其章，别其表里，为之终始。令各有形，先立针经。"

这段黄帝和岐伯的对话，堪称经典，已经千古流传，让人交口称颂。读罢此文，由衷地为黄帝对百姓的仁爱之心，以及岐伯的睿智聪慧而感慨！作为当时华夏民族的最高首领，为了民众的健康谋福祉，传承针灸之学术，堪称仁者之典范与楷模。

不仅如此，在黄帝的感召下，以岐伯为代表的针灸医家们殚精竭虑，系统地整理了当时的针灸学术思想。在第一篇《九针十二原》当中，就毫不犹豫、旗帜鲜明地将"九针"展现给了世界。这在当时，不仅反映了世界医学学术的极高水平，还蕴含着中华民族极为高超的文化内蕴。"虚实之要，九针最妙；补泻之时，以针为之"，明确指出"九针"是调理人体健康最为奥妙的工具和疗法。

那么到底九针妙在哪里？有什么样的丰厚内涵？我们应该如何解读？如何运用？下面让我们逐一深入领会。

九针是古代最具代表性的针具，它是金属针的重要代表，九针体现了青铜器时期生产力的发展和社会的进步，也是医家共同智慧的结晶。九针是针具在形态上走向规范的标志，为了普及和传播理论和技术而统一工具标准，这是任何学科发展的需要，也是医疗进步的表现。

（一）九针起源于古人的长期实践

《黄帝内经》首次出现九针，《素问·异法方宜论》云："南方者，天地所长养，阳之所盛处也。其地下，水土弱，雾露之所聚也。其民嗜酸而食胕，故其民皆致理而赤色，其病挛痹，其治宜微针。故九针者，亦从南方来。"阐明了九针来源于南方，这在考古发现中得到了证明，如在广西武鸣县马头乡西周末年古墓中出土的两枚青铜针，被考证为古代微针，但也有人认为九针的起源地并不限于南方，并以考古出土的针具为证，但考古实物多出现在商周之后，难以证明其出土的针具是否在《黄帝内经》成书以前就应用于医疗。

在追问九针起源的问题上逃不过创始者的问题，唐代孙思邈在《备急千金要方》序言中说黄帝创制九针："黄帝受命，创制九针，与方士岐伯、雷公之伦，备论经脉，旁通问难，详究义理，以为经论，故后世可得根据而畅焉。"认为黄帝即九针的创始者；晋代皇甫谧在《帝王世纪》中记载了"伏羲尝百草而制九针"的故事，认为伏羲是九针的创始者。不管是人文始祖黄帝还是创世神伏羲均具有强烈的神话色彩，这是利用托古给九针赋予了神话色彩，是古代对于九针的一种至高的肯定，九针的发明不仅规范了针灸工具，同时为针灸技术奠定了发展基础。而九针一定不是某一人某一时发明出来的，而是在劳动人民的长期实践中总结出来的，所以九针的创始者只能是广大劳动人民和医者，是古人智慧的结晶。如若追问其创始人，则是忽视了劳动人民的大众智慧，不同的医疗工具的发明都是医疗发展过程中人们对于疾病的积极应对，《黄帝内经》则起到了总结规范的作用。

（二）九针和合于数术的文化内涵

九针的诞生不仅是劳动的实践结晶，更是文化的瑰丽奇葩。九针之"九"，是否为定数？古人认为，九在阳数中最大，也就是单数的极数，具有最尊贵之意，与帝王有关的事物多与九有关，九针既然托古黄帝为名，自然也以九为尊。其次九数表示"多"的意思，《素问·三部九候论》云九针乃天地之至数："天地之至数，始于一，终于九焉。一者天，二者地，三者人，因而三之，三三者九，以应九野。"《灵枢·九针论》亦云："九针者，天地之大数也，始于一而终于九。"认为天地之数从一至九，"九"是最大数，古人用"九"表示数量多，也引申出高深之意，九针以"九"为数，说明九针是通过总结各地医家经验而对针具的大总结，为适应天地之大数汇总而成，其内容繁多而高深，最初的九针并不一定局限于数字九来表示其种数，而后由九种针具组成是古人分类归纳的结果。《黄帝内经》对九针的释义也是对人体认知的释义，《素问·针解》云："夫一天、二地、三人、四时、五音、六律、七星、八风、九野，身形亦应之，针各有所宜，故曰九针。人皮应天，人肉应地，人脉应人，人筋应时，人声应音，人阴阳合气应律，人齿面目应星，人出入气应风，人九窍三百六十五络应野。"根据古代数理和人体身形与自然比象，从而形成九针的不同作用，对应九针的形态特点给予九针的不同主治和所主。

（三）九针名称形态源于健康需求

《黄帝内经》中已有关于九针的名称、形态、操作及临床应用的详细记述，分别体现在《灵枢·九针十二原》《素问·针解》《灵枢·官针》《灵枢·九针论》中，在后世的记载中，亦有对九针的详细描述，如元代杜思敬的《针灸聚英集》，明代高武的《针灸素难要旨》，明代张景岳的《类经图翼》，明代杨继洲的《针灸大成》，清代吴谦的《医宗金鉴》，以及民国时期的《针灸传真》，每一次对九针的总结，都是在经验基础之上对前人理论的修订，所以九针的形态、操作及应用甚至排列顺序等颇有不同，但大同小异，仅《灵枢》对九针的记载就有区别，如锋针在《灵枢·九针十二原》中排第四位，而在《灵枢·官针》中排第三位；圆利针的形态描述在《灵枢·九针十二原》为"中方微大者"，而《灵枢．九针论》云"微大其末，反小其身"，两者有所矛盾。

根据历代记述，九针的名称较为统一，分别是：第一镵针，第二圆针，第三锓针，第四锋针，第五铍针，第六圆利针，第七毫针，第八长针，第九大针。九种针具针对不同的疾病而设计，有不同的适用范围和操作，如《灵枢·官针》云："九针之宜，各有所为，长短大小，各有所施也。"表示九针的形态各不相同，适应了相当广泛的疾病类型。

通过历代对九针的描述，以《黄帝内经》为蓝本，后世总结发挥，九针的形态及作用各有所长、颇为不同：镵针，头大末锐，形如箭头，针皮，刺入皮内浅层，不深刺，治热病；圆针，身如圆柱形，针尖卵形，针肉，主治分间气；锓针，针身大，针头如黍粟，圆而微尖，针脉，按压孔穴，不刺入皮内，治脉病、热性病；锋针，针身圆柱形，针头尖锐，三面有锋棱，针筋，刺破血络泻血，刺四肢末端泻血，治痼疾，痈脓；铍针，形如剑，锋利，针骨，刺破脓疡，治脓痈类疾病、水肿；圆利针，圆且锐，针头微大，针身反小，针调阴阳，深刺入体内，治痈肿、痹证；毫针，纤细如毫毛，针尖如蚊虻喙，针益精，刺入穴位可久留针，并进行手法操作，治寒热痹证、内科杂病；长针，针身最长，针利身薄，针除风，在经络穴位间进行深刺，治深部顽固痹证；大针，针尖如梃，其锋微圆，通九窍，除三百六十五节气，治关节水肿、腹中瘕积。

尽管"九针"的文献记载尚不能涵盖全部病证治疗范围，但仍足以让后人惊叹其丰富的治疗内涵与诊疗特色。

（四）九针合理应用可达效如桴鼓

在制造业并不发达的春秋战国时期，古人为什么要煞费心思制造出九种形态各不相同的针具呢？

《灵枢·九针十二原》曰："夫气之在脉也，邪气在上，浊气在中，清气在下。故针陷脉则邪气出，针中脉则浊气出，针太深则邪气反沉，病益。故曰：皮肉筋脉各有所处，病各有所宜，各不同形，各以任其所宜。无实无虚，损不足而益有余，是谓甚病，病益甚。针各有所宜，各不同形，各任其所为。刺之要，气至而有效，效之信，若风之吹云，明乎若见苍天，刺之道毕矣。"

解析这段文字可知，九针针具之所以形态各异，大小不一，主要是为了针对不同病位的病证而设置的。正是因为人体的疾病发生存在"皮肉筋脉"病位的不同，各部位产生疾病时表现出的症状也不同。即"病各有所宜，各不同形"，所以治疗疾病时针具的选取应有针对性，根据病位症状的不同选用不同形态功能的针具，即"针各有所宜，各不同形，各任其所为"。而只有掌握了以上的针刺要点，针刺才能取得"若风之吹云，明乎若见苍天"的疗效。反之，如果不懂得根据不同的病位、症状灵活地选用不同的针具，则会产生"损不足而益有余，是谓甚病，病益甚"的不良后果。关于这一点在《灵枢·官针》篇中还做了补充说明："凡刺之要，官针最妙。九针之宜，各有所为，长短大小，各有所施也，不得其用，病弗能移。疾浅针深，内伤良肉，皮肤为痈；病深针浅，病气不泻，支为大脓。病小针大，气泻太甚，疾必为害；病大针小，气不泄泻，亦复为败。"

综合以上《灵枢》对九针的记载可以得知，古人在临床的实践中已经发现，由于临床疾病的病位不同，其具体的临床症状就有所区别，在应用针灸治疗时具体的手段也应该有所区别，九针就是在这样的认识基础上应运而生的。

（五）九针学术与时俱进不断发展

随着社会生产力和医疗水平的提高，加之封建统治结束，新中国政府对针灸的重新重视，在九针基础之上出现许多新针具，被临床应用于适应病证，如圆针发展为圆头针，锋针发展为三棱针，镵针演变为皮肤针，铍针发展为现代的小针刀，应用于外科疾病，长针演变为芒针，大针则演变为火针，短毫针埋藏于皮下成为皮内针。这些新针具在临床应用中均比较独立，针对其优势病种而发挥作用，这在一定程度上发展了九针，但在工具的发明上，实则差异很小。

古九针在历史长河中流传有所演变和遗失，以古九针作为启发，许多从九针中某一种演变而来的新针具在临床广泛应用，古九针则被弃用，在山西省针灸研究所师怀堂的带领下，以古九针为原型，为最大发挥九针的治疗作用，研制出"新九针"，包括磁性圆梅针、毫针、梅花针、三棱针、铍针、锋勾针、锃针、镵针、圆利针、火针，新九针的出现较古九针而言是一种进步，但在技术中并未具有实质性的进展。

九针的发明是针灸工具的一个质的飞跃，在临床使用中，九针的应用范围涉及针刺、按摩以及外科破脓等，是外治工具的一次大汇总，九针作用于体表或通过体表作用于体内，在针灸技术中承担了绝大部分的实体形态的层面，体现了先人的智慧。九针是现代临床针具的前身，是针灸领域中不可缺少的理论载体和工具奠基。

三、拔罐——妇孺皆知的日用神器

拔罐，俗称"拔罐儿""拔罐子""拔火罐"，可谓家喻户晓、妇孺皆知，是绵延在中华大地上百姓最喜闻乐见的中医传统疗法之一。它是以罐为媒介，利用燃烧、挤压等手段排除罐内空气，造成负压使罐附着于体表特定部位，产生广泛刺激，形成局部充血或瘀血现象，达到防病治病、强身健体目的的一种治疗方法。千百年来，它一直默默地为中华儿女的健康保驾护航，成为中国古代科学瑰宝——中医药学中，一颗亮闪闪的珍珠。以至在里约奥运会上，美国"飞鱼"菲尔普斯满背的罐印，又着实让拔罐疗法在世界上名声大噪！随即也有了"中国印"的美誉！

那么，到底什么是罐疗？它历经了怎样的风雨？散发着什么样的魅力？发挥什么样的机理？又有什么样的品格呢？

（一）源远流长的罐疗春秋

罐疗疗法从古到今，经历了一个肇始、发展、丰富、成熟的过程。其演进历程脉络清晰，耐人寻味。

1. 罐疗肇始于"汉前"

罐疗疗法历史悠久，早在马王堆汉墓出土的西汉早期医学帛书《五十二病方》中就有记载，被称为"角法"，其中记载："牡痔居窍旁，大者如枣，小者如核者，方以小角角之。"详细地描述了用兽角拔出痔疮核，然后用线系起来，再用刀割除痔核的详细过程。可见，早期的角法是利用兽角制造吸拔力发挥吸附固定作用。

随着医学发展，角法日渐成熟，由原来简单的辅助吸拔发展成为可与针灸配合拔除病理产物的"针角"疗法，有效地扩大了适应证使用范围。南北朝时期陶弘景在《补缺肘后百一方》中记载了治疗"足肿"时就是先在病变处进行针刺，再施以角法吸除脓血。但是由于"针角"疗法操作简单，当时可能使用较为广泛，以至于屡屡发生误治，于是医家们也开始关注针角法的禁忌证。东晋医家葛洪在《肘后备急方》中就强调"痈疽、瘤、石痈、结筋、瘰疬皆不可就针角。针角者，少有不及祸者也。"从而明确了"针角"法的禁忌证。

2. 罐疗勃发于"唐代"

罐疗不断发展，以其显著的外治效应而广泛得到认可。到唐代，"角法"进入了官方系统。中国最早的官办医学校唐代太医署中，设有医、针、按摩及咒禁四科，在医科下又分设"体疗、疮肿、少小、耳目口齿、角法"等专业。"角法"作为一门独立的学科被纳入了正规的医学教育体系当中。特别值得一提的是，唐代医家甄权在《古今录验方》中首次记录用水煮竹筒的方法吸除蛇蝎的毒液，后亦被转载于王焘《外台秘要》中，即"铛内熟煮，取以角蜇处，冷即换。初被蜇，先以针刺蜇处出血，然后角之"。这种方法通过用沸水蒸煮竹罐，排除罐内空气，可以吸附在人体表面，被称为"水罐法"或"吸筒法"，并逐渐取代了兽角。而到了宋金元时期，人们在单纯用水煮竹罐的基础上配合药物，把竹罐直接放在汤药锅里煮，然后趁热拔在患处，以同时发挥吸拔和药物外治的双重作用。在此基础上，医家还进一步明确记载了"角法"的使用时机。宋代唐慎微在《证类本草》中提出"治发背，头未成疮及诸热肿痛，以水煮竹筒角之"，也就是说，可以用于治疗疮痈初起之证。宋明代医家对于角法均有论述，认为，"角法"既可以在疮痈初起时拔脓，也可以在疮痈脓已成将溃未溃时排脓，或是在疮痈已经脓出不畅时使用。

至此，罐疗疗法从制作材料、工艺到吸拔技巧，都得到了进一步提升，但在功能上依然是以拔脓、排脓、祛毒、除瘀血等为主治疗外科疮疡或痈疽一类的疾病，而少有内科疾病的治疗。

3. 罐疗跃升于"明清"

明清时期是外治法迅速发展的重要时期，此时期"角法"由外而内，有了更丰富的适应证。

清代著名外科医家吴师机著《理瀹骈文》一书，不仅系统梳理了中医外治法的源流，对其理论也提出了新的认识，他认为："外治之理，即内治之理，外治之药，亦即内治之药，所异者，法耳。"即外治法与内治法只是治疗途径和方法的差异，治病原理并无差别。外治法"虽在外，无殊治在内也"，因此，无论内治法还是外治法，都有殊途同归之妙。虽然人体脏腑不可见，但通过经络与体表相连，且脏腑俞穴皆分布于背部，所以外治背部俞穴就能达到调治脏腑的效果。吴师机还提出"外治者，气血流通即是补"，成为罐疗疗法内病外治的基本原理之一。吴师机在《理瀹骈文》中记载了风邪头痛、破伤瘀血、黄疸等内科病的治疗方法。由此可见，罐疗疗法已经从外科拔除脓血发展到调治内科疾病。

尤其，清代的赵学敏在《本草纲目拾遗》中详细总结了罐疗疗法在当时应用的具体情况，同时，也是"火罐"一词最早出现的文献。即"火罐，江右及闽中皆有之，系窑户烧售。小如人大指，腹大，两头微狭，使促口以受火气，凡患一切风寒，皆用此罐。以小纸烧见焰，投入罐中，即将罐合于患处，或头痛则合在太阳、脑户或巅顶；腹痛，合在脐上。罐得火气合于肉，即牢不可脱，须待其自落。患者自觉有一股暖气从毛孔透入，少顷火力尽则自落……治风寒头痛及眩晕、风痹、腹痛等症"。通过这段文字，我们可以看出，清代初期的罐疗方法已经和现代的罐疗方法基本一致，不仅使用了投火法，免去了水煮的不便，而且罐具也多用窑户烧制的专用陶罐或瓷罐。由此可以推测，当时罐疗的应用非常广泛和普及，以至于有窑户专门制售罐疗用的罐具。在脏腑经络学说的指导下，罐疗疗法作用于各种不同的腧穴，起到引邪外出、疏经通络、流通气血、活血化瘀的作用，从而大大地扩展了罐疗疗法的治疗范围。甚至，明代宫廷御医方贤在《奇效良方》一书中记载，以酒坛为罐具，烧纸钱入内，再以坛口覆盖在肚脐上，成功救治了溺水的患者，这是将罐疗疗法用于厥证的急救治疗中的典型事例。

此后，罐疗技术一直传承不衰。特别是中华人民共和国成立后，罐疗迎来了新生，焕发了青春。改革开放以后，罐疗技术种类的极大丰富使得罐疗几乎人人知道、家喻户晓。2016年12月9日，世界中医药学会联合会痧疗罐疗专业委员会在北京正式成立了，这更是中医罐疗技术生逢春天的伟大时代。罐疗技术也越发成熟，进入了一个前所未有的新境界。

（二）奥妙精微的罐疗法理

罐疗疗法的成熟发展既有对前人学术经验的传承，又是历代医家在临床实践中的不断创新。其中的法理奥妙不仅根植于中医理论，更与中华文化血脉相连。无论是罐具的改进、罐法的变化还是诊疗的内涵都耐人寻味、值得深思。

1. 罐疗可分水、火、气

罐疗是将罐具采用多种方法吸拔在人体上的一种中医疗法，它的本质是真空负压，让罐体在空气压力的作用下吸拔在人体某一部位。能够运用罐具制作真空负压的方法很多，我们可以简单地将之分为"火罐、水罐和气罐"。火罐是用火使罐中空气膨胀，进而产生吸力的方法；水罐则是将罐子泡于热水或药液中，使得罐中空气由热变冷，从而形成负压；而气罐则直接通过活塞的抽提吸拔，制造负压使得罐具停留。因此，罐疗就有了水、火、气之分。成了人们日常使用的几大方法。火罐因其火力而更具温阳散寒之功效，水罐则更易配合药物外部渗透，气罐的最大优点则是方便使用。究其原理则完全是一致的！

2. 罐疗操作有动静

罐疗绝对不是一个简单的力气活儿。它有动有静，可使闭者通，可使瘀者行，可使虚者实。何谓动静？所谓静是指"坐罐"，就是选择好罐疗部位后，一直留在原地，称为"留罐"。这种方法可以将局部深层的邪气吸拔而出，从而使得机体脏腑经脉功能恢复正常。所谓动是指"走罐"，就是罐疗后运用手法和适当的介质在背部反复推动，用以疏通经络，调节机体功能。动静相配，才使罐疗技术如此生动灵活，罐疗效果更加突出。其实，要论动静，坐罐中持续发挥吸拔的作用，走罐中要始终保持均衡的力度，可谓动中有静、静中有动。把握好动静，是确保疗效的重要条件！

3. 罐疗尚需明久暂

罐疗还有久暂之分。久就是长久，就是在局部留罐的时间比较长。暂就是暂时，对于罐疗而言就是选用"闪罐法"。在临床中，"闪罐法"和"坐罐法"往往同时使用。闪罐常常用于疏风散邪，又称为"闪火法"，常常用于面瘫患者的治疗，经过闪罐治疗的患者局部风寒邪气得以消散，还微微发热，确是宣散邪气的好方法。而坐罐也可以祛邪气，所不同的是祛邪作用更强，浅藏于体表的雾露之气、瘀滞于肌肉的湿着之邪、深藏于筋骨的寒湿之弊，均会在拔罐的作用下无所藏身，当然留罐的时间与治疗的效果息息相关。

4. 罐疗不能离经络

尽管罐疗操作复杂、内涵丰厚，但是罐疗所发挥神奇疗效的依托离不开中医的经络系统。《灵枢·海论》指出："夫十二经脉者，内属于脏腑，外络于肢节。"告诉我们人体的脏腑和四肢躯干是通过经络系统密切联系，沟通内外。全身所有器官都在经络系统的网络之下。《灵枢·经脉》又指出："经络者，所以决死生，处百病，调虚实，不可不通。"告诉我们中医经络在人体的生命健康中发挥核心和关键作用。罐疗是依托罐具的中医疗法，它必然离不开中医的理论，要依靠经络沟通表里、联络内外、协调阴阳。这也是罐疗之所以能够步入中国医学殿堂、登上世界医学舞台的根本内核！

5. 罐疗还须晓层次

罐疗虽然作用于人体表皮，但其实还是有层次之分的。具体而言，根据着罐的力度以及手法的不同，可以针对皮肉脉筋骨的不同层次产生不同的调理作用。也正因如此，罐疗才有了针对内外不同的调节效果。一般而言，大多数人认为罐疗只可用于缓解疲劳、放松身体，也有人认为拔罐可以祛风散寒，祛邪解表，殊不知罐疗的临床价值极大，值得我们深入挖掘。它不仅适用于人体生命发展的生、长、壮、老、已全过程，而且可以调治各科疾病发展的不同状态，在未病期、欲病期、疾早期，发病期、康复期各个过程均可发挥作用。通过对临床疾病的辨证论治，选用不同穴位或部位、运用不同手法、作用于不同层次，可发挥不同效应！据文献记载以及临床经验，我国当代很多临床家不断推动并发扬罐疗技术，对人体各系统疾病开展攻关探索，对哮喘、高血压、高血脂、糖尿病，甚至肝硬化等顽固疾病进行临床治疗，产生了惊人的疗效。这些都打破了人们的常规观念，深化了学术界对罐疗技术的认识，翻开了人类罐疗历史的新篇章。

当然罐疗也有很多禁忌证。如孕期妇女的特殊穴位、人体机能的特殊状态、外科疮疡的病患之处均不宜拔罐，特别需指出的是特殊病证还需在专业医师指导下辨证施罐，这样才能确保安全，提高临床效果。

（三）艺道相融的罐疗风采

罐疗与其说是医学技术，倒不如说也是艺术。罐疗与其说依托医学理论，倒不如说更是医道。因此，可以说罐疗是一个艺道相融的独特技术。它的显著特点是操作中充满视觉冲击和艺术感，操作得当不仅有满意的疗效，还会给人以美的享受。

1. 林林总总"罐"具美

罐疗技术千年传承。虽然罐疗并非只有中国独有，很多国家都在使用罐疗，但纵观整个历史长河，罐疗在中国的应用发展时间最长、操作方法最多、罐具种类最丰，确为世界之最！随着技术的革新，罐具的变化也展现了中医之美。从最早角法使用的"兽角"，到后来便于取材应用的竹罐，日常方便使用的陶罐、瓷罐，乃至经过现代技术加工材料使用的塑料罐、硅胶罐、玻璃罐……除材质发生变化外，罐疗的工具还与科技革新并肩而行，从最常见的真空抽气罐，到内含磁极的磁罐，再到融刮痧、艾灸、罐疗于一体的新型"砭石罐通仪"，特别值得一提的是现在已经有了融合电子科技的中医数字化程控电动拔罐器。使得古老的罐疗技术迈向了电子乃至互联网的世界。而随着科技发展的日新月异，罐疗发展在罐具的革新推动下更具无限前景。

2. 罐疗技艺之美

丰富的罐具极大地提升了罐疗的手段和可及性，方便了百姓生活，但罐疗过程本身的魅力更让医患双方难以忘记，可谓美不胜收！

在罐疗师手中，小小火罐仿佛能千变万化，可以把罐疗技术演绎得淋漓尽致。简而言之，包含罐具美、操作美、感觉美、效果美。饱含人类历史、科技、文化信息的罐具可以有序、有机地展现其魅力，特别是罐具的排列、罐法的运用，都极富艺术感！甚至拔罐过后后背的红印都让人觉得色彩斑斓、无限美丽。也许有人会认为罐疗会很疼，看上去很可怕，殊不知患者拔罐后会觉得一身轻松。很多患者用"太轻松了""飘飘然""舒服极了"等词汇来表达这种感受。这些带给操作者的感觉就一个字——美！罐具的使用还可以排列成一定图案，如：一字、二字、品字、十字等。解决病痛之余，更是美的享受。

最让人难忘的是留罐时间相对较长时，有些患者皮肤会出现小泡——红的、黄的、白的，好似珍珠一般洒落，更具艺术美感。把体内的瘀、毒、痰、湿、热、风、寒、气、火等邪气于谈笑间缓缓释放，不能不说这种疗法是"化腐朽为神奇"的绝佳之术！

3. 虚实调和罐之道

论罐疗，其实还真有门道！它所承载的绝不仅仅是技术，更是文化，还有品格。那么我们就看看罐疗所承载的品格和道理！静心揣摩，发现罐疗有三个独到品质，这些是让罐疗走向世界舞台、跻身医学大道的核心与关键。如果我们能够善于掌握，就能够发挥不可思议的功效。

第一，就是实在。如何来理解这个实在呢？就是罐具和我们的皮肤接触的程度要紧实。无论是何种罐具，吸拔在相关部位上，要扣得实、抓得紧、贴得密。只有这样才能够通过负压外向性吸拔部位、穴位，通过皮肤、毛孔的调节刺激引动皮脉肉筋骨，调和经脉气血，调整五脏六腑，促进全身健康。

第二，就是虚心。罐具吸拔得很实在，可却正因为它自己的虚心状态。无论是何种罐具，都离不开这个空着的"心"，没有这个虚，哪来那个实呢?! 古往今来，谦受益，满招损，这是通行天下的法则。罐疗罐具的空心越大，吸得越实。也不由得让我们想起"上善若水"一词，或云"虚心若罐"。始终保持一种谦虚谨慎的态度，对于人是一种修养，对于罐疗是疗效的保证，更是一种文化！

第三，就是随和。罐子无论多大多小，使用得当总能拔上。问题无论出在哪里？罐子都可以贴上去，随方就圆，无论是前胸还是后背，无论是凸起还是凹陷，我们都可以把罐具糊在部位上。无论你局部是软是硬，反正我可以紧紧贴上，随时发挥效用。这种精神，也很必要！随着走，能与人相和，不就是一种重要品质吗。

罐道通医道，懂得了虚实，把握了中和，作为中华医学当中的一朵奇葩正在绽放着灿烂的光芒！

有诗赞云：

> 小小罐具真实在，
> 原本虚心奉献爱。
> 随方就圆畅经络，
> 阴阳相合健康来！

随着中华文明的复兴，中医药迎来了天时地利人和的大好时机。罐疗作为中医药学中的独特疗法，日益发挥着不可替代的作用。习近平总书记多次对中医药进行论述，指出"中医药是打开中华文明宝库的钥匙""让收藏在博物馆里的文物、陈列在广阔大地上的遗产、书写在古籍里的文字都活起来"。中医药不是一种简单疗法，更不是经验医学，它是融合道、理、术于一体的医学体系，值得我们认真去思考研究。"道在日用平常之中"，罐疗的精髓就蕴含着百姓日用而不知的大道。在医学未来发展的路上，可以预见，中医药罐疗将日益发挥着更加独特的作用和力量。

第三章
中医药载道之具解析：形气神整体生命规律承载的中医之术

中医药千年传承，被誉为中华文明的脊梁。中医药不离于人的生命，中医药之道法于天地、载于人体。洞明中医药，必须参悟人体生命内在规律与特征；传承中医药，就必须把握天地自然在人体生命中的流布法则；发展中医药，就必须遵循生命规律与天地之道。

人体是载道之具，中医药文化从道、术、技等不同层面早已融入形、气、神等生命的不同层面，折射出中医药方法的无穷智慧。

第一节　生命机体按层次论治，以形论医

对生命机体而言，中医对人的论治首先必然按层次来。作为禀天地之气生的人类。人类生命的"皮肉脉筋骨"就是中医论治的基本载体。

一、层次论治是人体生命的阶梯

人类的"生命密码"是多维的，有基因密码、信息密码，还有层次密码，他们共同支撑着人类的生命运转，生生不息。这其中，基于人体"生命层次"的规律和密码，仿佛是一部延伸到生命深层的阶梯，不可分割地、无可挑剔地诉说着生命的动人故事。

（一）"五维一体"与"皮脉肉筋骨"的层次论治

《素问·刺要论》中有这么一段话："故曰：病有在毫毛腠理者，有在皮肤者，有在肌肉者，有在脉者，有在筋者，有在骨者，有在髓者。是故刺毫毛腠理无伤皮，皮伤则内动肺，肺动则秋病温疟，溯溯然寒栗。刺皮无伤肉，肉伤则内动脾，脾动则七十二日四季之月，病腹胀烦不嗜食。刺肉无伤脉，脉伤则内动心，心动则夏病心痛。刺脉无伤筋，筋伤则内动肝，肝动则春病热而筋弛。刺筋无伤骨，骨伤则内动肾，肾动则冬病胀，腰痛。刺骨无

伤髓，髓伤则销铄胻酸，体解㑊然不去矣。"这段文字详细论述了人体生命的不同层次以及针刺太过不及后出现的各种相关症状，"皮肉脉筋骨"的生命层次也由此清晰展现。

1. 《黄帝内经》倚重人体层次论治

层次是中医学论治思维过程中的基本概念，中医认为人体是按一定层次结构组成的有机体。阴阳、表里、营卫等无不贯穿着层次理念。针灸层次的论治方法揭示了《黄帝内经》中明确而具体的皮脉肉筋骨层次论治方法。层次论治是《黄帝内经》时期针灸系统的关键论述，运用层次论的理论系统来完善针灸诊疗时的检查、辨证方法，能提高治疗效果并且能拓展针灸治疗范围。在临床针灸治疗中，在经络学说的基础上结合层次论治，把这两种辨治方法协同、统一起来，才能有效地提高临床疗效。

诸多学者对人体的"层次及其论治"提出了重要观点。旅居海外的针灸学者朱文宏系统论述了"皮痹""脉痹""肉痹""筋痹"及"骨痹"的典型症状、常见疾病、疾病深度。结合了《黄帝内经》时期的描述，作者总结在临床上治疗痹证时，除了辨别痛、行、着、热痹之外，还要重视局部治疗时针刺深浅，掌握好病浅针浅、病深针深的针灸原则，并在治疗时随时询问患者感觉，同时对病情复杂的患者要根据病位、病性灵活处理。著名针灸临床家李学武教授高度重视针灸治疗的深浅。他会根据疾病及针刺部位，从而通过不同层次去论治。以夹脊穴的针刺为例：较高的夹脊穴针刺较浅，较低的夹脊穴则针刺较深。因其在深刺治疗方面经验丰富，治疗腰腿痛，可深刺40～75mm，表现了他对针刺深浅使用的重视。上海中医药大学徐平教授则认为经络不仅沟通联系表里，经络的层次也很丰富，有起有聚、有本有标、有出有入。北京中医药大学赵百孝教授成为最早倡导并研究针灸层次论治的当代学者。他明确提出了层次论治在《黄帝内经》时期的重要地位及其意义，论述了《黄帝内经》中与层次论治有相关的记载，描述了和层次有密切联系的针具及不同刺法，说明了层次论治的主要机理和其治法，并通过《素问》《灵枢》的内容叙述了《黄帝内经》时代对"皮脉肉筋骨"层次论治的倚重。

2. "皮""脉""肉""筋""骨"各层次条分缕析

（1）关于皮层

首先，我们必须高度重视皮层、皮部及其相关病证理论。《黄帝内经》关于"皮层"的理论核心主要是皮部理论，是中医学理论中不可或缺的部分。

《素问·皮部论》记载："皮有分部，脉有经纪。""皮之十二部。"认为人的皮肤可以分为十二个区域带，而每个区域带则是它所属的经脉表现在体表气的部位，因此被统称为十二皮部。《黄帝内经》关于"皮层"的论述也聚焦在"络脉"。络脉在体表的散布及名称在《素问·皮部论》中有所论述，总结并指出手足三阴、三阳经在皮肤上分布部位是以经脉循行路线为纲。十二皮部是十二经脉的体表分区，皮部浅刺能激发经络经气，并且调整脏腑气血的功能，因此，《黄帝内经》所倡导的皮部理论是体表观察诊断方法和治疗方法的重要理论依据，准确运用皮部理论对临床诊疗是重要的，在《灵枢·官针》里已经论述了毛刺、半刺、浮刺、扬刺、赞刺、直刺等各种针法。演变到后世，这些浅刺皮部的疗法衍生出皮肤针、皮内针等。

皮部理论在中医临床的应用非常广泛，可直接运用于疾病的诊与治。观察皮肤色泽的变化，进行辨证的方法称谓"皮肤色诊"；观察后背皮肤丘疹，触诊皮下硬结和皮肤的不正常感觉都是诊断疾病的方法之一。皮肤感觉可反映证候，皮肤病的发生常伴皮部的异常感觉，多为疼、痛、麻木等。痒的症状多因风、热、湿、虫客于皮部所导致，也可因内在因素血虚生风而成。痛的症状多可有寒热、虚实、血瘀、气滞、深浅、轻重的不同。麻的症状则多因血不运，而木的症状多因气不行；麻者是水之轻，气血不行则肌肤枯槁而感觉较为迟钝。

可运用经络理论的皮部理论来进行"外病内治"和"内病外治"，皮肤科往往以皮肤病变的部位来辨证施治。如劳宫部位湿疹，用清心利水法，除此之外，根据穴位分布的全息规律，临床上还可以在有限的相应区域进行皮肤的观察和测定，以诊治全身的疾病。常用的全息疗法有耳诊、面诊、眼诊等。皮部理论已经成为治疗皮层病证的理论依据。各种浅刺法和非针刺的多种外治法各自发挥重要作用。常用于治疗牛皮癣、皮炎、湿疹、丘疹、脱发、白癜风、划痕征阳性等皮肤类疾病的浅刺法针法有：浅刺、腕踝针刺、梅花针、七星针、皮内或皮下留针、滚针等。非针刺法则有艾灸、拔罐、砭石、推拿、按摩、药敷、熏蒸、特定电磁波谱理疗器照射、激光、红外线照射、磁疗等。赵炳南在60年前就运用了熏药对神经性皮炎的患者进行了治疗，结果发现疗效明显。

层次论的皮部在现代的运用已经趋于多样化。各种手法其实首先涉及的都是皮部。然而，皮层的疗法和人体层次其他层次的关系仍然值得广大学者去探索。

（2）关于脉层

如果说皮层是人体的屏障，是藩篱，承担着卫外固表的使命和作用。那么"脉层"则是进入屏障，濡养全身，通行营气的关键一层。

《黄帝内经》中并没有如十二皮部般对脉层的论述，《黄帝内经》主要认为刺血络法治病的机理是通过出恶血、通调经脉、调理血气，从而改变经络中气血运行不通畅的病理变化。这种对血脉的通调加速了对机体的濡养。

认识"脉层"，一定离不开了解放血疗法。放血是一种运用三棱针、梅花针或其他方法刺破某些位置，然后放出瘀血或坏血，这种放血方法能够治疗如痛证等疾病。刺血疗法的应用较广，其简便安全且疗效好，在民间广为使用。研究表明刺血疗法的治疗作用大体可分为促进血液循环、加快新陈代谢两个方面，主要表现在退热、止痛、镇静、降压、强心、活血、急救、消炎等方面。南京中医药大学张建斌教授在脑梗死恢复期的患者身上比较了单纯的针刺方法和刺络放血方法，来探讨两者的不同机理。这项研究得出的结论是刺络放血法比单纯针刺的效果更快，而且能更明显地改善患者的抗凝血及凝血的作用。陈波等学者按照国际统计标准的方法对不同疾病进行了归类，计算出放血疗法治疗疾病共有 18 大类系统，包含病种共 261 个。这样的结果表明现代放血疗法的疾病谱已经较为广泛，尤其在带状疱疹、口腔溃疡、痤疮、麦粒肿等疾病的治疗上有较好的效果。

认识脉层必然离不开络脉，络脉是经络系统的一部分，可以起到沟通人体表里的作用，此系统包括血管。络脉和络病主要局限在微循环上，而脉络是血络，是指细小的血管。因此，可以简单认为脉层特征可以通过现代放血疗法得以体现。这也与现代医学的循环系统、淋巴系统等研究相关。

（3）关于肌层

在"皮脉肉筋骨"层次中，肌肉和骨同样为主干部分，都是历代医家研究的对象。《黄帝内经》中把肌肉层称之为"分肉""分理"，因肌肉之间有沟陷分割故称作"分"，从整条肌肉来说，又可称作"柱"。《灵枢·卫气失常》《灵枢·寿夭刚柔》《灵枢·邪客》等篇章中分别罗列了"肉之柱""大肉""䐃腘肉"的论述，表明"肌肉层"已然成为相对独立完整的组织系统，并成为论治的重点。

西医学已把骨骼和肌肉阐述得很细致，同时对于"肌肉层"的论治及研究也日益丰富。以肌痹的治疗为例，有学者运用浮刺法治疗肌痹，认为肌痹的临床表现是患病部位的肌肤均有冷痛感或酸痛感，并且阐述了肌痹的病位、病证、病因、治法和转归。近代名医吉良晨治疗肌痹，提倡于治疗后期，指导病人学习太极拳，予以适当锻炼，以助药物所不能及。有临床研究发现，使用沉香、木香、乳香、麝香等所制作的雷火针医治肌痹相对常规针灸方法效果更佳。

临床研究还表明，使用针刺、梅花刺、电刺激法与拔罐四种不同治法，综合治疗肌痹较单一疗法疗效较佳。

（4）关于筋层

有研究者以层次论治的方式，阐发了经筋疾病的医治。《黄帝内经》中有关于"筋"的专门论述。筋部有十二经筋的完善的理论体系，《灵枢·经筋》篇中详细论述了经筋这一完整独立的生命系统。

对于经筋，其研究引起了世界各国的广泛关注和研究。除了国内的原林、薛立功等以外，还有国外的许多肌筋膜专家也对筋部非常感兴趣，筋膜链的 Thomas Myers 对中医学的经络及他所总结的肌筋膜链（也称为"解剖列车"）进行比较，发现两者的走行有相似之处。王春雷、刘保延等的研究认为经络、经筋和筋膜或许和现代解剖知识和生理学知识有着更为紧密的联系。他们研究后认为应用分子生物学、影像学、解剖学等现代生物学手段，去系统探讨现代经筋疗法的机制具有重要意义。蔡亚红等叙述腕踝针是 20 世纪 70 年代第二军医大学张心曙教授发现并广泛应用于临床的，其针刺部位仅限于腕部和踝部。在腕踝部运用皮下浅刺法可以治疗各个系统的痛证，有文献总结腕踝针治疗肩背疼痛、腰痛症、落枕、术后伤口痛、胸痛、头痛、痛经、急性结膜炎、牙痛、急性乳腺炎等疼痛等疾病都有效果。

近年来，腕踝针也慢慢进化为浮针。浮针刺法适用的疾病较多，特别是对软组织疼痛止痛快、持续时间长。符氏运用现代胚胎学与解剖学的原理，概括出针尖要朝向疾病的方向，只要进针点在所发疾病的局部，而把针身留于筋膜的浅部之中，就能够持续腕踝针的作用，而且还能进一步提高疗效。因此，浮针疗法的进针点选择实现了传统针灸疗法及现代针刺疗法相结合，可以说是一种突破。王新卷等则是运用了经筋理论治疗带状疱疹，他们总结此病疼痛剧烈且呈带状的分布，其发病部位也见于多条经筋结聚的部位，而不入脏腑。因此，他们认为与经筋的特点有相似之处，而带状疱疹后遗疼痛者主要表现为经筋部位的症状。因此，在诊治时，应辨别清楚其病之所在经筋与经脉，才更有助于选穴治疗。

（5）关于骨层

《黄帝内经》虽然没有如同皮部、经筋那样的专门论述，但在《痹论》《痿论》等篇章中明确提出了"骨痹""骨痿"的病证概念，在《灵枢·官针》中提到"输刺""短刺"等刺骨的手法。毫无疑问，古人已经对骨层的调理有了一定的认识。

研究表明，针灸治疗骨痹有显著效果。杜碧燕使用温针灸治疗 33 例 X 线摄片检查提示为退行性骨性关节病、肥大性改变的患者，有效率为 90%。朱美琴则发现使用温针灸治疗强直性脊柱炎有其优势，既能起到滋肝肾、温经散寒、通络止痛的作用，也能加快局部血液循环，且能促进炎性渗出物吸收与消散，改善关节的功能，缓解症状。陈宗勇介绍了针灸医治类风湿关节炎的骨痹患者，总结使用"培本补元"的针灸方式医治骨痹有显著效果，他还认为腰痛是临床常见症状，病因包括腰突、骨质增生、脊柱炎症、类风湿及风湿性关节炎、腰部肌肉损伤等。肾与膀胱互为表里，膀胱经脉与腰骶关系密切，所经过的脏腑有肾，因此腰部的疼痛和肾的关系特别密切。

现代骨伤科的治疗更是结合了中西、内服外治等多种方法。骨部的范畴在古代除了骨痹外，发展至今形成骨伤科，许多关节疼痛等痹证都归属骨部范畴。

关于"皮脉肉筋骨"各层次的探究，说明人体每一层有其特异性，一支针插入后会穿过各种层次，针尖停留到哪一层也直接影响针刺的疗效，对每一层次的了解以及对整体层次的把握都至关重要，关系到人体生命层次的现代研究，也关系到对中医临床病证的精准诊疗。

（二）针刺深浅与天道变化

"人禀天地之气生，四时之法成"，人的生命无时无刻不与自然之道相依相偎。中医诊疗的无穷变化就在人与天地的相生相合中不断演绎。可以说，由于古人"天人合一"思想的统领以及"层次论治"理念的融会贯通，使得针灸临证丰富多彩，虽病证万千，但其疗法贯穿表里层次，凸显浅深变化、可以精准调摄。

1. 脉象、病证与针刺层次完整统一

中医的脉象、病证与治疗思想浅深相得、义理统一。其病证所在层次与脉象反应层次以及针灸治疗层次相通相融，完全统一。

《素问·脉要精微论》关于脉诊如此论述："是故持脉有道，虚静为保。春日浮，如鱼之游在波；夏日在肤，泛泛乎万物有余；秋日下肤，蛰虫将去；冬日在骨，蛰虫周密，君子居室。故曰：知内者按而纪之，知外者终而始之，此六者持脉之大法。"

可见，在天地四时之气的感召下，人之气也顺应不居。春天阳气初升，脉象好比鱼儿在水中游动一样，中取即知；夏天来临，天气炎热，阳气持续上涨，脉象浮到表层，在皮肤上轻取即得；到了秋天、冬天，随着天气转凉，阳气不断收敛，脉体因而逐渐回缩至地部，沉取或重取方可探知。这种随四时阴阳而产生的升降浮沉变化就是天人合一在人体脉学方面的规律展示。

天道变化，人道变化，医道也随天人之道而变化。三者之间形成完整的统一。这是中医的精髓之所在！从针刺之道而言，其深浅也随天地之气而变动。《黄帝内经》《难经》等著作中多次提到针刺随四时变化，奉之为中医针治之纲要。《黄帝内经》中早有相当丰富的四时针刺理论。《灵枢·始终》曰：春气在毛，夏气在皮肤，秋气在分肉，冬气在筋骨，刺病者各以其时为齐，此四时之气也。《灵枢·四时气论》言："四时之气，各有所在，灸刺之道，得气穴为定。故春取经血脉分肉之间，甚者深刺之，间者浅刺之。夏取盛经孙络，取分间决皮肤。秋取经输，邪在府取之合。冬取井荥，必深以留之。"这里春取络穴，病轻浅取，病重深取。夏多取阳经穴位及刺孙络。秋天多取五输穴的经穴、腧穴，如邪在脏取合穴；冬天取井、荥穴且深留之。《灵枢·本输》曰："春取络脉诸荥大经分肉之间，甚者深取之，间者浅取之；夏取诸腧孙络肌肉皮肤之上；秋取诸合，余如春法；冬取诸井诸腧之分，欲深而留之。此四时之序，气之所处，病之所舍，藏之所宜。"这里春取十二经之大络和荥穴，络浅荥微皆应春气。夏取十二经之腧穴及诸腧之孙络，及肌肉皮肤之上。秋取十二经之合穴。秋以少阴之令，将降未降，气亦在中，故余如春法，谓亦中取大经分肉之间而可浅可深。冬取十二经之井穴及脏腑之腧且深留之（《类经》）。

在《黄帝内经》之后，《难经》作为对《黄帝内经》的解释，进一步对针刺随时治疗作了补充，更加鲜明地提出了针刺深浅的法则。"春夏刺浅，秋冬刺深"一语出自《难经·七十难》，其开篇引出问题"春夏刺浅，秋冬刺深者，何谓也"，随即对此语进行阐释，即："春夏者，阳气在上，人气亦在上，故当浅取之；秋冬者，阳气在下，人气亦在下，故当深取之！"《难经》以阳气的升降来判断四时针刺的深浅，不仅体现其重视阳气的思想，同时反映了对针刺得气的高度重视，即阳气的升降是四时针刺深浅的重点，只有针刺达到病所才能做到"气至而有效"！

2. 传统针刺诊疗形成时空的完美统一

《黄帝内经》在认识人与天地相参、与四时相应的同时，认为人气所在的位置与层次随四时之气的节奏变化而不同。由此《黄帝内经》提出以针灸治疗调节人体阴阳气血，恢复人体正常节律，必须随自然节律变化而施治，例如《素问·八正神明论》指出针刺治疗中"凡刺之法，必候日月星辰，四时八正之气，气定乃刺之"。并指出："月生无泄，月满无补，是谓得时而调之。"必须"以日之温寒，月之虚盛，四时气之浮沉，参伍相合而调之"。《灵枢·寿夭刚柔》篇指出："得病所始，刺之有理，谨度病端，与时相应。"《灵枢·卫气行》曰："谨候气之所在而刺之，是谓逢时。"指出了法时取穴的基本思想。"谨候其时，病可与期，失时反候，百病不治。"《黄帝内经》强调了时间、人气、针刺治疗三者的紧密联系，提出了针刺治疗的随时原则。这个随时原则反映了时间在生命运转中的重要作用，与此同时时间变化必然引起空间的变化，这种时间与空间的自然统一，在针灸治疗中完美地融合在一起。

元代窦汉卿的《标幽赋》中也提到"春夏瘦而刺浅、秋冬肥而刺深"。简而言之，春夏之际，阳气在外，针刺亦表浅；秋冬之时，阳气在内，针刺只有较深才能够得气，发挥良效。这种思想自然融入到中医养生中，《四气调神大论》云：夫四时阴阳者，万物之根本也，所以圣人春夏养阳，秋冬养阴，以从其根，故与万物沉浮于生长之门。《灵枢·始终》阐述了不同季节之气不同层次：春气在毫毛、夏气在皮肤、秋气在分肉、冬气在筋骨。《素问·痹论》云：以春遇此者为筋痹，以夏遇此者为脉痹，以至阴（长夏）遇此者为肌痹，以秋遇此者为皮痹，以冬遇此者为骨痹。更加清晰地展现了疾病与季节以及层次的密切联系。

3. 层次论治，法度谨严，指导临床

中医的层次论治思想肇始于《黄帝内经》，根植于中医临床形成了层次论治的规矩与法则，千百年来指导着临床、护佑着百姓。

《黄帝内经》基于相关证候与病证在人体的诊治特点，进一步展现了层次论治的内涵。首先，和我们关系最密切的虚实证候即与证治层次相关联，所谓"人体虚实不同，论治有异"。实证者宜深刺，虚证者宜浅刺。《灵枢·终始》说："脉实者，深刺之，以泄其气；脉虚者，浅刺之，使精气无得出，以养其脉，独出其邪气。"本篇进一步深化，又对"痛"和"痒"两个病证的针刺层次进行了划分——"病痛者阴也，痛而以手按之不得者深刺之，阴也；痒者阳也，浅刺之。"从虚实到阴阳表里，针灸层次不断深化，也形成了临床治疗的法则与要求。

无论是皮脉肉筋骨五层次，还是阴阳两层次，中医论治形成了明确的法则。《素问·刺要论》中说："愿闻刺要。岐伯对曰：病有浮沉，刺有浅深，各致其理，无过其道，过之则内伤，不及则生外壅，壅则邪从之。浅深不得，反为大贼，内动五脏，后生大病。"

针刺浅深与中药的剂量一样，不在量大，在于恰到好处。要想掌握恰到好处，必须按脉下针，才可达到这样的效果。选准脉之部位，探明脉之深浅层次，合理用针调治，做到针脉相宜，方可获取良效。临床针刺中既不可过之，也不可不及，要恰到好处，才能最佳。否则不仅效果达不到最好，还会伤及相关组织，产生其他病变。正如经文所述，"过之则内伤，不及则生外壅，壅则邪从之。"

详细的论述如下：

"刺骨无伤筋者，针至筋而去，不及骨也。

刺筋无伤肉者，至肉而去，不及筋也。

刺肉无伤脉者，至脉而去，不及肉也。

刺脉无伤皮者，至皮而去，不及脉也。

所谓刺皮无伤肉者，病在皮中，针入皮中，无伤肉也。

刺肉无伤筋者，过肉中筋也。

刺筋无伤骨者，过筋中骨也。"

腧穴对疾病的反应是有层次性的，不同的疾病只能在腧穴的不同层次结构中得到反应。此反应是以经络的"三维立体结构"为物质基础的。疾病在相关腧穴的某个层次上存在反应点，且不同的疾病因病因、病性不同，而反应点、反应层各不相同。只有针刺浅深得宜，才能达到最佳效果。《素问·刺齐论》同样专论针刺深浅之道，再次强调了针灸层次论治的规矩法则。

（三）表证外感与积聚痼疾的诊疗相通相融

如果说把人分成"皮脉肉筋骨"五体，区分了诊疗层次，明确了疾病浅深的话，那么把"五体"和"五脏"相对应，就进一步为诊疗打开了一条路径。

通常我们把人体分为皮、脉、肉、筋、骨五个层次，但是在《素问·刺要论》中，把层次分为毛、皮、肉、脉、筋、骨、髓七个层次——"故曰：病有在毫毛腠理者，有在皮肤者，有在肌肉者，有在脉者，有在筋者，有在骨者，有在髓者。"《灵枢·百病始生》更加清晰地描述了邪气从表入里不断流转，疾病不断传变发展的过程。"皮肤缓则腠理开，开则邪从毛发入，入则抵深，深则毛发立，毛发立则淅然，故皮肤痛。留而不去，则传舍于络脉，在络之时，痛于肌肉，故痛之时息，大经代去，留而不去，传舍于经，在经之时，洒淅喜惊。留而不去，传舍于俞，在俞之时，六经不通四肢，则肢节痛，腰脊乃强，留而不去，传舍于伏冲之脉，在伏冲之时体重身痛，留而不去，传舍于肠胃，在肠肾之时，贲响腹胀，多寒则肠鸣飧泄，食不化，多热则溏出麋。留而不去，传舍于肠胃之外，募原之间，留着于脉，稽留而不去，息而成积，或着孙脉，或着络脉，或着经脉，或着俞脉，或着于伏冲之脉，或着于膂筋，或着于肠胃之募原，上连于缓筋，邪气淫泆，不可胜论。"在段落最后，清晰地展现了疾病传变的各个层次，包括孙脉、络脉、经脉、俞脉、伏冲之脉、膂筋、肠胃之募原。这既是机体组织的基本层次，更是邪气传变的路径和层次。邪气在表之时，可从表解。疾病传变到最后，进入肠胃之外，募原之间，形成"积聚"，成了影响生命健康的痼疾。这种由小到大、由浅到深、由表及里的变化，成为当代中医临床解开疾病奥秘的关键。可以说，在本段当中详细解析了邪气"从表到里"的基本路径，告诉我们治疗外感表证与治疗肿瘤的策略与方法相融相通，密切联系。因此，探明疾病传变的路径，而且把握基于这些路径调治的具体方法与技术，就成为临床破疑解难的关键。

因此，从《黄帝内经》可以查知，外感表证和内伤积聚的诊疗法则相融相通、辩证统一，值得我们深入研究与探索。

二、经脉为纲，从头到脚排列的精湛医术

形是载道之具，毫无疑问，"五体"划分并承担了我们人类生命功能的五个层次及其职能。然而，这仅仅代表了表里纵向这一个层面，绝不是全部。古代先哲发现纵横表里、沟通上下的"经络"成了链接中医疗法的又一

条纽带。"这条纽带"从头到脚、从前到后，包罗了人体每一片土地。而这每一片土地又仿佛一个世界，好比一朵莲花，芬芳馥郁、沁人心脾、耐人寻味。

（一）居住在头面的良方妙法

头为"诸阳之会""元神之府"，又为"清窍"之所在。在头部，有7条经脉循行而过，数以百计的经穴栖息在这些经脉上。同时，在面部的相应区域还有无数个奇穴分布，共同襄助着人体生命的健康运行。从头面而言，头皮、面、眼、耳、鼻、舌、唇都有其独立而完整的良法良方。

1. 治疗疾病的急先锋——头皮针

1987年11月14日，在中国北京首届世界针联成立暨学术交流大会上，现场有两名由北京军区总医院神经内科抬进场的早期中风患者，一名患脑梗死40天，当时左侧肢体瘫痪，肌力1~2级，针灸15分钟后即能独自站立起来，并能慢步行走；另一名患脑溢血一月余，右侧偏瘫，肌力0级，针刺30分钟后在轻扶下站立，也开始慢步行走。这样的神奇，让与会56个国家600余名代表震惊，各国使者蜂拥而至，争相邀请这位施针者前往世界各地讲学。他就是朱氏头皮针的发明人朱明清教授。

朱明清说："针灸是治疗所有疾病的急先锋，针灸可应用在危急重症疑难之疾病上，应该将其传承、发扬光大。针灸就是调动人本身的能量，为自己服务，所以能让病人好起来的，应该是病人自己的意念和能量。朱氏头皮针也不算是自己的创造，那些方法古书上都有，我只不过是用来加加减减，用在一起而已。"

《素问·脉要精微论》指出"头者精明之府"，张介宾注"……皆上升于头"，说明头部与人体内的各脏腑器官的功能有密切的关系。

经脉理论体系当中，头为诸阳之会，手足六阳经皆上循于头面。手足阳明经分布于前额及面部；手足少阳经分布于头侧部；手足太阳经分布于头颊、头颈部；督脉"上至风府，入于脑，上巅，循额、至鼻柱"；六阴经中则有手少阴与足厥阴经直接循行于头面部，除手少阴与足厥阴经脉直接上行头面之外，所有阴经的经别合入相表里的阳经之后均到达头面部。因此，人体的经气通过经脉、经别等联系集中于头面部。在气街学说中"头之气街"列为四气街之首位，其原因也在于此，并因此而有"气出于脑"的阐述。这些都说明头面部是经气汇集的重要部位，针灸治疗非常重视头部腧穴的重要作用。

说起头针，其实早已是一个流派，活跃在中国乃至国际针灸学术界，包含"焦氏""林氏""方氏""朱氏""汤氏"等头皮针流派，各有优势、各具特色、各呈千秋。《头皮针穴名国际标准化方案》于1984年5月在世界卫生组织西太平洋区针灸穴名标准化会议上通过，并于1989年11月在世界卫生组织主持召开的国际标准针灸穴名科学组会议（瑞士日内瓦）上正式通过，向世界各国针灸界推荐。成为中医走向国际的先行者。

头，作为诸阳之会。除被头发覆盖的头皮以外，还有面部和五官，在长期的医学实践中，发展形成了特色各异的疗法与学术。据初步统计，仅头面部包含的特色疗法就有眼针、鼻针、耳针、颊针、唇针等6大类，包含的流派综合起来则不下10余种之多。

2. 脱胎换骨的眼针疗法

如果说朱明清、焦顺发等专家在头针疗法领域独树一帜的话，那么提起"眼针疗法"，谁都不会忘记当代眼针疗法的发明人著名针灸名家彭静山。

彭静山（1909—2003），著名针灸临床家、教育家。15岁学医，受教于一代名医马二琴先生，22岁时开业行医，临证近70年，精通内、外、妇、儿、针灸，提倡针药并用，临床经验丰富。中华人民共和国成立后，历任中国医科大学、辽宁中医学院针灸教研室主任、副教授、教授和附属医院针灸科主任、副院长。在20世纪60年代，彭静山先生克服重重困难，突破望诊极限，根据《黄帝内经》"观眼察病"和《证治准绳》对眼的脏腑划分理论，于70年代创眼针疗法。眼针疗法自1982年公布于世后，不少学者分别对眼针进行临床研究和实验研究，其临床和解剖学结果均肯定了彭氏的眼针穴区划分和眼针疗法的临床价值，使眼针疗法得到推广应用，并在海内外针灸界产生较大影响。

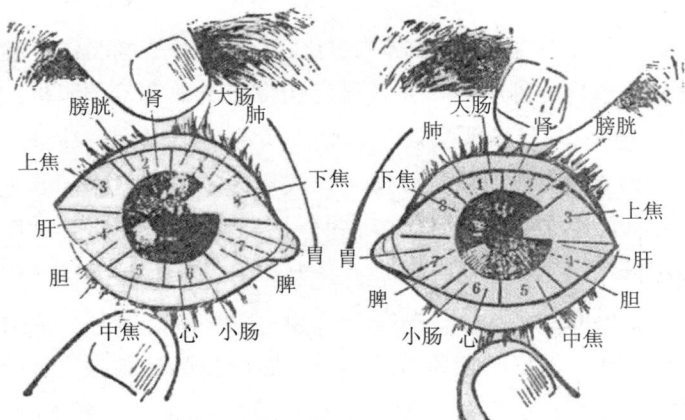

眼针疗法是针刺眼球周围、眼眶边缘的穴位，以治疗全身疾病的方法，对许多顽疾有其独特疗效。晋代皇甫谧的《针灸甲乙经》就有针刺睛明、攒竹等眼周穴位治疗疾病的记载。

眼针疗法作为一种微针疗法，由彭静山教授以经络、五轮八廓八卦学说等理论为依据结合自身经历而创。针灸治疗眼病之法历来有之，《灵枢·热病》有云："目中赤痛，从内眦始，取之阴跷"，《针灸甲乙经》则明确记载了十余种眼部疾病的针灸治疗。《灵枢·大惑论》明确指出，五脏六腑之精气皆上注于目，遂目才能发挥其作用。王肯堂的《证治准绳》认为，八卦则对应八廓，创立了八方配位之法，以阴阳八卦为基础，并结合经络学说，用四正与四隅八个方位配伍一起，将八廓对应八卦，并与脏腑相对应，明确指出八廓与脏腑间的关系。又以眼部血络走向、颜色等变化为辨证之法，创立"验廓辨证"。眼针疗法是辽宁中医药大学彭静山教授首创的一种新的微针疗法，受到华佗"观目可验内之何脏腑受病"的启发，经过对大量史籍文献的阅读与学习，在"观眼诊病"基础上，根据上述眼与脏腑的内在相关和经脉联系的理论依据，对天人地三部诊法、五轮诊法、六经诊法、八廓诊法进行总结，概括出涵盖三焦及五脏六腑的八区十三穴。彭老在临床上对患者进行切脉、观眼诊病两者相互参照，得出丰富的观眼诊病经验后，又结合眼部针刺，总结出了针刺眼周以治疗脏腑疾病的治疗方法。在《彭静山观眼识病眼针疗法》一书中系统阐述了眼针疗法的理论根据、眼区的划分及白睛络脉的形色变化，眼针穴位、针法、适应证、配穴原则、注意事项，眼针八区十三穴的研究和眼针治疗常见病的临床资料等，另首次公开了105个眼针疗法的案例。

有研究者对该法临床应用近20年的临床研究发展概况做了梳理，全面印证了眼针疗法对内、外、妇、儿各科疾病都能有效调治。眼针疗法适应证广，对30余种疾病均有显著疗效，其优势病种为中风病、痛证、眩晕、面瘫和失眠。在相关研究中，眼针疗法的疗效均优于临床常用的其他疗法并且眼针疗法与其他疗法结合治疗具有协同作用。在疾病的治疗中具有显著优势，临床以眼针结合1~2种其他疗法最为常用。单纯从内科疾病来说，对神经系统疾病中的眩晕、失眠、头痛、面瘫；对呼吸、循环、消化系统疾病中的哮喘急性发作、胃气上逆所致的呃逆、腹泻型肠易激综合征等均有满意的远期疗效。从外科疾病而言，则对于运动系统疾病中的颈椎病、腰椎病、肩关节周围炎等疾病疗效显著，其对颈肩腰腿疼痛的即刻止痛效果明显。采用眼针治疗腰椎间盘突出症患者，其腰腿疼痛症状改善明显。采用眼针疗法治疗急性痛风性关节炎，治疗早期其缓解疼痛、改善关节功能的效果明显。治疗中后期其疗法对于改善关节红肿症状也有一定作用。文献表明用眼针治疗军事训练伤的急、慢性颈肩部、腰背部、四肢疼痛者，其镇痛及解除活动受限的临床效果确切。对因胆囊炎、胆结石、胆道蛔虫急性发作引起的胆系痛证患者进行针刺双侧中焦区、双侧胆区治疗，对治疗即刻结果进行临床观察，即刻显效率为 50.93%，有效率为 38.89%，总有效率为 89.82%。一个疗程后总有效率达 97.22%。此外也可见眼针治疗痔疮术后疼痛及带状疱疹引起的疼痛的临床报道；眼针治疗近视、弱视、视疲劳等眼部病证效果明显。此外，眼针治疗突发性耳聋也有一定疗效。

《灵枢·大惑论》中记载：五脏六腑之精气，皆上注于目而为之精。成为眼针疗法系统独立的重要理论基础。

3. 从"宗脉所聚"到"耳医学"

如果说"头皮针"和"眼针疗法"已经独有特色的话，那么汇聚于耳的"耳穴疗法"则更具代表性。

耳针疗法泛指用针刺或其他方法刺激耳郭穴位以防治疾病的方法。通过望耳、触耳诊断疾病和刺激耳郭防治疾病的方法，在我国古代文献中早有记载。近 30 年来，我国进行了大量耳针疗法的临床实践，并用现代科学知识开展实验研究，逐渐形成了我国独具特色的耳针学术体系。耳穴刺激方法除传统的毫针针刺外，还有电刺激法、埋针法、放血法、注射法、磁疗法、耳夹法、药敷法、贴膏法、压丸豆法、激光法等 20 多种。

目前，耳针疗法已在法、德、日、美等几十个国家中使用，成为一种举世瞩目的独特医疗技术。《灵枢·口问》曰"耳为宗脉之所聚"，指出了耳与全身经脉、脏腑的密切联系。利用针灸刺激耳郭治疗疾病，在历代医学文献中均有散在记载，民间也有流传，但未形成系统。

20 世纪 50 年代以来，通过吸收国外研究成果，临床应用有了突出的发展，已成为一种系统的针刺疗法。单指应用毫针刺激耳穴治病的方法。一般采用 0.5 寸的短柄毫针，常规消毒后，用左手固定耳郭，右手持针对准所选定的耳穴敏感点进针。进针深度应因耳郭局部的厚薄而定，一般刺入皮肤 2～3 分钟，以透过软骨但不穿透对侧皮肤为度。留针期间可间隔捻转数次以加强刺激。每日一次或隔日一次，连续 10 次为一疗程。此法可用于治疗临床各科多种疾病，尤其对疼痛性疾病效果显著。现已经由单纯针刺发展为埋针、温针、电针、水针、穴位离子透入、艾灸、割治和放血等多种方法。

现今，黄丽春教授被认为是世界上最优秀的耳医学专家之一，而且是中国顶级的耳医学医师之一。到美国前，黄教授曾在北京最好的一所医院 301 医院工作了 35 年，她曾担任 301 医院针灸科的主任。2002 年在波多黎各召开的世界国际耳穴疗法和耳医学专题研讨会上，她被授予终生研究成就奖。在意大利总统安德里奥蒂访问中国期间曾接受她的诊断和治疗，黄教授只用耳穴探测仪在耳穴上检查，仅用 5 分钟便诊断出颈椎病，第 3、4 颈椎增生引起右侧后头痛。用王不留行子贴 4 个耳穴，经过治疗并施加指功发热、通经活络、气至病所的手法，颈椎病引起的后头痛即刻消失。为了答谢她奇迹般的诊断和治疗，意大利总统给他颁发了一枚金制奖章。黄丽春教授曾带领中国军医代表团到古巴向当地的医生传授中医针灸耳医学技能，并因其卓越贡献被古巴总统卡斯特罗授予国家战斗友谊勋章。

在全世界，黄丽春教授已经治疗超过 250000 名患者，其中包括中国高级政府领导官员和将领以及其他国家的政府大使官员，例如意大利、古巴及朝鲜的总统。在她所从事的领域，黄教授被中国政府授予高级医学专家的称号，享受政府津贴并被评为具有一技之长的专业能手。在美国是 3 所中医学院的教授和许多世界医疗组织的学术顾问。

黄教授是耳医学领域的高级研究员，对耳穴进行了广泛的研究并对研究成果做了详细记录。黄教授至今出版了 20 本书，除 8 本耳医学教材外，有 4 本关于耳医学的专著。其中有三本被译成英文；一本被译成西班牙语；一本被译为葡萄牙语。在中国台湾有 4 本繁体字版著作，在中国大陆出版过 4 本简体字版著作。并著有两本耳穴彩色图谱，以及便于携带的耳穴治疗手册。近 670 页的英文版的《耳医学》，在美国各大中医院校已经成为耳医学教材。

头面为阳，阳气充盈升清，居于清窍之地，头皮针、眼针、耳穴疗法仅是具有代表性的特色疗法，其内涵与特色以及临床疗效着实让人叹为观止。在头面部其实还有颊针、在面部正中还有鼻针、唇口周围还有唇针，就连口腔当中都有舌针，运用得当都是技术，都是科学，也都是艺术。

（二）布散在躯干腹背的诊疗奇葩

头面为阳，包容髓海，头面部诸疗法均有升清益气之功，同时兼有全身调护之能。腹背躯干，在外有胸廓、脊柱、腹壁等组织包裹，在内有五脏、六腑等精气内涵。躯干部自上而下腧穴满布、经脉纵横，推拿按摩、针刺拔罐、内服外贴，可调理脏腑、平衡阴阳、疗疾去疴。腹部治疗除可用传统针灸等法之外，还有具有非常特色的腹针和脐疗；背部调摄，除膀胱经脉的宽阔疏达外，更有督脉腧穴和夹脊穴，传导经气、护持身心、颇有特色。

1. 疗效卓著的腹针疗法

夕阳的金色余晖中，淡淡地映衬着一位花甲老人的面庞，他是那么从容，颌下一部白色长髯，飘洒在胸前，仙风道骨。他微弯着腰，垂着双手，一手拿着尺子，另一手在旁边穿梭跳跃，仿佛在绘画，又似在绣花，细密地操作着，不一会儿，他抬起身来，舒展开皱着的眉头，轻轻松了一口气，说道：好了！你抬腿看一下。再一看原来他的身前是一位患者，在他的腹部赫然立着数十支银光闪闪的针灸针，组合起来仿佛一只匍匐并伸展着四肢的神龟，散发着独特的气息和魅力。瞬间患者的腿抬了起来，原本不能移动的腿抬到了90度高！在场的人员无不惊骇。原来是一个中风偏瘫的患者，在针刺之后，肢体活动明显好转。他就是我国著名中医针灸学家，腹针发明人，腹针疗法创始人，中国针灸学会腹针专业委员会的主任委员薄智云先生。他所发明的腹针疗法已经以其独特的行针手法、腧穴布局、独特疗效而闻名于世。而腹针疗法所推崇的"神龟图"也就成为行业内最津津乐道的独特话题。这是笔者数年前随诊学习的场景，这样生动的场面，让人着实记忆犹新。

腹针疗法是薄智云先生经过20多年的研究创建的一种通过针刺腹部穴位调节先天、后天经络，治疗慢性病、疑难病的新疗法。在研究过程中薄老根据腹部全息的分布特点，提出了神阙经络系统的理论，认为："以神阙为核心的大腹部不仅存在着一个已知的与全身气血运行相关的系统，而且还存在着一个尚不被人知的全身高级调控系统。"根据这一系统对脏腑及全身调节的规律形成了自身的一些特点，在治疗慢性病、疑难病方面不仅有广泛适应证，而且有很好的临床效果。

腹针疗法的问世，在针灸学术史上独具创见，在理论上也有重要突破。其关于先天经络、全身高级调控系统的论述创见已经得到世人日益的关注，其基本方法日益完善，已著有《腹针学》一书，辨证特点日益鲜明，已经成为具有国际影响力和研究潜力的新兴医学。

（1）腹针疗法的基本方法

"处方标准化，操作规范化，辨证条理化"是腹针疗法的基本特点。在临床治疗中，只要找到与疾病对应的针灸处方便能取得较好的临床效果。

例如：治疗肩周炎的处方是：中脘、商曲（健侧）、滑肉门（患侧），只要把这些穴位准确地进行标定，在操作时根据处方中对穴位针刺深度的不同要求依序针之，中脘深刺、商曲中刺、滑肉门浅刺，病人的症状便可以很快缓解。当病人的患病部位不在肩关节周围或者牵拉到内外侧疼痛时，则改变针刺部位，如果在肩关节内侧，则在滑肉门的内侧取穴浅刺，而在肩关节外侧疼痛，则在滑肉门的外侧斜上方取穴浅刺，即按腹部的全息图去找与疾病相应的穴位。

又如治疗落枕的处方是：中脘、商曲（患侧）、滑肉门（患侧），把这些穴位准确的定位后，根据中脘深刺、滑肉门中刺、商曲浅刺的原则进行治疗便可很快见效，当病人的患病部位在肩部时再在商曲的外下方取穴浅刺，当病人的患病部位在颈部牵拉疼痛时，在商曲的内上方取穴浅刺即刻便能使症状缓解。

腹针理论认为对任何疾病都有一个相应的处方，这是腹针疗法有别于其他传统针灸疗法的一个特点，只要能够对疾病进行准确诊断，那么进一步的治疗处方便会相对容易地被筛选出来，这样不仅可以避免初学者陷入针灸治疗方法太多不知选用那种方法较好的困境，而且任何疾病的处方都是唯一的。

不同穴位自然会治疗不同疾病，但也可能穴位相同而左右取穴不同能治疗不同疾病。上述肩周炎与落枕的处方便是很好的例子。对某一疾病的治疗而言，能做到取穴相对统一，则可为针灸的推广提供了更多的方便，为掌握针灸的规律与提高临床水平打下了良好的基础。

同时也说明了针灸疗法是一种具有很深科学内涵的医学，是与西医学同样可以在临床上得到重复验证的科学方法。针灸治疗的基础是穴位，因此穴位的准确定位便成取得临床疗效的关键。腹针疗法提出操作规范化的目的便是为了避免取穴时同一个穴位有时在上、有时在下、有时在左、有时在右的弊端，使大家在治疗时穴位定位尽可能地统一，这样才可能使临床疗效得到保证。

在腹针的理论中任何的穴位都是一个已知的定位点而绝不是任意点，尽管在开始学习时可能会根据过去的经验不容易理解，认为穴位的上下左右只要不是相差太远对疗效的影响不大，但是当大家在临床应用以后，便会理解腹针调整的是一个腹部的全身全息系统，因此对取穴更需准确。同时也会随着取穴的更加准确，临床水平也会逐渐提高。影响针灸疗效的因素很多，取穴的问题解决以后，针刺的深浅便成了影响疗效的关键。

腹针疗法不仅对取穴的顺序有严格的规定，而且对每个穴位的针刺深度都有特殊的要求，这使腹针的可操作性变得更强。

任何疾病在临床的表现都是多样的，不可能在临床上见到临床症状完全相同的病人，这是人体的个体差异决定的，这就需要在临床上根据患者的症状进行相应的处理，这便是中医理论的核心——辨证论治。

人体是一个复杂的机体，因此在临床辨证时缺乏经验的医生很难把握。腹针疗法根据腹部经络的特点进行了规定，对任何一种疾病的症状都可以在相应的穴位处得到调整，使针灸辨证论治的方法更直观、更有条理，不仅初学者比较容易掌握，而且为针灸临床研究提供了一种有价值的参考。

（2）腹针的辨证特点

用中医整体观念的理论指导临床是腹针疗法的辨证特点。腹针理论认为："经络内属脏腑，外络四肢百骸。"因此，脏腑和经脉是一个统一的系统，即脏腑经脉系统。在脏腑经脉系统理论中，脏腑是经脉的内核，四肢百骸是脏腑的外延，而经脉则是连接两者之间的网络。用这种理论来指导临床使许多中医理论在腹针使用中得到了很好的应用。

"正气存内，邪不可干"，即脏腑的功能正常就不会受到病邪的伤害，而慢性病和疑难病的一个共同特点便是"久病及里"，因此腹针疗法提出了"用针之道，立法为先，操术次之，而后机变"的主张，强调"从调理脏腑入手"来治疗疾病。

例如：腹针治疗颈椎骨质增生的基本处方是中脘、关元、商曲（双侧）、滑肉门（双侧）。其中中脘和关元深刺，商曲浅刺，滑肉门中刺，便是用了上述原理。颈椎骨质增生是一种老年性退行性病变，多因脾肾两虚、气血不足、营卫不固、风寒湿邪乘虚而入而成。因此，临床辨证应当治病必求于本，从调理脾肾入手。在腹针的理论中同一穴位针刺的深浅不同会影响不同的系统，深刺中脘有健脾的作用，深刺关元有补肾的功能，两穴配合可以使脾、肾的功能得到调整，恢复人体内脏的稳态。而商曲浅刺可以改善颈部的血液循环，很快使颈部的疼痛症状缓解，滑肉门中刺有通调经脉的作用，可促进肩部的血液循环。这样不仅能使疾病的症状很快改善，而且疗效稳定，在短时间内便能取得很好的效果。

在此处方的基础上根据颈椎骨质增生的不同类型进行加减便可成为治疗多种类型颈椎病的基本处方，如：加石关为治疗神经根型颈椎病的基本处方；加下脘为治疗椎动脉型颈椎病的基本处方；加气旁（左）（薄老经验穴位于气海旁开5分）为治疗交感型颈椎病的基本处方。

只要诊断准确，并有序地进行灵活加减就能取得良好疗效。腹针疗法的每一个处方都有严格的规范，君、臣是调节脏腑的穴位，使是调节经脉和病变部位的穴位。这样不仅能使症状很快缓解，而且可以取得很好的远期效果，体现了中医整体观念与辨证施治的特点，使理、法、方、穴的中医特色得到了完整的体现。

（3）腹针疗法的发展充满了希望

腹针疗法根据腹部脏腑最集中、经脉分布最多与腹部全息分布的特点，形成了有着自身特色的理论，其理论认为：经络分为先天经络与后天经络2个部分，以神阙为核心的大腹部存在着一个全身高级调控系统即神阙经络系统，这个系统对全身具有宏观调控的作用。应使腹针疗法与中医理论紧密地衔接，从而使腹针疗法不仅可以像中医那样对慢性病、疑难病的调理得心应手，又能像传统针灸那样取得立竿见影的效果，因而治疗慢性病、疑难病时常常也能取得奇效。

腹针疗法提出的"处方标准化、操作规范化、辨证条理化"是进行针灸科学研究的基本方法，也是提高针灸临床疗效可重复性的重要途径。多年来腹针疗法的推广表明，只要经过严格的科学培训，任何临床医师的操作都可以取得很好的疗效，腹针是一种可以在全世界广泛推广的新的针灸方法，也被人们称为"奇效腹针疗法"。

现在，薄老的学生有3000余人，遍布全国以及美国、法国、意大利、新加坡、希腊、韩国、英国、挪威、荷兰、加拿大等30多个国家。腹针疗法在神州大地和世界不同角落开花结果。许多欧洲的患者把薄教授的手称为"上帝之手"。这样一双神奇的上帝之手正在用他的魔力给世界带来新的希望。

2. 华佗夹脊穴——它不是传说

相传在东汉末年，著名的医学家华佗声名鹊起，被称为"神医"华佗。

他不仅可以用药调理身体，还和他的弟子一起发明推广了"五禽戏"，甚至还发现了"夹脊穴"，又被称为"华佗夹脊穴"。就是这个华佗夹脊穴成为中医疗法发挥效果和彰显其特色重要方法，广为传用！

华佗夹脊穴（以下简称夹脊穴）疗法就是在人体背部施行的诸疗法中最具特色的疗法之一。从古至今，一直被广泛应用于针灸临床，或针或灸，多获良效。究竟夹脊穴从何而来，又从何而去，经历了怎样的发展历程，现从其命名、定位、穴数、刺法等方面梳理论说，以飨读者。

（1）夹脊穴的来源与发展

华佗夹脊穴，亦称夹脊穴，佗脊穴，首见于晋·葛洪的《肘后备急方》，书中载曰："华佗治霍乱已死……而犹不差者，可灸肘椎，已试数百人，皆灸毕即起坐。"约当第2腰椎夹脊处。此肘椎穴即约当第2腰椎夹脊处。又曰："夹背脊大骨完中去脊背各一寸。"《后汉书》注引《华佗别传》曰："有人病脚躄不能行，佗切脉，便使解衣，点背数十处，相去一寸或五分……言灸此各七壮，灸创愈即行也。后灸愈，灸处去脊，上下行端直均如引绳。"此处华佗所点数十穴当为今之夹脊穴。清·岳含珍所著《经穴解》中有"挟脊穴"之称……其穴相当于肘椎的位置。近代针灸名家承淡安先生在所著《中国针灸学》中首先提出了"华佗夹脊穴"的名称，包含34穴，归入经外奇穴。其后针灸书籍中有关夹脊穴的内容多同承氏所载。然在临床运用中，夹脊穴被不断扩充，如颈段和骶段夹脊处已被不少医家列入夹脊穴范畴。此外，于20世纪六七十年代，在脊椎旁3分、5分、7分及1寸处又增添了许多新穴，资料所及达30余个之多。如在脊柱旁开1寸处，有风募、肝募、厥阴募、心募、督募、膈肌、胰募，亦即肝结、脾募、胃募、三焦募、气海募、大肠募（腰灵）、健步，在脊柱旁开0.7寸处，有椎杼（奇穴、奇俞、止咳）、二阳；在脊柱旁开0.5寸处，除有现在所通用的夹脊穴外，还有脊二、结核、肺热、胃热、忠阳、肝热（中喘）、脾热、肾热（定喘）、腰丰、脊三等穴位；而在脊柱旁开0.3寸处，还有中喘（定喘）、医瘫、膈脊、肝脊、腹腔、肾脊、盆腔等穴位。脊旁新穴的增加，一方面说明脊椎旁作为机体的一个特殊区域，其针灸治疗作用是肯定的，而另一方面，这些新穴有别于夹脊穴的特异性仍有待进一步证实。

（2）夹脊穴的定位与刺法

在夹脊穴的运用中，各医家对其定位（包括穴数）的认识不尽相同。夹脊穴所见最早的医著《肘后备急方》云"夹背脊大骨穴中去脊各一寸"，当理解为夹脊穴的定位为棘突下旁开各 1 寸。而现代一般教科书或腧穴著作多源承淡安之说，认为夹脊穴为自第 1 椎至 17 椎，每椎下从脊旁开 5 分，凡34 穴。著名针灸家王乐亭先生根据临床实践中医患双方体验到的针感敏感区域，将夹脊穴定位于自胸 1 至腰 5 各椎棘突下旁开 3 分。而上海中医学院（现上海中医药大学）编《针灸学》中，夹脊穴的定位则是"第 1 颈椎起至第 5 腰椎止，每椎棘突旁开 0.5 至 1 寸，第 1 髓椎至第 4 骶椎两旁夹脊穴，可以八髎穴代之，即在骶后孔中"。此外，张氏在尸解基础上，提出颈部的第 1 至第 4 椎旁软组织较多，不宜行针，故称夹脊穴当为颈 5 至腰 5 各椎棘突下旁开 0.5 寸，左右共 40 穴。归纳以上见解，关于夹脊穴的穴数有如下观点：①34 穴（即含夹脊 $T_1 \sim T_{12}$ 及 $L_1 \sim L_5$）；②40 穴（含夹脊 $C_5 \sim C_7$、$T_1 \sim T_{12}$ 及 $L_1 \sim L_5$）；③48 穴（含夹脊 $C_1 \sim C_7$、$T_1 \sim T_{12}$ 及 $L_1 \sim L_5$）；④56 穴（含夹脊 $C_1 \sim C_7$、$T_1 \sim T_{12}$、$L_1 \sim L_5$ 及 $S_1 \sim S_4$）。对每穴于棘突下旁开脊中的距离有如下认识：①旁开 0.3 寸；②旁开 0.5 寸；③旁开 0.5 ~ 1 寸；④旁开1 寸。由此可见，夹脊穴的定位（包括穴数）至今仍未统一。我们认为，据夹脊穴的位置特点及现代解剖知识，夹脊穴当包括颈 1 至髓 4 脊旁 0.3 ~ 1.0寸范围内的所有穴位；至于入针点的选择，当以安全为本，个人体会，于脊中线旁开 0.3 ~ 0.5 寸入针较为安全。

掌握了夹脊穴的定位，我们还必须了解其刺法。古人云："凡医一言背及胸藏之间不可妄针，针之不可过四分。"夹脊穴位于背部，故古人灸之者多，如华佗灸肘椎及脊背数十处。近代行针刺者增多，但在刺法上多主张直刺 0.3 ~ 0.5 寸或向脊椎侧斜刺 0.5 ~ 1 寸，唯恐损伤肺脏，造成气胸。张氏通过大量尸解得到如下认识，以每椎棘突下旁开 0.5 同身寸为标准，深刺时均能抵椎板。在椎体上测得椎板侧缘距中线宽度，最窄处也达 1.01cm，近于 0.5 同身寸，提示直刺夹脊 $C_5 \sim L_5$ 不致刺入胸腹腔而损伤脏器。本人在临床中的体会与张氏的直刺夹脊穴深刺时可抵椎板的认识一致，因此认为直刺夹脊穴是安全的。

夹脊穴在刺法上随疾病所需或医者经验的不同而有不同。概而言之，目前常用的刺法有：①浅刺：如用梅花针沿夹脊穴的分布区域叩刺，脊旁（包括夹脊穴）是梅花针最常用的叩刺区域。②平刺：即沿皮透刺，一针透数穴，又如治疗脊椎炎、脊髓膜炎时运用的脊三针，即自哑门下 1 寸，第 2 胸椎及第 10 胸椎棘突下旁开 0.5 寸分别向下透刺各穴。③斜刺：即针尖以 45 度或 75 度向脊中线刺入。④直刺：即垂直入于夹脊穴的针刺深度，因针刺部位及针尖方向而有不同，王氏采用直刺法，胖人进针 1.5 ~ 2.0 寸，瘦人进针 1.0 ~ 1.5 寸，进针后要求针柄直立，横平竖直。李氏报告直刺夹脊 L_1 ~ L_3，2.0 ~ 2.5 寸，L_4 ~ L_5，2.0 ~ 3.5 寸。

牟氏直刺夹脊 C_3 最深达 6cm，而毕氏则认为，针尖应偏向脊中线方向，针轴与体表呈 75 度内斜夹角，颈椎段针刺 1 寸左右，胸椎段 1.5 寸左右，腰椎段 2.5 寸左右。也有研究认为，直刺夹脊穴安全可行且针尖置于椎板之上，即使偶尔患者突然咳嗽或移动身躯亦不至造成意外。此外，针夹脊穴尚需注意，当患者出现放电样针感时，宜停止行针并提针少许，再予留针。

（3）选穴与临床运用

首先我们探讨华佗夹脊穴的选穴。夹脊穴所含穴位颇多，正确选穴是取得良效之关键，目前临床常用的选穴方法有：①根据脊髓与神经的节段分布选穴，这是临床最常用的选穴方法。其具体运用为：用 C_1 ~ C_4 夹脊穴治疗头部疾病，用 C_1 ~ C_7 夹脊穴治疗颈部疾病，用 C_4 ~ C_7 治疗上肢疾病，而用 C_3 ~ T_9 夹脊穴治疗胸部及胸腹腔内脏疾病，用 C_5 ~ L_5 夹脊穴治疗腹腔内脏疾病，用 T_{11} ~ S_2 治疗腰髓部疾病，用 L_1 ~ S_4 治疗盆腔内脏疾病，L_2 ~ S_2 夹脊穴可以治疗下肢疾病。②间隔选穴。王氏本着"精简、安全、高效"的原则，力主运用夹脊穴当间隔取穴，即从第 2 胸椎下缘起，隔一椎取一穴，每侧共 8 穴。③根据所临背俞穴的功效选穴，何氏认为，夹脊穴与背俞穴部位临近，功效相似。如夹脊 T_3、T_5、T_7、T_9、T_{11}、L_2 分别与肺俞、心俞、肝俞、脾俞及肾俞相对应，临床可交替或替代使用。④根据穴位压痛及阳性反应物取穴。由于脊旁压痛及阳性反应物常反应相应脏腑的病变，因此，取该穴进行治疗常获速效。此外，金氏认为，病位在脊柱及临近组织或病经虽远离脊椎，但在脊椎附近有阳性体征（如压痛）者可取局部夹脊穴；病在四肢、胸腹者，可按神经节段或脏腑经络理论取穴；针麻一般按神经节段理论取穴，病位不明确或症状相对集中于某一经循行部位者，按脏腑经络理论取穴。

再探讨其临床运用特点。据所及资料，运用夹脊穴治疗的病种已达上百种，效验病例数超过万例。其涉及病证包括运动系统疾病、神经系统疾病、泌尿系统疾病、生殖系统疾病。此外运用夹脊穴治疗的其他脏腑、组织和器官的疾病还有：咽炎、青光眼、中心视网膜炎、急慢性结膜炎、痔疮、血小板减少症、冠心病心绞痛、心律不齐、气管炎、阑尾炎、肠炎、腮腺炎、胆结石、急慢性胃炎、胃痛、胃溃疡、消化不良、高血压、神经衰弱、肾下垂、腹痛等。由上可见，夹脊穴所治疾病范围甚广，疗效肯定。手术中，结果表明，电针夹脊穴对全身皮肤，特别是对胸部皮肤肌肉有较好的镇痛作用。

（4）治病机理

关于夹脊穴的治病机理，一般从两方面认识，传统理论认为，夹脊穴内夹脊里督脉，外邻膀胱经，督脉之别由督脉"别走太阳"夹脊而行于督脉与膀胱之间，故夹脊穴的针灸效应是通过"督脉之别"督脉和膀胱经得以发挥的。且夹脊穴又与诸脏腑背俞相邻，故针夹脊穴又可调和脏腑气血。另一方面，从西医学的角度来认识夹脊穴的作用，临床及实验揭示：①脊神经及椎旁交感神经干是夹脊穴针灸效应的神经生理学基础；②夹脊穴的针灸效应与自主神经的调节有关；③夹脊穴使用电针能明显抑制脊髓的传导功能，这一抑制效应与夹脊穴的镇痛效应有关。此外，对夹脊穴治病范围广的又一解释是，根据生物全息理论，夹脊穴可被视为一全息系统，在这一系统中有身体各部的代表区域，故针夹脊穴可治疗身体各部疾患。

3. 躯干腹背——脏腑相应元气汇聚，疗法变化多端

躯干部是人体脏腑主要汇聚的地方，无论是腹部还是背部都直接与人体脏腑直接关联，腹部脐周、背部脊柱是人体生命能量和神机汇聚疏转的主要组织器官，在这样的特定部位汇聚着与生命运转更为密切的精微物质、能量、信息等。历代中医名家基于中医学理论的核心思想，不断探索、不断实践、不断提炼，发展了丰富而有效的疗法。如在腹部，除了腹针疗法外，还有脐疗法，仅脐疗一法就又包含敷脐疗法、脐部推拿法、脐部针法、脐部灸法等几大类。敷脐疗法中所配比的药物又可千变万化，脐部推拿手法又可分指、掌来操作，又可包含点、揉、按、推等多种手法，更兼力度手法之不同。除此之外，还有八卦脐针疗法，这种疗法根据脐部八卦理论而不断发展而成，疗效独特，广受赞誉。齐永就是脐针疗法的发明人，其著作有《脐针疗法》，目前已经形成了系统完整的教程、教材、光盘视频等，广受大众喜爱。脐部灸法内容也非常丰富，该法培元固本、健脾益肾、通络止痛，常可使病者复、弱者强、强者寿。

再看胸胁部，分布着任脉、肾经、胃经、脾经、肝经、胆经等多条经

脉。背部除督脉、夹脊穴之外，还包括背俞穴、膀胱经两条侧线。这些经脉的功能极大地扩展了躯干部位的治疗范围，取得了卓越的疗效。此外，也有人根据内脏在背部投影的海德带以及神经节段特点使用外治法来进行有更加针对性的治疗。

腹部主要汇聚元气与中气，胸部主要汇聚宗气，宗、中、元三气协同，共同构成维护人体生命机能的关键。

（三）达于四末日用而不知的魅力手段

中医之法依于中医之道，中医之道离不开人的生命。头面、躯干各藏精气，直接联系相关脏腑组织，其理幽微，其义深邃，每一法均自成体系、理法赅备、疗效显著。而单论四肢，则根据掌、腕、臂、足、踝、胫等的形体排布而自成体系，又传承着众多疗法。

1. 根于"四关"起于腕踝的独特疗法

从四肢而言，可在腕、掌、臂、足、膝、踝等各部位实施的有丰富的诊疗方法，最具代表性的就包括：手疗、腕踝针疗法、足疗、原穴疗法、五输穴疗法等，甚至还包括董氏奇穴、尺肤诊法、第2掌骨疗法等。

（1）直通脏腑的原穴疗法

《黄帝内经》是中医学理论的圭臬，《灵枢·九针十二原》中曰："五脏有六腑，六腑有十二原，十二原出于四关，四关主治五脏。五脏有疾，当取之十二原。十二原者，五脏之所以禀三百六十五节气味也。"从文中可见，"原穴"至为重要，所通行的是人体经脉之元气，调达的是原穴所在经络以及所属脏腑的功能。

而关于"四关"之内涵，当代著名针灸家高树中在其《一针疗法》中专门做了深度探讨，指出真正的四关内涵并非两肘、两膝，而是"腕、踝、脐、膈"四大部位，是人体元气汇聚布散的源头和枢纽。其中腕与踝就是原穴所在之处、脏腑原气出入之门户。临床中，原穴的使用率极高，成为提高临床疗效的重要方法。

（2）独具创新的腕踝针疗法

腕踝针疗法是中华人民共和国成立后针灸学术界研究的重要成果。这种疗法是遵循伟大领袖毛主席的《六·二六指示》和中西医结合的方针，由第二军医大学（现中国人民解放军海军军医大学）第一附属医院神经内科张心曙教授通过学习中医学和总结应用电刺激疗法与针刺疗法的经验，经过不断实践，逐步摸索，于1972年创立的。

张教授把病证表现的部位归纳在身体两侧的6个纵区内，在两侧的腕横纹上2寸和踝关节上3寸的部位各定6个进针点，以横膈为界，按病证所在纵区对应选点进行治疗。因进针点在腕踝部，故名腕踝针。进针时沿皮下浅刺，以不引起酸麻胀痛等感觉为度。如病痛在腕踝关节以上，针刺方向朝上；病痛在腕踝关节以下，针刺方向朝下。腕踝针对神经科、内科、骨伤科等常见疾病有一定疗效，特别是对痛证有着较好的疗效。不过，张教授同时认为，腕和踝处在四肢末端，血管网多，各人血管分布又不一样，很难取固定的针刺点位置，因为腕踝部刺激点和身体各分区具有对应关系，只要在某一区内任何一点给予刺激即能对相应区内病证起治疗作用。因此，腕踝针的针刺不像"穴"那样要有固定位置，针刺进入皮下，可以根据局部情况随机应变移动针位，并不影响疗效。由此也可认为针刺点并非针疗的作用点。

腕踝针疗法奥秘之处就在于所选的十二个独特的刺激点与人体十二经脉及原穴关联密切。腕部进针点共12个：左右两侧腕部各6个。大致取在腕横纹上二横指一圈处，各点分别记作：上1、上2、上3、上4、上5、上6。

上1：在小指侧的尺骨缘前方，用拇指端按压的最凹陷处。这一进针点用得最多。

上2：在腕前面的中点，即中指的延长线上，两条最明显的肌腱（掌长肌腱与桡侧屈腕肌腱）之间，也就是相当于内关穴的位置。

上3：靠桡动脉外侧。这一进针点较少用。

上4：在拇指侧的桡骨缘上，即在拇指背延长线的桡骨缘上。

上5：腕背面的中点，即在中指的延长线上，也就是相当于外关穴的位置。

上6：在小指侧的尺骨缘后方，即在尺骨缘的背侧。

踝部进针点：左右两侧踝部各6个。

大致取在内踝与外踝隆起部的最高点上三横指一圈处，各点分别记作：下1、下2、下3、下4、下5、下6。

下1：在靠跟腱内缘。

下2：在内侧面的中央，靠胫骨缘后。或用一指由跟腱内缘向前摸到骨缘处即是。

下3：在踝部前面的胫骨缘（胫骨前缘）向内侧1cm处。此点应用较少。

下4：在第2趾向上的延长线上，即用两手的拇指端摸着踝部前面的骨缘（胫骨前缘）和外侧面骨（腓骨）的前缘，取两者的中间点。

下5：在外侧面的中央，靠腓骨缘后。或用一指由跟腱外缘向前摸到骨缘处即是。

下6：靠跟腱外缘。

有人把其操作编成了顺口溜："身体分前后，中线分左右，横膈分上下，查区一到六。腕踝各六点，上下与前后，左针左，右针右，前针前，后针后。"更加清晰精准地勾勒了该疗法的诊治要点。这种疗法所选的刺激点在区位上与十二经脉中的原穴相近，均在腕踝部位，针刺指向也多有重叠，虽然刺法不同，但联系密切、功效相近。可以说，腕踝针疗法不仅简便易学、安全无痛、疗效显著，而且与传统原穴刺法直接相关，又有所创新、内涵更为丰富。

腕踝针疗法简便、易行、实用，自发明后迅速应用于临床。该法特指针刺腕关节或踝关节上方特定刺激点（腕部、踝部各有6个刺激点）以治疗疾病的方法。针刺时于选好的刺激点上，沿皮下向上刺入1.4寸左右，不必进行手法操作，亦不需出现针感，留针半小时以上，每日或隔日一次，10日为一疗程。主要用于神经性疼痛及某些功能性疾患，如头痛、牙痛、关节痛、腰腿痛、月经痛、失眠、哮喘、过敏性肠炎、神经衰弱、皮肤瘙痒等。

（3）浮针疗法的创制与发展

腕踝针疗法在20世纪70年代诞生并逐渐成熟，又经过20多年的研究发展，南京大学生理学博士符仲华先生于1996年发明了浮针疗法。该疗法经过多年的积累和完善，已渐趋成熟。作为一种新的疗法，浮针疗法具有疗效迅速持久、适应证广泛、操作简便等特点，特别是在镇痛方面，常快于麻醉。浮针的发明历程、浮针疗法的疗效优势及浮针的科学原理，给针灸学和生命科学带来诸多启示。

浮针疗法是一种微侵入性的物理治疗方法，主要运用一次性浮针针具（国家发明专利号：ZL97114318.8）为治疗工具，以局部病证为基准，在病证周围（而不是在病证局部）进针，针尖对准病灶，针体沿浅筋膜（主要是皮下疏松结缔组织）层行进，完成扫散动作并留针。

与传统针灸学乃至腕踝针相比，浮针及浮针疗法有其自身非常鲜明的特点。一是应用浮针针具针刺。浮针是复式结构，由针芯、软套管及针座、保护套管三部分组成。不锈钢针芯保证浮针具有足够的刚性，以快速进入人体，并于完成相应针刺操作后抽出弃之；软套管及针座是浮针的主要结构，在治疗中起关键作用，该部分使浮针同时具有足够的柔软度，以利于长时间留针；保护套管起保护针具作用，并保持针具无菌状态。二是就进针部位而言，浮针疗法根据病变部位所在位置和病变部位之大小决定进针点的选取部位。进针点可以与病痛处相隔较远，也可以邻近，但一定不在病变局部，针尖一定不达到病所；进针点可以在病灶的前后左右，可以是单个，亦可以是多个；进针点和病痛处一般应在相邻两个关节之间，尽可能不要越过关节，尤其是关节的伸展面（阳面），否则效果较差。浮针疗法进针点基本脱离传统的经络腧穴，甚至也不管神经和血管之走向，这与传统针灸理论有着很大的不同。三是皮下浅刺。浮针针刺时，不像传统针刺那样深入肌层，浮针针体只行进并存在或留置于皮下疏松组织，使整个针体宛如浮在肌肉上一样，故名浮针。四是不论进针点在何处，针尖必须直对病灶（痛点、敏感点等），不能偏歪。因此在操作时，必须聚精会神，心无旁骛，这与传统针灸学强调"治神"有相似之处。五是不做捻转提插等手法，不要求得气，反而要求尽量避免患者有酸麻重胀等得气感，医生持针的手应有松软无阻力的感觉。六是浮针疗法操作时应特别注意扫散动作，即进针完毕后完成针体左右摇摆如扇形之动作，这是浮针疗法最鲜明的特点。有无扫散动作，或扫散完成得好坏，常是有无疗效或疗效好坏的重要原因。七是留针时间长，进针及扫散完毕，抽出不锈钢之针芯，固定针座，与针座相连之软套管留置于浅筋膜中，病人无不适之感，甚至不会注意到软套管的存在，不影响病人的日常活动。

因此，腕踝针的针刺不像"穴"那样需要有固定位置，它可以根据局部情况随机应变移动针位，并不影响疗效。由此也可认为针刺点并非针疗的作用点，只是针刺入皮下的点。符氏在应用腕踝针的临床实践中，将进针点做了较大的变动，并且实现了进一步突破和创新。第一步将进针点位移至病灶周围，但进针点仍在张教授的6个纵区内。这一变动，改变了腕踝针在临床中存在的对四肢远端的病证疗效明显，而对远离腕踝关节的病证效果相对稍差的不足，提高了腕踝针的疗效。第2步，结合现代解剖学与组织胚胎学理论，认为腕踝针之进针点，如腕踝关节部位之6个进针点或6个纵区的其他部位的进针点的皮下组织，与其他部位的皮下组织结构并没有很大的区别。

那为什么进针点一定要拘泥于腕踝关节附近 6 点或腕踝针之 6 个纵行分区内呢？针刺其他部位的皮下组织结构是否也可取得佳效呢？临床试将进针点做进一步改动，之后惊奇地发现，不论进针点在病灶的前后左右，还是其他方位，只要进针点在病灶局部（有时可很远），只要针尖朝向病灶，只要针体位于浅筋膜内，那么，不仅可保持腕踝针的疗效，而且还可进一步提高疗效。至此，浮针疗法迈出了关键的一步。而且，只要按皮下浅刺标准操作，大部分病证的疗效优于传统针刺法，真是"突破一点，全盘皆赢"。

符氏经过长时间反复试验研究，发明了浮针针具。其主要结构为软套管和套于其中的不锈钢针芯，此结构非常简单，毫无奇妙可言，但很好地解决了浮针疗法的留针和刺激量问题。不锈钢针芯保证针具有一定的硬度，能够迅速穿透皮肤，能够人为地控制针具的行进方向和速度，使针具行进并留置于浅筋膜内；另一方面，可以保证完成浮针疗法特有的扫散动作。而软套管具有较好的柔软度，能够在体内长时间留针加强刺激量而不致引起异物感。

目前浮针疗法主要适应证为疼痛性疾病，大部分痛证可针到痛止。浮针疗法治疗四肢部位的软组织伤痛，如腱鞘炎、肌腱炎、网球肘、滑囊炎、关节炎等，由于这些病痛病理变化简单，范围局限，故治疗次数不多，镇痛效果极佳。对躯干部位的病痛，如急性腰扭伤、慢性腰椎退行性病变、腰椎间盘突出症、颈椎病、肌纤维组织炎、副癌综合征、强直性脊柱炎、带状疱疹后遗痛，无论是即时疗效还是远期疗效，均优于传统针灸疗法。最初人们认为浮针疗法针刺部位浅，主要适用于软组织伤痛等病变部位轻浅的病证，对于内脏病变引起的疼痛一直未采用浮针治疗。后来临床试用浮针疗法治疗内脏痛，如泌尿系结石、癌性疼痛、胃脘痛效果亦甚佳。治疗头面部疼痛和非疼痛性疾病如颞颌关节炎、副鼻窦炎、三叉神经痛、颈源性头痛等也获得了迅捷的疗效。

浮针疗法的发明及其应用过程，并非单一因素促成，而是受多种因素长时间启发形成和完善的。其中，腕踝针对浮针的发明影响较大，同时凝聚了众多针灸临床专家和针灸科学家、相关交叉学科专家的心血。

2. 心手相连的掌中健康法

"车船舟马上，处处能诊病；休闲小憩中，时时能疗疾。"

读罢这首诗，大家是否能够猜出所描述的是哪种疗法？油然产生一种自信、一种气度，还有一种淡定。

心手相连，这首诗所描述的原来是手诊手疗，无需设备，无需工具，时时处处皆可观手诊病，也可以手疗疾、赢得健康。每日运动的手掌看似平凡，却颇具魅力，藏着奥妙无穷的诊疗方法。

（1）有千年历史积淀的手诊

手诊又称为望手诊病，主要是通过观察手的气、色、形态的征象及变化，来判断性格特征、健康状况及易患疾病的一种特殊诊断方法，是中医学颇具特色的传统诊法之一，由望、闻、问、切四诊中的望诊演变而来。手诊是一种既古老又崭新的诊病方法。

两千多年前的中医典籍《黄帝内经》中就有大量的关于手诊的记载，如"掌中热者，腑中热，掌中寒者，腑中寒""胃中寒，手鱼之络多青矣"等，这些源自实践精辟论断至今仍有效地指导着临床。到了唐代，王超的《仙人水镜图诀》中提出小儿指纹脉络诊法，进一步丰富了手诊的内容。

我国的手纹学，除了一般的经验积累之外，还和阴阳五行、八卦等学说有很深的渊源关系。这主要是因为中国古代自然科学的各学科之间存在着一定的共通性。古代手纹学与医学的关系较为密切。

新石器时代后期，距今约六千多年前母系氏族公社的西安半坡人，创造了具有文字性质的刻画符号和彩陶、雕塑等工艺品，并在陶器上保留下世界上最早的指纹印迹。这种制陶者的指纹，其中一类很可能是有意识留下的，作为制陶者个人的标志。商代的甲骨文中也有关于掌纹辨病的记载。秦汉时代盛行封泥制，在书简文牍分发时，在捆扎处封以黏土泥，盖上印章或指纹作为信验，以防私拆。这样的封泥指纹，一部分是作为个人鉴定用的，以示真实和信证，并为防止伪造。这表明我国祖先早已认识到指纹人各不同，可以用指纹来识别个人。

由此可见，中国早已广泛应用指纹、指节和手掌纹，作为证明和识别个人的重要手段，至今有一千三百多年的历史，比欧洲的文献记载要早一千多年。唐代以后，宋、元、明、清各代又将指掌纹广泛应用于田宅契、借据等方面。中国历史博物馆等单位至今珍藏着许多明、清时代按有指纹的各种契约的原件，是古代应用指纹的珍贵历史证据。

考古发现，秦代的司法人员已将"手迹"等作为侦破案件的方法，并成为对作案现场进行司法检验的一种物证。云梦秦简中关于用手指纹破案的记载，比国际上公认的阿根廷警察在 1892 年运用指纹侦破谋杀亲子案的事例，要早一千二百多年。在明清时代成书的著名小说《水浒传》《警世通言》《红楼梦》等都有关于在审理案件时应用指印、手印的记述，正是当时社会上在刑事和民事中，应用手指纹特征及其分类知识的生动写照。

此外，望手诊病在世界上也有悠久的历史和广泛的影响。古希腊哲学家亚里士多德曾著有《亚里士多德手相术》，可谓风行一时。并且，该书对后世产生了极其深远的影响，得以流传至今。

手纹引起科学界的关注还是 17 世纪以后。首先是解剖学家，继之是人类学家、生物学家与遗传学家。他们先后对手纹进行了观察、分析和研究，做出了许多重要贡献。

医学家对手纹产生普遍的兴趣，则是近二三十年的事，他们本着严肃的探求精神，从医学及遗传学的角度对其进行研讨，希望能够进一步了解手纹的变异同疾病的关系，从中探索出一定的规律性。随着科学技术的向前发展，手纹学的研究也获得了新发展。医学家、生物学家、人类学家、心理学家、社会学家、电脑专家等正采取多学科渗透研究的方法，从各个不同角度广搜博采，不断充实手纹学的内容，尤其在医学领域更为明显。

目前，医学皮纹学有了进一步的发展。在国外，皮纹学检查不仅已成为临床重要的辅助诊断手段，而且它还作为一种有效的筛查方法而被应用于广大人群的健康普查和疾病预测方面。正因为手上肤纹能在一定程度上反映一个人的体质强弱、柔韧性、遗传信息及医学心理学。近几年来，体育界对手纹学进行了广泛的研究，并将手纹应用于运动早期科学选材。目前手纹选材法在体育界已取得可喜成果。手纹与人体科学研究充满乐观前景。

随着细胞遗传学和分子遗传学的迅速发展，医学和遗传学工作者不约而同地都对皮纹学的研究产生了兴趣和关注，陆续发现了许多染色体疾病以及其他遗传性疾病也具有特殊的纹组合。

今天，人们急于认识自己。所以手诊学便有了新的任务。研究观察自己的手纹时，万一发现不利于健康的手相，不必惴惴不安。因为，认识了它就能发挥主观能动作用，改造不健康的因素。手诊学家发现，手上的符号不断改变，有时变化也很大，所以生命是掌握在自己的手里，健康道路必须依靠自己走出来。

（2）贯通东西方的手诊理论

东方和西方对于手诊都有充分的研究并形成了完整的理论体系。中医学认为：手诊与五脏密切联系。人体是一个有机的整体，内脏和体表各部组织存在着一定的相应关系，内脏的病变可以反映在相应的体表组织上，从体表组织的异常变化也可以推断内脏的病变。《灵枢·本脏》说："视其外应，以知其内脏，则知其所病矣。"疾病在身体内部产生的病理变化，必然可在体表找到一些征候。内脏的病变，可以反映在相应的组织上。手，在一定程度上可以反映脏腑病变。早在两千多年前的《黄帝内经》中就有大量的关于手能反映内脏疾病的叙述，如"掌中热者腑中热，掌中寒者腑中寒""小肠病者，若寒甚，独肩上热，以及小指次指之间热"等，说明了手与内脏较为明显的关联性。从生理上说，脏腑精气可以外营于手；从病理上说，手上表征的异常也是脏腑功能异常的体现。因此，通过观察手指掌上的色泽变化，可探知体内脏腑的内部状况，具体而言，它不仅可以判断哪个脏腑出现了问题，而且还可以说明病变的性质，如是寒是热等问题。

那么手通过什么与内脏沟通呢？它是由经络实现的。人体十二经脉有半数直接经过手部，即手三阴经和手三阳经，其中手三阴经起自内脏，沿胸内出胁部，上行至腋下，再沿上臂内侧下行至指尖；手三阳经起自指尖，从手的伸侧面上行至内脏，到达头部。其他的六条经脉虽然不直接经过手部，但是与经过手部的经脉交会灌注，因此手与人体内脏联系密切。中医认为，经脉是人体传输信息的通路，内脏的病变信息，可通过经脉传达到手。经络是人体气血运行的通道，是经脉、络脉及其连属部分的总称，它是人体沟通上下内外，联络脏腑、肢节，运行气血，抗御外邪，调节体内功能的一个密闭的功能系统。

当然西方医学重视解剖，一直关注手掌的纹线——指纹和掌纹。长期实践观察和大量研究工作证明，皮纹具有高度稳定性和个体特异性的特征。在机械的、温热的和病理的因素中，一般都不能引起皮纹的显著改变。表皮剥脱时真皮上的花纹仍然清晰可见。劳动磨损后再生的表皮仍具有原来的皮纹图形。每个人都有自身独特的皮纹标记，没有两个人的皮纹图形完全相同，每一个指纹都有独特的、可与其他指纹相区别的特征，这就是皮纹的个体特异性。古今中外都把指纹用作个人的凭信，书契、文件上按指纹要比图章或签字可靠得多，同时在所有个人识别鉴定中，指纹鉴定法是最优越的，这充分表现在证据的客观性和结果的准确性上。

生物机体是统一的整体，人体的任何局部变化均可反映出内脏及整体的信息变化，这些区域的病理变化信息，常反映出整体或另一局部区域的病理变化。机体的局部储存着整体的全部信息，即"全息"。这种"全息思想"在医学中早已存在，并在医疗实践中被广泛应用。早在《黄帝内经》时代就已有论述，"远者司外揣内，近者司内揣外"，这正是指的以望、闻、问、切（视、触、叩、听）来诊断疾病。通过手部、五官、形体、脉象、神情、气色等外在表征，来分析相应体内活动（生理、病理）状态。现代生物全息理论在某种程度上也证明了手与内脏有着密切的联系。科学家们发现，生物体的不同器官和组织可以在机体表面表现出来，这就是反射区，反射区与相应的器官有明显的生理学上的联系，可用来诊断甚至治疗疾病。生物全息理论让手诊更具可操作性和直观性，比如诊断心脏病，我们就可以根据手部全息图，找到心反射区，根据其颜色变化、纹理情况等，判断心脏的功能，这样既方便又不会使病人觉得痛苦。人体局部每个细胞皆可为全身的缩影，每个人体内所有组织、细胞均起源于同一受精卵，都有着相同的染色体数、同一基因组。每一个局部，如手（含手掌、掌纹、手指、指纹、指甲）、舌、耳、脉象等全息相的信息符号均是反映整体或局部疾病的荧光屏，从中可窥视脏腑内在病理信息。

（3）不可或缺的手诊知识

要想准确理解手诊中的各种异常现象，必须要掌握手诊中正常手的各种标准状态。我们可以通过形态、色泽、力度、温度、润泽程度以及有神无神的状态，来衡量每个人的健康状态，做到知常达变。

首先看手的长度、厚度与整体相配协调与否。从一般情况看，掌面要光洁明润，中间凹，四周肌肉发达且高于中央，特别是大小鱼际饱满，各指根部丰满，弹性好；手背丰厚，掌骨间肌充实，除掌指关节在掌背稍有显露外，掌骨不应在背侧显露，也就是所谓的"不置筋骨"。其次要看健康色泽。手的颜色大致可分为手掌颜色、手指颜色、手背颜色和指甲颜色，细分还有分区颜色。就我们黄种人而言，正色可概括为"红黄隐隐，明润含蓄"。色的"含蓄"，指隐而不露，也可以说是色中有神，有光泽。手的颜色可直接或间接反映出包括人体肢端或周围系统供血及营养状况的信息。再次，也可以观察指甲本身颜色、甲下色。正常情况下，手指自然弯曲，对光观察，甲色透明，指甲面光洁适中，没有暗斑、白色斑点、纵横沟纹；指甲下色充盈，呈均匀的淡粉红色，没有瘀点、瘀斑，半月呈润白色，与指甲面色有明显界线。当然，诊疗中对于手的力度、温度、湿度的把握是最重要的内容。

手诊中最为基础的知识莫过于手诊方位规定知识、明显虚拟的或实际存在的分界标志，只有准确地掌握了手诊基础知识，才可以通过叠加、渐减、辨证等方法进行学习、诊断。

3. 足下应无恙，脚底有乾坤

手和足相比共同被称为四末，与手相比，足底同样大有乾坤，了解足疗更加耐人寻味。

（1）从赤足舞蹈说起的足疗历史

足疗是中国古代传统中医的一部分，有着悠久的历史。远古时期，人们就知道用赤足舞蹈的方法治疗疾病。《吕氏春秋·古乐》上记载："昔陶唐氏之始，阴多滞伏而湛积，水道雍塞，不行其原，民气郁闷而滞著，筋骨瑟缩不达，故作舞以宣导之。"在蹦跳中刺激一些敏感穴点来减轻疾病带来的痛苦。在《春秋礼记》中翔实记载了以中草药煎汤熏、浸泡的"熏、蒸、浸、泡"疗法。司马迁《史记》记载了"汤自往视疾，为谒居摩足"和"俞跗用足治病"，后者是古代按摩足部治疗疾病的最早记载。而《黄帝内经》《素女真经》等经典医籍中为足疗提供了丰富的医学理论以及足部穴位按摩的记载。

足疗从汉代开始有了进一步的发展，足浴与摩足都已经用于疾病的治疗，有了相关的理论体系和病例记载。汉代神医华佗在研创《五禽戏》时也指出五禽戏的功效为"除疾兼利蹄足，逐客邪于关节"。《华佗秘籍》中将足部推拿的学问称为"足心道"。医圣张仲景在《伤寒杂病论》中就记载了塞鼻、灌耳、舌下含药、浸足、坐药等外治疗法。到唐代昌盛时期，随着中医文化的传播足疗被一起带到了日本等国。隋代巢元方的《诸病源候论》记载："脚趾间生疮，坐著，履温故也；脱履著屐，以冷水洗足即愈。""井华水和粉洗足，不病恶疮。"唐·王焘的《外台秘要方》记载，对于晕厥而四肢摊开、大小便失禁的病人，可以用"马尿一升、水三斗煮，取二斗以洗足"的方法治疗。明代对足疗也有一定的发展，朱橚的《普济方》中记载，针对小儿冷脚、或痒、或痛、或疮的病状，可以取小麦半升、稻草三把，"用醋一升、水二升同煎至二升，去滓，放温洗足"，夜间频洗效果最佳。书中记载了大量的足浴方面的内容，为后世的药物熏洗奠定了基础。卢琦在《圭峰集》中曰："阖扇张帘，蕴火床下，熨脐摩足达旦。"清代医家魏之琇在《续名医类案》有"用手摩足心"治疗"痨虫病"的记载。

但是，在20世纪，由张颖清教授提出的"生物全息律"引发了新的思想浪潮，开始研究各器官系统在足部的投射区域，并有了很大的发展。在这之前，国内外就有关于足疗的各种理论，由美国耳鼻喉医生菲特格拉德提出了人体区带反射理论，并有著作《区带疗法或区域疗法》；德国玛鲁卡多出版了《足反射疗法》；瑞士有"足部反射病理推拿法"，代表作为海迪·玛萨福瑞的《未来的健康》；日本的足疗以柴田的"足心道"为代表。从各国的足疗发展源流来看，有起源于古代中国和古埃及两种说法，但最终都是服务于人类健康事业。

1991年7月，中国足部反射区健康法研究会正式成立，将中医脏腑、经络理论融入到足反射疗法，进行推广。1999年5月，国家劳动和社会保障部将"足部按摩师"纳入了《中华人民共和国职业分类大典》，成为我国政府承认的一个职业。2012年12月中国足部反射区健康法研究会成立专家委员会。

至此，足疗已成为大家保健预防疾病的最基本的方法，已融入到千家万户。尤其借助网络时代的大发展，已成为上门保健服务行业的主打品牌，通过足疗让更多的人认识到了中医药乃至世界医药的发展。

（2）古今同参的足疗原理

足疗是在中医理论的指导下，运用各种手法，对足部进行有效的物理刺激，来缓解人体紧张状态，促进足部经脉气血运行，进而调节全身各系统的阴阳平衡，来达到预防、治疗疾病等目的的保健方法。足疗在我国有着几千年的历史，中医学认为人体是一个统一的整体，人体的脏腑器官、四肢百骸相互依存、相互制约。双足是人体的重要组成部分，全身的疾病都可以影响到足部，而足部的病变也会影响全身，并引发相应的疾病。

足疗的原理主要来自传统中医和现代生物全息理论。传统中医通过阴阳五行、脏腑经脉、气血津液来完成机体对身体系统的调理作用，是从宏观来进行的。西医学则认为需要通过神经、内分泌、免疫三大系统网络中心来完成机体对于系统的调控作用，是从微观来进行的。中西医都是一个有机的整体，都存在各自的平衡系统，只是从不同的角度来进行论述。经络学说认为，经络将人体上下内外表里联络沟通成一个整体，各部分可互相影响，互相联系，通过经络既可以反映疾病，又可以调整机体治疗疾病。《灵枢·经脉》曰："经脉者，所以能决死生，处百病，调虚实，不可不通也。"经脉具有"行气血而营阴阳，濡筋骨，利关节"的功能。双足通过经脉系统"内属于脏腑，外络于肢节"联系脏腑器官，使足部与全身保持整体性。生物全息理论是1973年由张颖清教授提出来的，基于以小窥大的中医整体观，嫁接全息照相的全息概念，来说明生物体每一相对独立的部分，为整体比例缩小这一全息现象，是论述机体局部和整体关系的一门现代医学理论。根据现代神经学理论，脚掌上有无数的神经末梢细胞与大脑相连，反射弧由感受器——传入神经——中枢——传出神经——效应器组成。当某个器官发生病理变化时，会在中枢形成异常兴奋灶，发出冲动传送回病变器官，产生消极的效应活动，形成恶性循环，病情会进一步加重。此时如果能够在病变的局部或者特定部位施加适量的良性刺激，就可以及时阻断这种恶性循环，并且消除异常兴奋灶，从而扭转病势恢复健康。人体各个脏腑器官在双足都有其对应的反射区，双足的位置离心脏最远，加上地球引力的影响，血管如果不能正常舒张收缩，一些人体代谢废物就会沉积于血管壁，影响血液循环甚至组织器官的正常功能。

足部在血液循环中相当于"第二心脏"，足疗通过机械压力可使足部的血液循环顺畅，促进局部及整体血液循环，改善组织缺血缺氧的状态，营养神经，加强人体各个循环的功能。按摩双足可以激发或调节气血经络，加速局部气血运行，增强血液循环，活血祛瘀，改善局部营养，促进新陈代谢。足部神经末梢丰富，结构复杂，远离心脏，是循环最薄弱的部位，全面按摩足部会使足部温度升高，血液流速加快，同时足部的沉积物被按摩破碎，能通过排泄器官排出体外。足部按摩3至5天后，就会发现排除的尿液非常浑浊，而且伴有很浓的气味，同时人体会感觉到全身轻松，精力充沛。

由此可见，足疗的按摩刺激确实可以改善血液循环，减轻心脏负担，促使新陈代谢功能提高，使人们从生理上和心理上都得到休息和调整，达到祛邪扶正的目的。

从头到躯干，再到四肢，中医之法以经脉为纲，纵横周身，以部位为纪，上下呼应，形成了千变万化的特色诊疗方法。虽未能尽数罗列，庶可以知其总要。

第二节　运化气血的整体规律，以气论医

人的躯体是载道之具，作为一个健康的生命体，承载着什么？是什么在

人体生命当中转运流淌？那就是中国文化当中独一无二、千载传承、百姓日用而不知的"气"。"气"好像大江中流淌的江水一样在体内蜿蜒流淌，生生滋养，又好比天上的云彩，倏忽聚散，不断变化，随风而行，健运不息。明了了气的规律，自然就把握了生命活动的核心内涵，也就让我们掌握了护佑健康的主宰。

一、气的肇始，天地万化的根基

何为气？早在甲骨文中即有相关字形，像云气蒸腾上升的样子。古人认为气是构成世界最基本的物质，宇宙间的一切事物，都是气的运动与变化的结果。

"气"有着像气体一般的流动特性，并可以理解为体内构成生命的"能量"或"动力"，这能量会流遍全身，以维持人体的生命活动。"人禀天地之气生，四时之法成"，正因如此，人气随天地之气变化，天地之气和人之气密切相连。

（一）切实领悟"气"的本质是把握中医学术内涵的核心

"气"其大无外，其小无内，流行宇宙间，布散周身内外，是构成人体及生命活动的最基本及最重要的物质，并构成人体脏腑及经络生理功能。领悟"气"的概念和本质是把握中医学术内涵的核心，了解其功能与特质尤为重要。

1. 探知"气"生成之源头

人之气主要有两个来源，一是自父母传下来的"气"，称为"先天之精气"；二是来自自然界的物质，包括空气、食物及水。来自空气的称为"清气"，来自食物和水的称为"水谷之精气"。两种精气会用作气的原料，并通过以下脏腑的加工及转化而形成人体之气。

首先，肾会将先天之精气往上输送，并与脾化生的水谷之气结合，然后这气会继续向上，与肺所吸入的清气结合而化为人体之气。同时，作为一个鲜活的生命个体，人无时无刻不与自己所处的环境发生着气的交换，这种交换自然包括气息、能量以及信息的交融与平衡。

如上，除先天遗传及脏腑平衡外，良好的生活环境、健康的生活模式，特别是健康的饮食习惯都是获取最宝贵的精微物质，以生化人体之气的来源。

2. 明晰"气"的生命功能

生命的运动离不开气，可谓"有气则生""无气则死"。一般而言，气有推动、温煦、防御、固摄和气化等作用。

气的推动作用如同风推动了帆船及转动风车一样，人体的气是身体重要的能量，推动着各种生命功能的实现。中医认为气能激发人体的生长发育，促进人体脏腑、经络及组织的生理功能。此外，气能促进血的生成及循环，以及津液的代谢。若出现气虚的情况，气的推动功能便会减弱，生长发育会因此变得迟缓，而脏腑经络的生理功能亦会减弱，血的生成亦会出现不足，从而出现一系列的相关问题。

气还有温煦作用。作为一个37℃的生命体，人的生命能量和温度是由气来温煦决定的。作为机体热力之源，气为身体提供温暖，保持机体体温。机体体温下降、恶寒怕冷及四肢不温等症状均是气失温煦的结果。中医称之为"气虚"或"阳虚"。

气还有防御作用，是抵御"风寒暑湿燥火"六淫邪气侵犯的屏障。气可以保护身体并维持健康的生理功能。这种气的防御功能可理解为身体免疫系统的一部分。

气还有一个重要作用是固摄。固摄有统摄、控制及固定的意思。气的固摄作用表现为对身体物质及脏腑的巩固，并让身体组织维持于正确及应有的位置。气使血液运行于脉中（血管中），防止其逸出脉外。这些气亦控制了汗液、尿液及唾液的分泌及排泄，可防止津液流失。还有，气能固藏精子，防止其遗泄，并有固定脏腑器官的位置及防止下移的作用。若气虚，气的固摄功能便会减弱，引致健康问题如出血、尿频、早泄、肾下垂或胃下垂等。气的推动作用与固摄作用互相补足，一方面，气推动了血的循环及津液的分布；另一方面，气控制及调节了津液的分泌。

最后，我们必须了解的是气化作用。气化是指在气的作用下体内发生各种变化。通过气化作用，气能使体内的物质相互转化，转化为气或其他精微物质。例如，食物经过气化作用后，会化为水谷精微，然后转化为气及血。同样地，食物残渣经过气化作用后，亦会化为尿液及粪便，排出体外。整体来说，气对机体精微物质的转化及代谢有着重要的作用。这种气化作用是人的生命过程中须臾不可离的生理环节，在机体疾病状态下同样随时相伴而存。可以判知，在疾病的调理与康复过程中，气化发挥着促进疾病转化的最为核心的作用和功能。

3. 精准把握"气"的特点

气是人类生命的关键，是贯穿表里内外的精微物质，可谓"其大无外，其小无内"。精准把握气的内涵，就要求我们必须掌握中医"气"的基本属性，更应该掌握现代科学范畴中"气"的核心内涵。中医认为气可以按其不同的功能、特性及运动分类，它们分别为元气、宗气、营气及卫气。

"气"的核心内涵包括了它功能上的相关属性，也包括了它自然方面的相关属性。从实践中可以发现，气具有"流动性""聚散性""渗透性""意识调控性"等多个特点。

气"无形无相"，作为一种独特的信息和能量存在，可以通过特定的载体流动灌注到人体的任何一个部位和器官。并发挥气的调节作用。这种流动可以随着经络而运行，也可以随着机体组织的相关路径而传导，也可以随着特定路径而传导。无论是用药还是针刺，机体产生的循着一定路线传递的特殊感传，就是气的流动产生的结果。典型的是在针刺过程中产生的缓慢流动的感觉，这也是"气至病所"概念的基础。其次，气还有聚散性。根据机体脏腑组织、经络器官等的差异，气还存在着浓度的差异和运动的不同。根据脏腑功能的生理需要，经络气血不断运行，形成了有流动、有聚散、有开合的生命整体运动特征和规律。气的聚散反映了生命的整体能量特点，也可以表征中医病证的虚实状态，借此也可以成为人体阴阳平衡调节的关键基点。气还有"渗透性"，这种渗透可以由表及里，可以由此及彼，可以从上到下，使得气可以在人的指导之下，"无往而不在"地滋养人的生命。这种渗透可以发生在个体自身，也可以发生在天人之间、人人之间。这种渗透可以随着天地四时的变化而如潮汐般变化。最后，气还有"意识调控性"，人的意识可以调控气的运行。所谓"神驭气""神为主宰"，这种神对气的调节成为生命自我平衡与修正的重要内容。《黄帝内经》说："心为五脏六腑之大主。""心为君主之官。""主明则下安，以此养生则寿，主不明则十二官危，以此养生则殃。"气的意识调控性，不仅反映在人的大脑可以调节自身之气，也反映在可以调节自然之气。中医的气功即是如此，无论是调整调动内气，还是调动外气，都通过施术者的大脑发出意念指令，让"气"跟随者意识的指令要求而运动，从而产生变化，发挥治疗作用。近年来由医学气功学者庞明教授创新发明的"悬针疗法"，就充分地展现了气的内涵与相关特点。

深刻把握气的内涵与特点，进一步精准掌握"气化"实践规律，应当成为当代中医人潜心问道、传承创新，迈向中医药高峰的根本基石。

（二）精准掌握"气化"实践规律，迈向中医药发展高峰

1. 气化的内涵

气化泛指人体各脏腑器官中气的运动变化，其中较多用以表示三焦输布水液及肾与膀胱的泌尿功能。《素问·灵兰秘典论》曰："膀胱者，州都之官，津液藏焉，气化则能出矣。"也指自然六气的变化，《素问·气交变大论》曰："各从其气化也。"

中医理论认为天人相应，自从《黄帝内经》构建其基本理论以来，后世不断发展补充。在晚期汇入《黄帝内经》的"七篇大论"中，气化概念更为宽泛，认为宇宙万物"各从其气化也"，并形成了"五运六气"学说，成为中医学天人合一理论的典型代表。气化为一切自然现象的根本特征，自然界中六气有气化现象，人体内也有气化，就人体内脏腑器官的气化而言，由气的运动而产生的各种变化称为气化。诸如体内精微物质的化生及输布，精微物质之间、精微物质与能量之间的互相转化，以及废物的排泄等都属气化。在中医学中，气化实际上是指由人体之气的运动而引起的精气血津液等物质与能量的新陈代谢过程，是生命最基本的特征之一，与古代哲学中气化是指宇宙万物的发生发展与变化的概念有别。

2. 气化的运行规律

气无时无刻不在运动，气透过不同的运动进行各种功能。气的运动在中医理论中称为"气机"，不同的气有着不同的运动形式。基本上，气有四种基本的运动形式，分别为升、降、出、入。升降是指气在人体内上升与下降的运动，出入主要是指人体中的气由内在的潜藏状态向外敷布和由外在的宣散状态向内收敛的运动。这些运动非常重要，若它们停止，人的生命亦会终止。

不同脏腑之气各有其独特的运动形色。例如，脾气有向上升的特性，会将水谷精微上输，这功能称为"升清"；而胃气则有向下降的特性，将食物残渣往下输，这功能称为"降浊"。有些脏腑之气并不限于一种形式，例如肺气于呼气时"出"，吸气时"入"；并于宣发时"升"，肃降时"降"，肺气可以说具有升降出入四种运动形式。

各种气的运动形式互相协调平衡，升与降的运动相协调，而出与入的方向亦相平衡。这协调平衡，对促进组织、脏腑及经络的正常生理活动非常重要。若体内气机失调，身体会出现各种健康问题。如肺气的下降运动受阻，会出现咳嗽，中医称这情况为"肺气不降"；胃气上逆亦会引致恶心及呕吐等。

3. 气化的经典理论解析

《黄帝内经》中关于"气"和"气化"的论述比比皆是，蕴含着中医生命科学的重要规律，并彰显了天人合一的自然大道。

《素问·生气通天论》中说："黄帝曰：夫自古通天者，生之本，本于阴阳。天地之间，六合之内，其气九州、九窍、五脏十二节，皆通乎天气。其生五，其气三，数犯此者，则邪气伤人，此寿命之本也。"阐述了通天地一气的基本道理，为中医的"天人合一"生命观奠定了理论基础，说明了天地自然之气和人的生命直接联动、密切相关。《素问·八正神明论》中说："黄帝问曰：用针之服，必有法则焉，今何法何则？岐伯对曰：法天则地，合以天光。帝曰：愿卒闻之。岐伯曰：凡刺之法，必候日月星辰，四时八正之气，气定乃刺之。"进一步彰显了生命就是在天地时空整体作用下健运生长。中医的"运气学说""时空针灸"等方法都不断发展成为认识生命、精准调理身体的关键。

人体之气有一个最根本的特征就是它一定是运动的，如《灵枢·脉度》所言，"气之不得无行也，如水之流，如日月之行不休"，一身之气通过有序的运动完成各种生命过程中的气化作用。我们知道，生命的过程就是新陈代谢，人体通过不断地与外界进行物质与能量的交换而吐故纳新，维系着生命的发展，所以气的出入，有时还包括呼吸、饮食、排泄等人体与外界的出入交换。人的生命就是通过"阳化气，阴成形"的机制，在人与自然的物质内外交换与体内脏腑的气化过程中，完成了气与形的转化与更新。

《素问·阴阳应象大论》把人体形气转化的代谢过程归纳为："味归形，形归气，气归精，精归化；精食气，形食味。化生精，气生形。味伤形，气伤精；精化为气，气伤于味。"这里既有气化的无形生有形，又有精化气的有形化无形。饮食物摄入机体后，从味、形、气、精等的转化全过程可以看出中医认识人体的本体论和生命观。

这里的"味"是指"地食人以五味"，可以理解为人摄入的饮食五味可以充养人的形体，这是"味归形"。但长养生命并不是这么简单地填充身形，形体得到这些滋养后还要再进一步化生人体正气，就是"形归气"。气的运动变化可以化生精，如果说气是生命力的能量保证，那么精就可以理解为生命力的能源储备。精作为生命的能源，它是人体发生下一阶段气化的根本，所以说"精归化"。精的生成与转化过程是"耗能"的，需要消耗气，所以说"精食气"。

形体的成长则需要饮食五味的补充，叫作"形食味"。这里面"归"是趋入、转化的意思，"食"就是吃掉、消耗的意思。这一段讲述了人体摄入饮食后长养形体，进而又生成了气和精的过程。这里的"精"显然是指从外界摄入五味后形成的"后天之精"。到此为止是讲一个从摄入开始由外而内的单向化生过程，这一过程以生成了精为最终结局，精就不再转归为更高级的物质了。但它还是要进一步转化，所以说"精归化"。化成什么呢？再化成气。全部的生命过程就是不停地气化，精也是由气化而来，所以说"化生精"。化能生精，而精又"归化"，正表明精的生成是所有气化过程的最关键环节，从这个意义上讲，精是形体的根本。

由外而内的生化过程最终生成了藏之于内的五脏之精，由内而外的气化过程就是从五脏所藏的精开始的，五脏之精再化为气，气又有着诸多的功用来充养形体，所以说"气生形"。前面讲"味归形"，是讲有形质的营养成分能够归入形体，被形体"摄纳"，而这个"吃"的过程一定要有气的参与，要通过机体的气化作用才能完成，从这个动态的过程看，气才是生成形体的关键。当然人体的生长情况要比这复杂得多，因为人体的新陈代谢过程中形与气一直是在相互转化的。以上是正常的情况。

《黄帝内经》很明确的告诫我们："阴之所生，本在五味；阴之五宫，伤在五味。"就是说五脏的生长要摄取五味饮食的营养，但作为人体藏精之"宫"的五脏，同样也能被摄入的五味所伤。所以吃东西一定要注意，要食饮有节。如同水能浮舟亦能覆舟一样，因为"味归形"，所以味也能"伤形"。同理，因为"形归气"，形的失常也必然会伤气。例如形体枯槁，则气一定是在被消耗；形体肥胖，则气必然受到壅滞，这道理是显而易见的。此一句"形伤气"原文略而未写，我们在理解时还是补充进来为好。因为"气归精"，所以气的异常，会伤及人体之精，如气过极化热或耗散，会消耗所藏之精；气不足或被寒邪凝滞，会妨碍精的生成与转化，所以说"气伤精"。精的异常会妨碍整体的气化自然是不言而喻的了。

二、周流输转，气化运行之结构

探知气以及气化之精义，更要明了人体生命气化运转之实践规律，这是中医诊疗方法之核心依据，更是解开当代临床困境之捷径。

（一）经脉循行——气化的基本模式

气的运行是生命活力的标志，经络是气循行的通道。纵观古今，气的运行基于人体经络规律，演绎着美妙的生命交响。

经络，分而言之，为"经"为"络"。经为运行气之通道，络为运行血之道路。二者相合，气血交灌，荣养周身，护佑生命。当下有关经络的研究多以探究经络的生理、解剖十二经脉的循行为主，涉及向心性分布和脏腑—经络环型两种模式。

1. 向心性分布的经脉流注模式

初始经脉模式是指手足十二经脉皆呈向心性分布的模式，其脱胎于《阴阳十一脉灸经》《足臂十一脉灸经》中的十一脉理论，如今此模式虽分散残存于《黄帝内经》各篇，但我们仍可以由此窥见初始经脉模式是如何运转的。初始的经脉模式将手足十二脉视为主体，其分布特点均为依四肢而循行。因此对于"周身经络，皆不出于四关"一说，应考虑当时该理论模式重视四肢末端，此"四关"应理解成手肘足膝，不可与后世所指的合谷、太冲等混为一谈。早期的经络理论更倾向于树型枝干结构，其代表即为标本、根结理论，以标本、根结比喻头颈、躯干与四肢之间经气运行、集散、升降关系。根与本可喻为树根，是经脉之气的根基，而标与结意为末梢，是经气弥漫的区域。标部与结部出现了问题，可以通过经气汇集、传输的远端部分——根部与本部进行干预与治疗。

经脉理论指导临床实践，以阐释针灸治疗的远隔效应规律为其首要目的，在此结构下的经络辨证，则应从循经论治这一角度探求其临床意义。证候归经、辨位归经、诊察归经。初始经脉模式下的经络辨证理论源于针灸临床上的规律和总结，用于指导针灸临床，能更好分析疾病的发展与转归，其侧重以病位论治归经，针对针灸治疗的特殊性，对针灸临床实践的发展亦能带来全新的阐释。

2. 脏腑—经络环型模式

脏腑—经络环型模式下的经络辨证随着对疾病认识的不断更新和完善，

初始经脉模式因其整体性的欠缺，对于越来越多的内伤杂病无法合理地进行解释，故而在其基础上，杂糅了不少脏腑理论，形成了现今的脏腑—经络环型模式。《灵枢·经脉》依营气流注顺序，详细论述了十二经脉的循行。《灵枢·逆顺肥瘦》概括为："手三阴经，从胸腔走向手部；手三阳经，从手走向头部；足三阳经，从头部走向足部；足三阴经，从足部走向腹（胸）部。"元代滑伯仁于《十四经发挥》中云："十二经所列次第，并以流注之序为之先后；附以任督二奇者，以其有专穴也，总之为十四经云。"至此，脏腑—经络环型模式正式成为统一标准的经脉理论。从早期经络向心性模式到后期与脏腑理论相融合，经络辨证体系出现了两种不同形式的思维模式：树型结构模式与环型模式。环之意有二：一者，脏腑之用发于体表需借助经络运营周身，经络之效示于体内需依托脏腑功能，如此相辅相成；二者，十二经脉气血运行方向由向心性演变成"手足三阳，手走头而头走足，手足三阴，足走腹而胸走手"的循环无端模式，如环如扣，循环往复。

此环型模式，于内增加了经络与特定脏腑相连的必要性，从初始的经脉相互独立，仅有少数与脏腑联系，发展至如环沟通，与脏腑一一对应的环型模式，同时加强了以经络为介质的脏腑之间的沟通功能，提示了当时医家对脏腑结构和功能之间关系的探索，因而其所提及的三阴三阳实为对应所络属的脏腑功能，与初始经脉向心性模式中所言已有出入，此点从"手太阴脉"向"肺手太阴之脉"这一称谓的演变即可得知；于外重新定义了脉的范围，赋予了其作为疾病由外向里传变的途径的含义，如《素问·缪刺论》所言："夫邪之客于形也，必先合于皮毛，留而不去，入舍于孙脉；留而不去，入舍于络脉；留而不去，入舍于经脉，内连五脏，散于肠胃。"更是补充了经络若干分支，用于完善环型模式及阴阳、表里配偶的思想，此亦弥补了初始向心性模式重四肢而轻躯干、头面之弊。如此于外、于内的补充、阐发，使得经脉环型模式具有别于向心性模式的整体观念。

脏腑—经络环型模式下的经络辨证，由于其将脏腑与经络一一对应，使得脏腑、阴阳、表里、配偶的关系移植于经络之上，如"足太阳与少阴为表里，少阳与厥阴为表里……"同样，脏腑运转阴阳气血的观念也体现在经络的功能之上，以经脉环周为基础的气血昼夜循环。如此一来，脏腑—经络环型模式被赋予了往复相接的顺序及昼夜循环两大特征，很好地解释了气血在此框架下如何行于脉中且如何做到五十而复大会，从而奠定了中医学对生命活动的认识基础，同时由于对脉的重新阐释，将经络作为疾病传变入里的途径，亦使得临床上异常的气血流行有了一个充分的解释空间。最后循环模式下的经络辨证得以将病因病机与经络、腧穴逐渐建立起联系。

（二）整体运行——气化的综合特征

气机升降理论和经络学说是中医学的核心理论，其中气机升降以脾升胃降为枢轴，经络学说以十二正经相关理论为主。气是构建中医整体观的物质基础，其升降出入运动遍布全身，经络是气沟通五脏六腑的通道。因此，经脉的走向和脏腑气机升降方向有着必然的联系。《灵枢·经脉》有关十二经脉的记载不仅详述了经脉循行路线，而且这一循行路线与经脉所对应脏腑的气机升降方向相同。如肝、脾两经从足走胸腹，是上升的，肝、脾的气机运行也是上升的。因此，经络不仅是通道，其循行方向亦是对应脏腑的气机升降方向。

经过深入考究，我们发现气化的运动方式有"开合、出入、聚散、化"等形式。当代知名气功学者庞明教授指出，这四种运动形式，无论是在混元整体的自身运动中，还是在与他物的混化运动中，都是普遍地存在的。

开合：这是每一层次的整体都具有的基本运动形式，其他运动形式都是建立在这一基础之上的。开指界面向外展开，合指界面向内圈合。

聚散：聚指气的各组元进行的聚集，它开始是各组元间疏密程度的聚集，达到一定程度后，就可发生相的变化，"聚则成形"的"无形生有形"的变化过程即混元相变化之聚集；散指混元气各组元密度的疏散，它可以是混元气各组元间的一般稀疏化，也可以是相变化的疏散。实体物的"散则成风"的"有形化无形"的变化过程即混元相变化的疏散。

出入：出指一事物的气外溢而出，它多在开、散的基础上起作用；入指自身或外在的气内敛而入，它多在合、聚的基础上起作用。

化：指化生，《黄帝内经》中就说："物生谓之化。"由是而知，化是通过开合聚散出入而引起的混元气的变化。化是关系到物质性质的改变过程，其实质是物质时空结构重整化的过程。化这一运动涉及范围较广，往往引起气的根本变化，是混化的简称。

在上述四种运动形式中，开合是基础，化是根本。之所以说开合是基础，因为聚散、出入是建立在开合基础上的，如散与开紧密相关，聚与合紧密相关，无合不能聚，无开不能散。出入也是如此，而且要更复杂些。欲外出，则需伴随向外开、散；欲内入，则需伴随向内聚、合。然而三者又是有区别的：开合主要强调整体界面的开放与闭封；聚散则指自身整体的气的聚集与疏散而言；出入则指整体的气的外出与内入而言，它有了与外界交换的内容。说化是根本，是因为开合、聚散、出入的过程都会引发起一定程度的化，只是在不同事物、不同层次的混元气中的开合、聚散、出入所引起变化的程度不同，内容也有着很大的差别。生命之气时时都随开合出入聚散运动，它不仅进行着自身的混化运动，而且与外面混元气进行混化。

（三）思维跃升——气化内涵的发掘

恩格斯说："只要自然科学在思维着，它的发展形式就是假设。一个新的事实被发现了，它使得过去用来说明和它同类的事实的方式不中用了。从这一瞬间起，就需要新的说明方式了——它最初仅仅以有限数量的事实和观察为基础。进一步的观察材料会使这些假设纯化，取消一些修正一些，直到最后纯粹地构成定律。如果要等待构成定律的材料纯粹化起来，那么这就是在此以前把运用思维的研究停下来，而定律也就永远不会出现。"

纵观历史，名医名家医籍记载的临证中的各种神奇现象，比如出现疼痛当下消除、骨折迅速恢复、肿瘤顷刻治愈的不可思议的表现，都说明气具有独特的内涵。当代气功学者庞明提出了"三层物质理论"假说，这个理论发端于中医气功，是探索宇宙以及人类生命奥秘的、突破了现代科学理论框架的崭新假说。三层物质理论假说，披露于1994年的正式出版物，《智能气功科学精义·主动运用意识》（国际文化出版公司1994年第一版）中，有如下论述："从气功角度结合现代科学提出一个假说，就是三层物质观，即宇宙间的物质有三大类型：第一类是具有质量、能量和信息三大特性，而且以质量为主要存在形式的，这就是实体性物质；第二类是具备能量和信息，而且以能量为主导表现形式的，这就是场性物质；第三类是以信息为主要表现形式，能量和质量都不明显，这就是意识，所以意识是一种能量、质量为隐态形式，以信息为显态形式存在的物质。"可以推测，这几种形式的物质形态转换必然在中医气化过程中出现，不断探索并创新突破中医理论中的核心概念必将促进中医发展的快速跃升。

几十年过去了，上述假说未能给科学界提供证实或证伪理论的技术与方法，故仍停留在主流科学周围徘徊的状态，因为这些假说虽然欲图摆脱现代科学的框架，但没能突破现代科学的"理性逻辑"对生命以及意识的局限性，故难以获得实际效果。对此，著名的物理学家彭罗斯有如下陈述："有意识的大脑活动，并不遵循经典物理原理，它甚至不依照传统的量子力学活动，描述它活动方式的理论我们现在仍不知道。"彭罗斯并未于此止步，而是以他的睿智心光看到了美好未来并做了令人鼓舞的表述："我很肯定，解决量子力学谜题将会对许多学科产生巨大影响，诸如量子力学是如何应用在生物学中这些问题。最终，它很可能以各种我们想象不到的方式，导致一个完全不同的理论，带来一场新的思维上的革命。"对这"新的思维上的革命"，我国已故的著名科学家钱学森钱老谈"人体科学"研究的重大意义时曾说："可能导致一场 21 世纪的新的科学革命，也许是比 20 世纪初的量子力学、相对论更伟大的科学革命。"还指出："不只是一场科学革命，还是一场真正的文化革命。""使我们认识客观世界和改造客观世界来一次更大的总的飞跃。"彭罗斯又指出："我仍然希望能发现一些结构自洽的东西，因为我相信它应该存在……我想这个理论应该很美。"这两位科学家的论述，其立脚点虽然不尽相同，但都是指出了现代科学对宇宙的认识将进一步深化。

三、行住坐卧，调气摄神之法要

人之生气，是为大本。调气平气成为中医诊疗中的关键。在伟大的中医药宝库中，调气之法，行住坐卧，浑然一体，至为重要。从静坐到运动，日用生活当中皆可以养生调气。

（一）静息修身调气

静坐是儒家、道家、佛家共有的入门途径。从东汉始，儒家主张的积极"入世"与庄子淡泊明志、宁静致远的"出世"始终相辅相成。而佛家曰："明心见性！"首先需要人们有"静"的境界。儒、道、佛三家共同强调一个"静"字，这也是中国封建士大夫阶层最为基本的修身方法。医家更强调静以修身，静坐、站庄都是调气养生的妙法，民间广为流传，但也有很多人并不重视，甚至持有不同看法。殊不知此法乃中华医药文化当中调摄身心的关键法门。

1. 历代名士静坐修身故事撷英

何谓静坐？著名学者郭沫若身体并不强健，幼年时曾患过一场重病，青年时期东渡日本留学又患过伤寒。然而郭老却享 87 岁高寿。一个重要原因在于他数十年如一日地坚持静坐健身法，此法发挥了养生强身、延年益寿的重要作用。

（1）郭沫若先生静坐疗疾

郭老的静坐，要追溯到 20 世纪 20 年代初期。1914 年初，他东渡日本，当年考上东京第一高等学校。由于用脑过度，在一高预科毕业后，他患了严重的神经衰弱症，出现心悸、乏力、睡眠不宁，且夜多噩梦，一夜只能睡两三个小时，昔日过目不忘的记忆力几乎消失，往往读书读到第二行就忘了第一行，并感到头昏不堪，筋疲力尽。当时的郭沫若非常苦恼、悲观、消沉，难以自持。

1915 年 9 月中旬，郭沫若在东京旧书店里偶然买到一部《王文成公全集》（王文成公即明代大理学家王阳明）。读到王阳明先生以"静坐"养病健身的故事后，他就开始试着学起来，每天清晨起床与晚上临睡时各静坐 30 分钟，并且每日读《王文成公全集》10 页。就这样，不到半个月，奇迹发生了，郭沫若的睡眠大有好转，睡得香甜，梦也少了，胃口恢复如常，渐渐地竟连骑马都不感到累了。"静坐"在郭沫若身上产生了神奇的效果。

（2）王阳明大师静坐修身

心学大师王阳明又是如何静坐安身调气的？

静坐首先要有个好环境，这个环境应该不受外界干扰，非常安静，如此才能比较容易静下来；其次，要将身体安放好，也就是静坐的姿势。坐姿可有很多种，盘坐、立坐皆可。立坐就是"正襟危坐"：双手平放膝上，背挺直，全身放松。王阳明心学用的是此法。最后，调整呼吸。不能张着嘴，应纯用鼻呼吸，一面呼吸，一面数呼吸的次数，最后让呼吸平稳。

做好这三件事后，王阳明说：教人为学，不可执一偏。初学时心猿意马，拴缚不定，其所思虑，多是人欲一边。故且教之静坐，息思虑。久之，俟其心意稍定，只悬空静守，如枯木死灰，亦无用，须教他省察克治……将好色、好货、好名等私，逐一搜寻出来……才有一念萌动，即与克去，斩钉截铁，不可姑容与他方便。

王阳明要人静坐有两个步骤，第一步是"息思虑"，也就是让自己的心进入空寂境界。让心空，佛家和道家会念口诀，儒家没有口诀，但"天人合一""阴阳变易""贵和尚中""知行合一"都是最好的口诀，念口诀时须念念相随连绵不断。如此可取得以一念代替万念的作用，时间一久，自然入静。如果仅停留在此，那就是枯禅。所以有第二步"省察克治"，先省察哪些是私欲，良知会干脆地告诉你答案：好色、好货、好名都是私欲。然后是克治，以前有这些私欲不要紧，现在我就把它灭了，斩钉截铁，绝不姑息。当然，不能总盯着这些私欲不放，还要想天理。尧舜气象，仁、义、礼、智、良知，这都是天理。在脑海中不停地过这些画面，时间一久，心胸自是廓然大公，必有浩然之气贯注其中。个中妙不可言，只能是实践者才能知道。

大部分讲心学"静坐"的人，都在此留步。他们认为静坐无非就是这两个步骤，王阳明则认为，这两个步骤中必须要有两件武器保驾护航，否则，静坐要么成为枯禅，要么不如不坐。这两件武器就是"诚意"和"谨独"。

诚意，就是正念头，诚实地践行良知给你的答案，一个念头出现，良知自然知道好坏，好的保留，坏的去掉，这就是诚意。王阳明说，诚意就是"如好好色，如恶恶臭"。喜欢善如喜欢美色，厌恶恶如厌恶恶臭一样！

听上去简单，做起来实在难。比如一念虽知好坏，然不知不觉就流走了。我们知道不义之财是坏的，可有时候却经不住诱惑去取了。一旦取了，这就不是"好善恶恶"的心了。正是因为我们总不诚，所以王阳明才大力提倡"诚意"：

惟天下之大诚，能立天下之大本。

在静坐中，我们揪出一个私欲，马上就克掉它，这就是诚意；如果我们揪出一个私欲，却姑息它，甚至不想克掉它，这就不是诚意了。那我们的静坐也就失去了意义。

谨独就是慎独，原意是，即使自己一个人的时候也要注重自己的行为，严于自律，我们静坐时就是谨独时。在王阳明这里，谨独其实就是自我管理。

自我管理包含了诸多要素，王阳明说，静坐时只要把这些要素一一排列，就是谨独了。

第一是分析，我有什么私欲；第二是目标，我要通过什么手段克掉这些私欲；第三是信心，我要坚信自己能克掉这些私欲；第四是毅力，必须具备强大的意志力，一日不成就两日，两日不成就三日，不可半途而废；第五是心态，在克私欲的过程中保持良好的心态，不能为克而克，更不能想克掉私欲的目的，一旦有这种心态，就是新的私欲了；第六是学习，所谓学习只是通过各种手段光明自己的良知，以良知的巨大力量来帮助自己完成自我管理；第七是检验，当你确定自己把私欲克掉后，要去实践中检验；第八是反思，我为何会有这种私欲，这一私欲产生的基础是什么。你只有反思到位，才不会再犯同一错误。

如果在静坐过程中没有诚意和谨独，那不坐也罢。如果一个人不能通过静坐获得诚意和谨独，那他就无法光明良知，自然不能知行合一。这样的人就会失去自我，随波逐流，永不可能获取成功。

由上面的论述，我们可以确信学习阳明心学的关系链：立志—谨独—意诚—知行合一—良知。

意思是：我们先立个真切为善之志，专心致志于此，然后从谨独处下功夫，就是自我管理，久之自见意诚境界。只要你意诚了，自然会认识到知行合一的本意。认识到知行合一的本意，自然而然就悟到了自己的良知本体。悟到自己良知是怎么回事，天下事也就在我心中，在我股掌之间！

可见，王阳明的静坐修身，不仅是调气养生的方法，更是诚意修身的基石，难怪得以千古传诵。

（3）名臣曾国藩静坐养性

晚清名臣曾国藩也把静坐作为修身养性的法宝。他认为"静"字功夫最为重要。一般来说，一个人的精神状态如何，在很大程度上决定他会有怎样的人生观。曾国藩认为一个人要在精神方面有修养，主要是要能把握他心里想要做的事情。唐镜海先生曾说，为人修身养性，"静"字功夫最为重要。曾国藩对唐镜海先生极为信任，曾告知唐镜海，说他自己偏重于"刚"的恶习，发起狠来什么也不管，探究根源，就在于自己喜动不喜静。镜海先生说，只要是人就都有切身的毛病，有的是脾性中刚的恶习，有的是脾性中柔的恶习，它们各有偏颇，一旦沉迷其中就会经常性发作，而这些没有人能帮你，只有靠自己用心体验它并终身不断警醒自己，才能有所改善。曾国藩人生经历诸多风雨，终于领悟"静"之韵味，他说："神明则如日之升，身体则如鼎之镇。"从这里可以看到曾国藩悟到"静"后的精神世界。在曾国藩的著作中，特别是他的日记和家书中，有关这方面的论述尤其多。他主张，修身养性应该按照静坐、平淡、改过这三个步骤去进行。而静坐则是第一步。

曾国藩一生博学多才，纳百家之长，他全面综述儒道佛三家之说，将"静"字功夫看得极为重要。曾国藩在日记中记述："'静'字功夫紧要，大程夫子能成圣人，也是因其'静'字功夫足。王阳明也是在'静'方面有一番功夫，所以他能面对世间种种诱惑而不动心。一个人若心不静，省身不密，见理也不明，做什么都是浮起的。"

从这些话中可以看出，曾国藩反复说明，人的精神若无法安静，那么他的心也都是散的、乱的，对事情无法看清，做事也不会用尽全力，甚至连自己的身体也不知如何保养。

"主静"一语首先由宋代理学家周敦颐在《太极图》中提出，在他看来，有天地之前整个宇宙空间本是"静"的，所以世人的本性生来也是"静"的，后来在后天的环境中沾染"欲"，因此必须通过"无欲"的功夫，才能到达早已失去的"静"的境界。

对理学家来说，"静"显得如此重要，曾国藩又是如何看待周敦颐的"主静"学说的呢？

道光二十二年十一月，曾国藩曾在日记中自语："只有心静到极点时，身体才能寂然不动，正所谓心无私毫杂念，但这毕竟未体验出真正的'静'境来。真正的'静'是在封闭潜伏到极点时，逗引出一点生动的意念来，就像冬至那一天，阴气殆尽，阳气初动，此时根本正固，这才可以作为一切的开始。我们这些人求'静'，想不同于佛禅的入定，冥然罔觉，那么就一定要验证一下这个心，有没有所说的一阳初动，万物凭此而萌生的意念。如果有，大概才可以说达到了'静'的极点，才可以说没有丝毫杂念，才可以说身体寂然不定，镇定如鼎。如果没有，即使深闭固拒，心如死灰，自以为'静'，生机的意念几乎停止，那也不能算真正的'静'，况且他也没有真正的'静'。有些人为此所困扰，不想纷纭来于人也，经过对道本身的观察，才知道阳先于阴，这才相信了。如果不是由自己亲身体验得来，终究是浮光掠影之谈。"

此时，对于"静"，一生爱好和研究理学的曾国藩在这方面已有很深的体会了。

关于静坐，曾氏在给诸弟的家信中曾有详细的说明："每日不拘何时，静坐一会，体验静极生阳来复之仁心。正位凝命，如鼎之镇。"

这几句话包括如下内容：一是每天都要静坐一会，不拘时间，早早晚晚都可以。一是要安静到极点，只有到了极点，才能体会到人性中最本源的仁爱之心。一是坐姿要端正稳重，如同青铜鼎似的，如此方能心思归于正位、精神处于凝聚。

古人说"静坐常思己过",曾国藩练习"静坐"来修身,也是希望能摒除杂念,看清自己的缺点和不足,以此来改正自身的毛病。

2. 静坐调气操作规范精要介绍

(1)郭沫若先生习用的静坐法

郭沫若先生的静坐养生法有如下要求:第一,取端坐姿势,头朝前,眼微闭,唇略合,牙不咬;前胸不张,后背微圆,两手放置大腿上;上腹内凹,臀部后突,两膝不并,脚位分离。第二,呼气长而缓,吸气短而促。行于不经意之间,要特别讲究运气用力,即求自然,不用动,力点宜注意在脐下,脑中应无杂念可想。

(2)蒋维乔先生创立的因是子静坐法

近代著名学者蒋维乔,号因是子,他创导的这套静坐功,以天台系的止观法及六妙法门为基础,在气功的诱导入静和呼吸法上独具特色。蒋先生少年体弱多病,青年时期患肺结核咯血,经练气功而治愈,此套静坐法可以说是他气功实践的总结,是行之有效的功法。该法也是理论谨严、效用上佳、流传最广的一个静坐方法。

该法独特之处在于强调静坐前后的身心调和,要做到调饮食、调睡眠、调身、调息、调心五个方面。讲究饮食清淡得宜、饥饱调匀;睡眠定时有节、常保清明;身体端正安详、松紧调适;气息出入自然、深细匀长;心绪平和集中、勿令弛散。调身、调息、调心三法,实际系同时并用。该法特别强调调伏心神、住念息缘的止观法门;也特别强调数随止观、还净清明的六妙法门。

因是子静坐法特别强调调身、调心、调息三个方面,并提出了对身形、精神、呼吸等多方面的要求:首先是身形要求。本法从双脚双手到头部均有明确形体要求。头、手、脚的安放:①双脚的安放是静坐的基础,常见的有双盘膝、单盘膝、下盘法、平坐法等。初学盘腿时,入坐略为长久,必感觉两脚麻木,此时可以徐徐放开,等到不麻木时再盘;或就此起身徐行,等到第二次再坐,都可以。②两手的安放:两手应该宽松,丝毫不可着力,把右手背放在左手掌上面,轻轻搁在两小腿上,贴近小腹。但如在平坐时,也可以将两手放在两大腿上部,掌心向下,自然的放平。③头部的姿势:头颈要平直,面孔朝前,眼睛轻轻闭合,双唇闭合,舌抵上腭。其次是精神要求。

静坐的时候，可把精神集中在脐下约一寸三分"下丹田"的部位，摒除一切杂念，也可以轻闭两眼至微露一线之光，而目观鼻准，这叫作"目若垂帘"。静静的自然以鼻呼吸，以至不闻不觉，口也须自然闭合，遇有口津多的时候，可缓缓分小口咽下。最要紧的仍在自然地意守下丹田。第三是呼吸要求。呼吸的练习很重要，一般人的呼吸往往短而浅，要求气息出入极轻极细，自己的耳朵也听不见才是最佳。气息应逐渐加长，使其深达小腹，但要自然而然，不可用力。

当然在时间的控制上也有要求。初学静坐者，以早晨起床及晚间就寝前各坐一次为宜，不然则每日至少必有一次静坐，以早晨起床后为佳。每次静坐时间越长越好，但是不必刻意求长，应当听任自然。如能坐至 30 分钟，长期坚持下来，则可以有很好的收效。

最后还有一些注意事项：①尽量选择安静的环境，避免他人干扰。②制作软而厚的褥子或垫子，作为久坐之用。③静坐前要松开衣带，使筋肉不受拘束。④平直其身，脊骨不曲，端正就座。⑤静坐之后，要慢慢张开眼睛，肢体活动要缓慢而不可过于快速。

3. 站桩培气身心调节基本内涵

站桩是中国古代养生保健的基本功法之一，是调节身心的基础，它不仅可以安定精神，而且可以平衡阴阳、调理气血、培蓄元气。儒释道医武各流派各有站桩之法。百姓喜闻乐见的包括马步桩、混元桩、无极桩、三心并站桩等。现将无极桩的原理和功法简介如下。

无极桩也称自然桩，是太极拳内功重要的桩法之一，被历代拳家认为是太极拳的根基。拳理说："太极者，无极而生也。"练习此桩时身体处于高度放松状态，要求达到形意合一，阴阳协调的状态，是一种平衡和谐的内在养生运动。

无极养生庄的方法包括：①预备式：身体自然站立，两脚与肩同宽。周身中正，二目垂帘。两手自然下垂，贴于大腿两侧。舌抵牙龈。请务必重视预备式。身体放松后，意想自身与茫茫宇宙合为一体，进入忘我境界，10 ~ 15 分钟即可。②正式功法：接上势两腿微微弯曲，重心放在涌泉穴上，双手由身体两侧向前旋转，手心向后外方向，指尖向下。两臂略有弯曲，保持自然松弛的状态。身体放松，眼睛向下，下巴略抬。练功时要注意周身中正、松肩转肘、两手下垂、意守丹田。据个人兴趣可选择以 20 分钟为基础，酌情可增时间。增加时间应循序渐进为宜，如每周固定增加 5 分钟，则两个月就可以合格了。③收功：起身，两手合于丹田，双掌重叠，几分钟后，身体气感恢复平静，就可放下手，自由活动了。收功过程中要意想周身内气回归丹田，2～5 分钟为宜。

本法可以使习练者有效调节自主神经，增强大脑皮质的功能，使运动神经系统和自主神经系统得到改善，能使人反应灵敏，是训练高功能神经系统行之有效的方法之一，还能培养元气，放松身体，稳固身体重心，端正身体姿势，增强腿部力量。

（二）导引吐纳调气

如果说静息修身简便易行的话，那么导引养生则丰富多彩、趣味无穷。通过导和引来牵动肢体经脉，达到通经调气、保健愈病的效果。

1. 导引行气历史悠久理法并至

导引术古已有之，中国最早的导引行气的文献是《行气玉佩铭》，是我国现存最早的气功理论文献，据考为战国后期的作品。其形为十二面棱柱状体，中空，顶端未透，每面刻有篆书三字，加上重文九字，共四十五字。它简单扼要，含义深大——"行气，深则蓄，蓄则伸，伸则下，下则定，定则固，固则萌，萌则长，长则退，退则天。天几舂在上；地几舂在下。顺则生；逆则死。"

往后，老子学派和方士积极利用导引作为养生手段。如汉初张良"愿弃人间事，欲从赤松子游耳，乃学辟谷、道（导）引、轻身"（《史记·留侯世家》）；李少君、东方朔等人以"导气养性"（《论衡·道虚》）。"导养"之风，东汉盛于西汉，《后汉书·方术列传》中讲到的许多方士都是精于导引的养生家。这些人对导引的发展无疑是有贡献的，但其"导养"的目的是希冀"长生不老"做神仙。因此，当时流行的导引行气之类也掺入了一些神秘玄虚的东西。然而，东汉著名的无神论者和唯物主义思想家桓谭，在他的《新论·形神》中认为：人的寿命是有限度的，长生不老是不存在的，主张不要夸大养生的作用，过分追求长寿。养护身体，或许可令坠齿复生，白发转黑，肌颜富有光泽，但人体到了衰竭的时候也会死亡的。桓谭的"养生有效，然而有限"的观点，是符合客观规律和辩证法的，在当时社会上有很大影响。之后的另一位伟大的唯物主义思想家王充，也是一位无神论者，对西汉以来社会上流传的各种神秘主义进行了无情的批判。

说起导引术，最具代表性的莫属华佗在《庄子》"二禽戏"（"熊经鸟伸"）的基础上创编的"五禽戏"。其名称及功效据《后汉书·方术列传·华佗传》记载："吾有一术，名五禽之戏：一曰虎，二曰鹿，三曰熊，四曰猿，五曰鸟。亦以除疾，兼利蹄足，以当导引。体有不快，起作一禽之戏，怡而汗出，因以著粉，身体轻便而欲食。普施行之，年九十余，耳目聪明，齿牙完坚。"

2. 帛画《导引图》图文并茂丰富多彩

1974 年湖南长沙马王堆 3 号汉墓出土的帛画《导引图》，乃是了解汉代导引发展的极其珍贵的资料。《导引图》中有彩绘的 44 个各种人物，他们做出各类导引的示范。每个图像均为一独立的导引式式，图侧并有简单的文字标出名目。这幅《导引图》充分反映了当时导引术式的多样性。从导引的功能方面看，既有用于治病的，也有用于健身的。从肢体运动的形式看，既有立式导引，也有步式和坐式导引；既有徒手的导引，也有使用器物的导引，既有配合呼吸运动的导引。也有纯属肢体运动的导引。此外，还有大量模仿动物姿态的导引。当今体操中的一些基本动作，在《导引图》中大抵也能见到；也可以说这是迄今所发现的最早最完整的古代体操图样。

3. 《诸病源候论》气功养生日渐成熟

气功是通过意识的运用使身心优化的自我锻炼方法。气功是 20 世纪 50 年代政府正式确定的名称，在古代有多种称呼，如养生、导引、吐纳、守一等，不下 30 种。其中"导引"和"养生"最为贴切。导引，意为"导气令和，引体令柔"之意，比较全面地反映了气功锻炼的内容，是技术关键：使"气"更平和，使"体"更柔软。养生，则更强调锻炼的目的，是内涵。为呵护自我健康的导引和养生方法已经风行数千年，但是正式作为医疗手段之一而由中央政府权威机关颁布的则是公元 610 年。是年（隋大业六年），太医令巢元方（中央医院院长，相当于国家卫生部部长）发布《诸病源候论》一书。书中论述了各种疾病的病因病机及证候变症，是中华医学史上最早也是最完整的一部中医病理学专著。全书共分 5 卷，67 门，2039 论，为张仲景著《伤寒论》《金匮要略》以来最重要的医学著作。此书不同于前人之处在于，全书基本不涉及方药，只在每论末尾写上"其汤、熨、针、石，别有正方，补养宣导，今附于后"，一笔带过。相反，全书共载"养生方"或"导引法"289 条，有 213 种具体方法。可以说巢元方是集数千年医学气功成就之大成者。也是今日"医学气功学"最早的领路人。《诸病源候论》的问世，标志着气功在医学上的应用已进入成熟的阶段。"辨证施功"是本书的最大特色，全书所介绍的213法绝大多数是根据不同证候选用。五脏六腑诸病候均有不同方法。例如标在"肝病候"条目下的方法是"肝脏病者，愁忧不乐，悲思嗔怒，头眩眼痛，'呵'气出而愈"；"心病候"条目下导引法是："心脏病者，有冷热，若冷'呼'入，若热'吹'气出"；"脾病候"导引法是："脾脏病者，体面上游风习习，痛，身体痒，烦闷疼痛，用'嘻'气出。""肺病候"导引法是："肺脏病者，咽喉窒塞，腹满耳聋，用'呬'气出。""呵""呼""吹""嘻""嘘""呬"六字用以治五脏病并非始自巢元方，五代梁朝之陶弘景（452—531）已有记述，但作为政府颁布之医疗方法则是巢元方的功劳。巢元方著作的另一特点是简明扼要。巢元方所介绍的各种方法均非常简单，便于日常实施。例如"风旋"，其养生方只有一个动作，"以两手抱右膝，着膺，除风旋"，仅八个字。治"大便不通"："龟行气，伏衣被中，覆口、鼻、头、面，正卧，息息九道，微鼻出气。"寥寥14个字，把调形、调息要领剖明无遗。巢元方之法简明扼要，使得有志传播医学气功者易于效法和借鉴。术式复杂，不见得效果就一定好，相反，术式简明，却一定能开"方便"之门。

巢元方虽为医学气功之集大成者，但并非首创者。气功之用于呵护百姓健康早在远古就已盛行。马王堆汉墓文物的出土，张家山汉墓《引书》的复出，揭示了它曾经辉煌的一段历史。我们不仅可以从中得窥西汉以前经济、文化成就于一斑，而且从中更进一步认识到远古时期医学气功的伟大成就。马王堆出土的医学文献中除《五十二病方》《脉法》《阴阳脉死候》等医书外，尚有关于经络文献三种：《阴阳十一脉灸经》两种（甲乙本）和《足臂十一脉灸经》一种，说明经络研究与医疗气功的发生和发展有着密切的关系。李时珍在《奇经八脉考》中曾指出：奇经八脉为训练有素的气功家所发现。因为"经络隧道，惟返观者能照察之。"马王堆《导引图》和竹简《养生方》更直接反映了汉初医学气功的研究成果。《导引图》所载的是各种医学气功的"功法大全"。其中的辨证施功更早于巢元方时代七百年。《却谷食气》篇是写在出土《导引图》的同一幅帛上的另一篇医疗气功文献。此文写在《导引图》和《阴阳十一脉灸经》（乙本）之后，说明三种文献之间有一定的内在联系。《却谷食气》是医疗气功的有效手段之一，包含两方面内容："辟谷"和"食气"。即通过一段时间的不吃粮食以达到治疗某种疾病为目的。《史记》说：张良"性多病，即导引不食谷"。看来"辟谷"治病至少在汉初上层有一定影响。"食气"又称"服气""采气"。此文正是介绍春夏秋冬不同季节里食气的各种注意事项及其原理。

1984 年，湖北江陵张家山第二七四号汉墓出土大量文物。其中竹简1236 枚。记载了导引、医学、法律、算学、军事理论等方面内容。其中《引书》为导引学之专著，共有竹简 112 枚。墓葬时间当为吕后二年（前186 年）或稍后不久。比马王堆汉墓还早 18 年。书名《引书》为原题，意即导引之书。《黄帝内经》注说"引谓导引"，"引"为"导引"的略称。全书由三部分组成：第一部分述养生之道，与马王堆汉墓《养生方》极相似；第二部分记载导引术式以及用导引术治疗疾病的方法。前者与马王堆汉墓帛画《导引图》有珠联璧合之妙。《导引图》有图无文字说明，虽有寥寥数字题图名，但难以窥全豹，《引书》丰富的文字解释，使人一目了然。后者的文字表达，与七百年后巢元方专著的叙述几乎一模一样，可见隋代医学气功的形成应发端于汉初甚至更早。《引书》的再现，使我们更加明确：第一，作为学术，医学气功学是一门独立学科。并未受道教、佛教、儒教的影响，更与武术不相干；第二，后世道书如宋·张君房《云笈七签》中虽有导引的记载，均为"流"而非源；第三，医学气功作为自康复的养生手段，已在社会中相当普及。

4. 国家健身气功传承至今惠及民生

随着时代的变迁，健身气功发展到今日，已经成为以自身形体活动、呼吸吐纳、心理调节相结合为主要运动形式的民族传统体育项目，是中华悠久文化的重要组成部分。习练健身气功对于增强人的心理素质，改善人的生理功能，提高人的生存质量，提高道德修养等，具有独特的作用。

1998 年，国家体育总局局长伍绍祖向华夏智能功、幸福功、严新气功、大雁功、马礼堂六字诀、慧明功、心功、盘山阴阳功、郭林新气功、虚灵功等健身气功功法颁发证书。2003 年 2 月，国家体育总局已将健身气功确立为第 97 个体育运动项目。这意味着有必要在体育运动的范围内探讨这一概念，即健身气功需要体现体育运动的基本精神和目的，需要确定自己独特的运动形式。如果从体育运动的范畴之外，从气功角度看待健身气功，将健身气功作为气功的一个类别，那么，这个前提意味着健身气功是与体育相结合的气功，是体育化的气功。

目前流行的主要健身气功还包括《易筋经》《五禽戏》《六字诀》《八段锦》《十二段锦》《大舞》等。作为 1998 年首批获得国家体育总局认可的健身气功，智能气功有自己独特的完整的理论体系。它以辩证唯物主义和历史唯物主义为指导，吸取了传统气功和中医理论中的气、气化、天人整体观的合理髓核，借鉴了当代科学（包括医学、生物学以及新老"三论"）、哲学的成果，通过气功——超常智能的实践考察，逐步建立起来。形成了包括基础层次理论、技术层次理论和应用层次理论在内的理论体系，还包括动功、静功、静动功三种练法，都要经过外混元、内混元、中混元这一从初级到高级的练功过程。

智能功改变了传统气功的传授方法，采取心传、口传、形传三传并用。智能气功的心传主要是组场。组场是庞明先生借鉴传统气功某些教功方法结合当代科研成果和时代特征而创建的。其基本含义是，气功师通过意念把自身的气、自然界的混元气以及在场地内的对象（如人、物等）的混元气组建成一个混元整体，使之充斥于特定的场所，然后根据所要达到的目的发放意识指令，使之发挥相应的作用。

值得一提的是，北京中医药大学在进入 21 世纪之后，自主独立编创了结构严谨、功能清晰、特点鲜明的一套功法——中华传统健身操，在服务 2018 年北京夏季奥运会过程中，为百万奥运志愿者的健康做出了应有的贡献。

第三节　直指人心的心灵归宿，以神论医

情志养生，亦叫精神养生、心理养生，西医学称之为心理保健。它是通过对理念上和具体生活实践内容的调摄，增强心理负荷力，调养性情，以达到与环境和社会保持高度的和谐统一，表现为健康稳定的心态和旺盛的生命活力。调养心神的方法有很多。比如性理上的治疗，让病人的心神获得解脱。或者心中充满善良和爱意，这也是平衡心神的办法。或者一心向善行善，借由心中的善念来引导脏腑气机平衡，亦有效果。

在每一个人身上，都存在着一种神奇的力量，它可以使你头脑清醒，冷静理智地处理问题，情绪高涨，干劲倍增，学习和工作效率大大提高；也可

以使你走极端，不理智，做出后悔莫及的蠢事，无精打采，萎靡不振，学习和工作效率降低。这种神奇的力量就是西医学所谓的精神活动，在中医学中被称为情志。

一、以情治情、七情生克制化的精湛医术

人体的情志活动与脏腑气血有着密切的关系。情志活动是以五脏精气血为物质基础的，内在脏腑气血的变化也会影响到情志的变化；反之，五志太过也会损伤相应的内脏，引起疾病。

（一）身心相依，五脏情志生克制化

为了探索外界因素对心理的影响，以及心理对身体的影响，许多学者做了大量的研究和实验。把一窝生的羊羔，安排在同样条件下生活，所不同的是在一只羊羔的近旁拴一只狼，让它经常看到这只可怕的野兽，在威胁着它的生命。结果，这只羊羔就会吃不下东西逐渐瘦弱下去，不多久，便死去了，而另一只羊羔却长得很好。

医学家曾做过一次更为有趣的实验，将猫放在一个特制的箱子里，箱子里装有一个压杆，每当压一下压杆，就有它所喜欢的鱼一类的食物掉下来，但同时猫爪子必挨一下电击。每一次猫提心吊胆地去踩压杆，都免不了被电击一次。结果是饥饿的猫，宁可遭到电击也要吃鱼；但有时为了避免痛苦，眼巴巴地瞧着压杆不敢去碰，内心矛盾重重，在进也受苦，退也难熬的折磨下，过了一段时间，猫的血压升高了，得了"高血压病"。

五脏与五志的对应关系是：心主喜，肝主怒，肺主忧，脾主思，肾主恐。五志的活动在心神的统摄下才能正常进行。《灵枢·口问》曰："悲哀愁忧则心动，心动则五脏六腑皆摇。"充分说明了心神对五志的统摄作用，五志从心而发之后，不同的情志会影响到与之相应的内脏。

在正常情况下，五志是人体对客观外界事物和现象做出的 5 种不同的情志反应，一般不会使人发病。

五志只有在过极的情况下，才成为致病之邪，导致相应脏器的疾病，比如：心情爽朗、开怀大笑时，会觉得心胸舒畅；生气、愤怒时，会觉得两胁不舒畅、隐隐作痛；伤心、悲哀而哭泣时，会觉得憋气，甚至喘息、咳嗽；焦虑、思索时，会觉得不思饮食，或食之无味；恐惧、害怕时，会觉得瑟瑟发抖、浑身发冷。

情志疗法是中医诊疗的重要内容，以情治情，通过情志之间的生克制化能对脏腑功能起到调整作用。这种调整既是对情志的调整，也是对精神的调和，更有调神的巨大作用。一个人的生命除了躯体的疾病以外，还有隐藏在内心深处的精神疾患。这种疾病的治疗非调神不可。所谓"心病还须心药医"，说的就是这个道理！中医药的伟大宝库当中，早已论述了情志生克的道理，不同的情志之间相互克制、相互影响，正确地运用相关规律，可以发挥调神养生治病的巨大功效。

清代作家吴敬梓在《儒林外史》中写了一个广为流传的故事——"范进中举"。故事不仅写出了世间人情冷暖，竟也折射出"情志治疗"的特点和魅力。故事是这样的，范进考中了举人，得知消息后异常兴奋，突然"痰迷心窍"不省人事，得了失心疯的病。"范进不看便罢，看了一遍，又念一遍，自己把两手拍了一下，笑了一声，道：'噫！好了！我中了！'说着，往后一跤跌倒，牙关咬紧，不省人事。老太太慌了，慌将几口开水灌了过来。他爬将起来，又拍着手大笑道：'噫！好！我中了！'笑着，不由分说，就往门外飞跑，把报录人和邻居吓了一跳。走出大门不多路，一脚踹在塘里，挣起来，头发都跌散了，两手黄泥，淋淋漓漓一身的水。众人拉他不住，拍着笑着，一直走到集上去了。众人大眼望小眼，一齐道：'原来新贵人欢喜疯了。'"

年届五十岁的范进终于中了举人，欢喜异常，痰气上逆、蒙蔽了心神，出现了神志颠倒异常的情形，让众人都大吃一惊，无可奈何。可巧有人出了主意，就解决了问题。

"报录的内中有一个人道：'在下倒有一个主意，不知行得行不得？'众人问：'如何主意？'那人道：'范老爷平日可有怕的人？他只因欢喜狠了，痰涌上来，迷了心窍。如今只消他怕的这个人来打他一个嘴巴，说这报录的话都是哄你的，你并不曾中。他这一吓，把痰吐了出来，就明白了。'众邻都拍手道：'这个主意好得紧，妙得紧！范老爷怕的，莫过于肉案上的胡老爹。好了！快寻胡老爹来。"

邻里大家都认同报录人的主意，找范进最害怕的人来。一个嘴巴一吓唬就能把病治好。我们且再看后文。

"胡屠户凶神似的走到跟前，说道：'该死的畜生！你中了甚么？'一个嘴巴打将去。众人和邻居见这模样，忍不住地笑。不想胡屠户虽然大着胆子打了一下，心里到底还是怕的，那手早颤起来，不敢打到第二下。范进因这一嘴巴，却也打晕了，昏倒在地。众邻居一齐上前，替他抹胸口，捶背心，舞了半日，渐渐喘息过来，眼睛明亮，不疯了。众人扶起，借庙门口一个外科郎中的板凳上坐着……范进看了众人，说道：'我怎么坐在这里？'又道：'我这半日，昏昏沉沉，如在梦里一般。'众邻居道：'老爷，恭喜高中了。适才欢喜的有些引动了痰，方才吐出几口痰来了，好了。快请回家去打发报录人。'范进说道：'是了。我也记得是中的第七名。'"

中医情志理论认为"五脏"配"五志"，"喜怒思忧恐"对应"心肝脾肺肾"，具体而言是"喜伤心""怒伤肝""思伤脾""忧伤肺""恐伤肾"。范进乃"喜伤心"，出现了"痰气交阻、蒙蔽心窍"的证候。从五行而言，心属火，肾属水，水克火。"恐则气下"，害怕能够让气机下降收藏，从而使突然上亢的心火肃降收敛，从而痰气阻滞得以消散，心之神明方得以恢复如常。

这个故事给了我们重要启示。神是人生命的主宰，决定着气血的运行。把握了人精神活动的内在规律，就能驾驭人的精神，保护生命健康。

在四大名著《红楼梦》中也有情志致疾的相关案例。女主人公林黛玉就是典型代表，她的身世命运，牵连着她的生命状态，影响着她的病证发展，最终也决定了她的生命走向。

众所周知，林黛玉自小体弱，先天不足，她的性格敏感细腻、多愁善感，常常思春伤悲，日久累及肺脏，得了呼吸喘嗽之病，久而成"痨"，最终香消玉殒。

第四十五回《金兰契互剖金兰语，风雨夕闷制风雨词》中有写："黛玉每岁至春分秋分之后，必犯嗽疾，今秋又遇贾母高兴，多游玩了两次，未免过劳了神，近日又复嗽起来，觉得比往常又重。"

第五十五回《辱亲女愚妾争闲气，欺幼主刁奴蓄险心》又写道："时届孟春，黛玉又犯了嗽疾。"

瘦弱的黛玉本身就是气阴两虚的体质。因此，春分乃是大地升发之气极旺之时，肝肾之阴不足，无以涵养阳气，导致阳气外越，肺气不降，所以"必犯咳嗽"。按照中医的五行理论，本来应该是肺金克肝木，但本已肝血亏虚的她整天抑郁，肝气不得疏泄，郁而化火，导致肝阳过亢，以至肝气横逆犯肺，影响到了肺气的宣发和肃降，出现了咳嗽。

第五十七回《慧紫鹃情辞试莽玉，慈姨妈爱语慰痴颦》道："黛玉一听此言，哇的一声，将腹中之药一概呛出，抖肠搜肺，炽胃扇肝的痛声大嗽了几阵，一时面红发乱，目肿筋浮，喘得抬不起头来。紫鹃忙上来捶背，黛玉伏枕喘息半晌。"

紫鹃为了试探贾宝玉对林黛玉的感情，骗他说林黛玉再过个一年半载就要回苏州老家去了，结果贾宝玉当了真，开始犯迷症，胡言乱语。后来紫鹃对他把话说明白了才又正常过来。紫鹃这样做，原因是她想知道宝玉对黛玉的感情有多深，结果宝玉犯了场病，黛玉也伤感了一场。两人都更坚定了喜欢对方的心意，但也诱发并加重了黛玉的肺疾，黛玉因情而伤身。肝木反侮肺金，肺气本弱，再加肝阳虚亢，克伐肺金而导致病情继续加重。

第八十二回《老学究讲义警顽心，病潇湘痴魂惊恶梦》才出现，以痰中带血为主。第八十三回中贾府的"保健医生"王太医说："六脉皆弦，因平时郁结所致。""这病时常应得头晕，减饮食，多梦。每到五更，必醒个几次；即日间听见不干自己的事，也必要动气，且多疑多惧。不知者疑为性情乖诞，其实因肝阴亏损，心气衰耗，都是这个病在那里作怪。"随即，在红梅单帖上写道：六脉弦迟，素由积郁。左寸无力，心气已衰。关脉独洪，肝邪偏旺。木气不能疏达，势必上侵脾土，饮食无味；甚至胜所不胜，肺金定受其殃。气不流精，凝而为痰；血随气涌，自然咳吐。理宜疏肝保肺，涵养心脾。虽有补剂，未可骤施。姑拟"黑逍遥"以开其先，后用"归肺固金"以继其后。不揣固陋，候高明裁服。

第九十七回《林黛玉焚稿断痴情，薛宝钗出闺成大礼》曰："黛玉又一面喘一面说道：'紫鹃妹妹，我躺着不受用，你扶起我来靠着坐坐才好。'"

世事难料，宝玉和黛玉二人有情人终不能成眷属。直到此时，黛玉心灰意冷、悲伤欲绝，情绪低落到了极点。因郁闷而肝气更旺，因悲而肺气更虚。最终五行离散、营卫败绝、撒手人寰。可见情志调摄在防病、养生、康复乃至治病方面都发挥着决定性的作用。

《黄帝内经》重视五志致病的观点，对2000年来历代中医学家们都有深刻的影响。金代李东垣就曾指出："凡怒忿、悲、思、恐惧，皆损元气。"因此，在生活、工作、学习中，需要注重情志养生，调摄心神。

中医有很多医家都善于用情志调节的办法治病。张子和在《儒门事亲》中收录了大概有一百多个用情志疗法来治病的病案。比如：有位富人在探亲路上被土匪打劫吓坏了，结果回家后只要听到脚步声就昏厥，很多医家都觉得治不了，不敢诊治，张子和想了个办法，在病人没注意的情况下，突然用惊堂木敲了一下桌子，病人吓一跳，差点晕过去，就这样反复多次，慢慢地病人就不再害怕了，昏厥也就没有再犯。张子和认为该病是因受惊引起，"惊则气乱"导致昏厥。他认为受惊是平常很少发生的事情，让它成为常事儿，病人就习惯了，不再害怕了，病也就好了。还有一个病例，一位妇人因思念丈夫，渐渐觉得腹胀，张子和一诊脉觉得身体无大碍，是因"思则气结"造成的。按情志调节的方法，怒克思，应想办法让病人发怒，于是张子和向她提出各种要求，就是不给她看病，终于有一天病人忍不住了，冲他发怒结果腹中的气结马上消散了，这样病就好了。这说明一个问题，好医生首先应该是一个很好的心理医生，需要了解病人的情绪以及是怎么得的病。

（二）总结规律，情志疗法林林总总

常用的中医情志疗法有五志相胜法、言语开导法、清心静神法、疏导宣泄法、移情易性法等。为便于了解，简述如下：

第一，五志相胜疗法。该法运用最多，前已有述。五志化生于五脏，五脏的功能是五志的生理基础。五志安居，则心身健康；五志过度，则心身异常。中医学根据五行生克理论，依照五志之间的制约关系，提出五志相胜疗法，以此来维持五志之间的制约关系，提出五志相胜疗法，以此来维持五志之间的协调平衡，从而保持身心健康。临床主要用来治疗异常情绪、不良心理和行为病证。历代文献中有不少利用五志相胜疗法治愈疾病的记载，上文所述"范进中举"即是一例。

第二，言语开导法。《灵枢·师传》曰："告之以其败，语之以其善，导之以其便，开之以其所苦。"最早提出了以语言开导法来消除患者的心理疑惑，解除患者的心身病痛。"人之情莫不恶死而乐生"，许多人患病之后，由于工作、家庭、社会等方面的压力，背上了沉重的精神负担，表现为心情抑郁或烦躁不安，对疾病的治疗丧失信心，更何况许多精神心理疾患的发生往往源自于内心的疑惑和迷惘。心病还需心药医，最好的心药就是语言。语言是化解疑虑的良药，是解除困惑的钥匙。正如金元四大家之一李东垣所言："善治斯病者……使心无所凝滞，或生欢欣，或逢喜事……或眼见欲爱之事，则慧然如无病矣。"

第三，清心静神法。藏象学说认为，心藏神，为神之舍，主管机体的精神意识思维活动。"心忌妄念""心贵清静""神忌迁驰""神贵安和"。心清神静，守神以安，护形以全，则形体安康。正如《黄帝内经》所言："恬淡虚无，真气从之，精神内守，病安从来。"此法主要适用于各种情绪紧张、心理压力、私心杂念、不良刺激等引起的情志障碍和心理问题，以及因慢性疾病的恢复治疗和老年心身功能的保健。静坐、冥想等均属此范畴。

第四，疏导宣泄疗法。当机体受到外界恶性刺激和巨大心理压力时，心身会处于一种异常的应激状态，如过度紧张、焦虑恐惧、情绪沮丧、心跳加快、血压升高、胸闷气梗等，如果这种情绪得不到及时宣泄，久而久之，则可导致心身疾患。疏导宣泄疗法旨在采用疏通、引导、宣泄、转移等方法，将被压抑的郁闷情绪宣泄出来，从而达到治疗心身疾病的目的。

第五，移情易性疗法。即运用各种方法来转移病人的精神意念活动，借以调理和纠正气机紊乱等病理状态，以此来治疗心身疾病的方法。清·吴师机在《理瀹骈文》中言："七情之病也，看花解闷，听曲消愁，有胜于服药者矣。"幽雅的环境、美妙的音乐可陶冶人的性情，改变人的行为，从而使患者保持良好的心境，"内无思想之患"，以促使心身疾患的康复。

二、以性、心、身为核心的东方性命哲学

如果说"五志相胜"的中医诊疗方法千百年来一直调和着民生健康的话，那么"松静自然""移情易性""疏导宣泄"等方法也早已自然融入了中医健康调理体系。

令人赞叹的是，中华文化千年传承、不绝如缕，中华文明滋育繁荣、代有创新。在干戈扰攘、民生凋敝的清末民初，一位普通的庄稼汉，因为躬行实践，创造了一个贯通天人、融合"性、心、身"三大方面、涉及"家道伦理与生命健康"，关联"情志偏胜与脏腑阴阳"，直指人心而独具特色的"性理疗病法"。成为承载东方文化哲学思想，贴近百姓生活，注重本源而认知独特的理论与方法。性理疗病法堪称中华文明中医药宝库中的闪亮明珠和绚烂奇葩。

（一）性理疗病法肇始于中华文明美德的丰沃土壤

性理疗病法的发明源于近代著名思想家和教育家王凤仪的人生经历和躬行实践。王凤仪先生有感于当时社会的积贫积弱、世风日下、道德沦丧，作为一名农民，身患严重的"疮痨"病，日益加重。一次在听到评书宣讲

"双受诰封"（三娘教子）的故事时，感悟到故事中母子礼让，互相争不是的道理，痛悔自己的问题。第二天早晨，无意之中，有感肚皮痒，长了十二年的疮痨，一夜工夫，竟完全好了。

"三娘教子"讲述了小东人和三娘之间因误会出现了矛盾，最后都从自身找问题，各自认错，最终母子言归于好的故事！这则故事彰显了中华文明当中"礼让谦敬、反躬自省"的社会美德。这种饱含古代美德的故事在我国社会比比皆是，丰厚的文化土壤一直滋养熏陶着中华大地的万千儿女。也正是由于这则故事，触动了凤仪先生对自己的反思，通过自身的体验，把情志、秉性与健康联系了起来。

经过实践和观察，凤仪先生发现人们的疾病，多数是由于恨、怨、恼、怒、烦这五种不良情绪引起的，气火长时间在人体内作乱，使人产生疾病。王凤仪教人"拨阴反阳"，转克为生，化除五行性之阴面，扩充阳面，使疾病自愈。后来为巩固和扩大性理疗病的成果，彻底解除人们的精神痛苦，又发明了"性命"学说，将"性命"学说应用到家庭上，就形成"家道伦理"学说。至此王凤仪的性命伦理学说便完整地建立起来。终于形成了完整的"性理疗病法"。

（二）性理疗病法的基本内容

"性"是指人的气质与性格，"理"就是规律或法则。"性理"是用"五行"说明人的气质与性格的阴阳消长变化规律。性理疗病便是掌握和运用这个规律，通过语言为人医病。"心病要用心药医"，正说明了这个道理。心药，是指用开导、说理、挖根源和暗示等方法，来解开病人心上的疙瘩，从而愈病。

1. 性理疗病法纲要依托阴阳五行文化内涵

"性理疗病法"所提出了"三界""五行""四大界"，三界（性、心、身）、五行（木、火、土、金、水）、四大界（志、意、心、身）是性命学说的主体，是中国心性学的实践传统，是融合了儒、释、道各家思想而成的。

王凤仪先生在多年性理疗病中总结出："怒伤肝，恨伤心，怨伤脾，恼伤肺，烦伤肾。"发怒时，面红耳赤，血往头上冲；受惊时，四肢冰冷，面色苍白。这就是由心理变化影响生理而发生了病理变化的典型的症状。运用性理疗病时，常引用一个很质朴的比喻，"猫食碗招苍蝇，没有内乱引不来外患"。意思是说，正因为自己内有"阴"，才引来外面的"阴"。如一般头痛脑热的感冒，是因直接感染细菌而引起的。但西医学表明，我们只是在免疫系统机能低下的时候，才会伤风感冒。而消极的心理与情绪，是作用于免疫系统的潜在不良因素。因此，有时强烈的感情波动，如仅一瞬间的暴怒，所造成的后果（如脑血栓等），却需要长时间才能治愈，或留有后遗症。

心性表露于外的表现称为情绪，一般来说，可概括为两个方面，一种是正面的情绪，属阳，包括快乐、希望、恬静、好感、和悦、欣慰、勇敢等，是有益于人体健康的。与此相反的，是不愉快的情绪，属阴，发作出来就叫脾气，严重时可刺激人体的器官、肌肉或内分泌腺，有害健康。这种情绪除了"五毒"（恨怨恼怒烦）和"上火"之外，还包括沮丧、失望、悲伤、害怕、不满、嫉妒、疑虑等。

2. 性理疗病法直指人的心灵深处

"病是吃气活着，疮是吃火活着，人若能不生气，不上火，就把病和疮饿死了。"这是性理疗病的一句格言，性理疗病认为恨怨恼怒烦"五毒"在人体中产生一种阴气，可使人的生理功能失去平衡，人的周期节律失调，因而发生疾病。我们平时所说的"上火"，是指急躁、焦虑、患得患失、非分妄求和牵心挂念等情绪。这样过多的消耗精气，便损伤正气，削弱免疫能力，内火炽盛，使人易患疮疡或头病。医学实验证明，情绪好与坏，可产生不同的生化过程。心情愉快时，血液中便会增加一种有利于健康的生化物质，精神苦恼则会产生一种对精神和血管有副作用的物质。生气上火之后，其有害的生化物质照样在他们体内起作用。

先生在劝病中总结出，生气对病和疮可起到助长作用。他说："有寒病的，越生气病越寒；有疮症的越生气疮的毒火越大。因为气像风似的，冬天刮风，越刮越寒；夏天刮风也是热风，和这道理是一样的。"生气本身就属阴，阴气重浊下凝，便是寒，易患腰腿疼病。疮症本身就是毒火，越生气，就等于越给毒火添油，所以疮越重。

3. "拨阴反阳"是性理疗病法的法则与根本

有什么性格，易患什么病，是当前国内外"心身医学"中一个重点研究课题。王凤仪先生于清末民初，花费40余年的时间，在性理与病理研究上取得了惊人的成就，他发现人身有阴阳二气，阴气过盛便是致病的主要因素。然而，阴气是怎样产生的呢？是由于气禀性经常发动逐渐积累的。气禀性的发作通常是通过人与人的伦理关系具体反映出来的。每当事不遂心，人不对意，便动气禀性（简称为"动性"）。性理疗病就是要把一睁眼就首先看到他人的"错处"的这种惯性思维翻转过来，变为先看自己的过错，认识到"看人不对就生气"，这本身就是严重的过错。所以性理疗病法中必然包涵着"伦理疗病"的内容。

性理疗病包含着如下准则：

第一，必须明确病人是由于某种气禀性（五行性的阴面）才患某种病。

第二，要强调改变或化除致病的气禀性（简称"化性"）。

第三，通过"悔过""道过"，亮出思想，解开疙瘩，打通心灵的"堵塞"。

第四，挖找出因人、因事、因财而致病的思想根源。

第五，通过"笑"或"哭"以拨阴取阳。

第六，转移注意力，以扭转致病的思想焦点。

上述六条中，变化气禀性和悔过、道过，是性理疗病的关键。不论悔过、挖根源还是化性，病人都必须是真心实意的，否则无效。

这里还有一条主要原则，即讲病者不仅有讲病的本领，同时更必须有高尚的品德，在病人心目中有一定的威信。所以性理疗病不单纯是方法问题，而品德的感召力尤为重要。医者绝不收受谢礼与任何报酬，如病人对医者有鄙视的心情，其方法再高明也难以奏效。

（三）性理疗病的"问性法"

常言道："病来如山倒，病去如抽丝。"然而性理疗病，其愈病之神速，效果之显著，不可思议。凤仪先生说"病去如山倒，病来如抽丝"，在性理疗病的过程中，能适当地配合"问性法"，则其疗效会更佳。

只要证明它是客观存在，就应加以研究。只有尊重事实，才能尊重科学。它的核心问题乃是对人的潜力的发掘，因为性理疗病已初步揭示了一些令人难以想象的人体潜在能力。

从性理疗病的许多病例中，使我们意识到，医学发展得再高明，技术再精良，如果人的心性问题（精神因素）不解决，也不可能彻底解决人的疾病与健康问题。

乐观、开朗、心胸豁达、常乐无忧，可以使人少生病、健康长寿的道理，是人所共知的，但关键问题是怎样能做到乐观、开朗、心胸开阔、常乐无忧呢?"性命之学"中重点解决了这个问题。

探索什么样的精神因素(心理与性格)会导致机体患什么样的疾病,是现代"心身医学"面临的一个重要课题。

西方古代的医学开山鼻祖希波克拉底说:"知道患有某种疾病的人是什么样的人,比知道某人所患的是什么病重要得多。"这即是强调整体治疗和精神因素在医疗中的重要意义。

"五行性"是王凤仪先生在19世纪末期提出的精神哲理,其中主要部分就说明了什么样的气禀性易患什么病。

如国外现代心身医学研究发现具有"A型行为"特征的人,其性格是竞争性强,求成心切,雄心勃勃,急躁,缺乏耐心,不安定,过分警觉,讲话滔滔不绝,面部肌肉紧张,有一种时间紧迫感,经常处于责任心驱使之下,其高血压病、冠心病的患病率远远高出"B型行为"(比较松散,稳妥,循序渐进,有耐心,动作不急不慢)性格者。这种A型性格的人在五行性中属木火性,故易患心脏疾病(属火)和头迷眼花、四肢麻木、中风等疾病。

所以强调改变人的气质与性格是防治疾病的根本。

千百年来,病人请医生治病,多为被动的,医生开什么药方,病人便服什么药;医生决定扎针和手术,病人便接受扎针和手术。这是完全被动的。而性理疗病是完全发挥病人的主动能力,转被动为主动,通过自我调节,使心理与生理重新得到平衡,从而愈病。有的顿愈,有的渐愈,这不能不说是人类医疗手段中一种高超的疗法,是人类未来的最理想的医学疗法。

然而性理疗病,虽然治愈了一些沉疴痼疾,却不是万能的,传染病、外伤、外感等病和某些急证以及根本不相信精神治疗的人,还必须到医院及时医治。

当然,做性理疗病的医者,并非人人都能胜任,他必须有高尚的医德,在病人心目中有一定的威信。如病人根本没有信心,也是不可能奏效的。

"心中的郁闷,精神上的痛苦,埋藏在心底的恨怨,一触即发的愤怒,让它发泄出来,比自我封闭要好得多。"这种说法,不一定全对,须要具体地分析。属于土水性人,不好讲话,痛苦藏于内心不表露,常常使内外相交的精神通道被封闭,这恰似一个急需氧气的病人,被切断了供氧系统一样,是很危险的。这样性格的人,急需将埋在心底的苦闷发泄出来,接受他人的开导与劝说,是非常有益的。

　　但脾气暴躁的木火性人，气火发泄出来，虽然自己的心里痛快，可是必然伤及别人，特别是对领导人和长辈，发脾气之后，必要后悔，反易加重了精神负担。

　　因此，性理疗病法提出"化性"之说，突出一个"化"字，不仅能包容，而且能溶化，在心里不残留恨怨的余痕。这样不仅能防治病疾，而且能保持人我关系的和善。当然，想做到这一点，必然豁达、宽宏、不斤斤计较小事，不苛求于人。

　　这样，就可以使自己的上下左右，以至家庭，都会处于一种比较和谐的气氛中。这种高尚的修养来自高尚的情操，宏伟的抱负和超人的毅力来自明确而远大的生活目的。

　　所以在锻炼躯体的同时，必须学会锻炼自己的心灵，化除阴浊气质。否则服用再好的药物，病体恢复得再好，经一场暴怒便毁于一旦。

　　因此，要把自己的性情锤炼到不论周围发生什么剧烈变化，个人也能保持内在的情绪稳定；就像外界温度可以有很大的差别，但人的体温却总保持37℃左右。因而能适应各种坎坷，顺利地度过逆境，这乃是实现健康长寿的关键。

　　阴气阳气之说，是性理疗病中的枢纽。恨怨恼怒烦多了，则阴气必盛，阴气盛则身体必病。拨阴取阳，疾病自愈。阳气足了，身体自能健康。这里所说的"气"，非呼吸之气。中医学认为"气"是流通在体内的维持生命活动的精微物质，它受情绪和心理的影响。恶劣情绪对阳气的破坏作用是致病的主要原因。

　　人们在看望病人的时候常说，你好好地养病吧！其实怎样养病，却大有学问：如用阴气来养，可能越养越重；只有用阳气来养，病才能好得快。

　　什么叫用阴气养病呢？即是边养病边生气，看这个人不对，又看那个人不顺眼，甚至耍大脾气，不断地给疾病上"肥料"，病不是越来越重吗！只有常存知足感恩之心，多想别人的好处，心情开阔，用阳气养病可增强免疫力，自然会痊愈得快，早日恢复健康。

　　性理疗病法是依靠信息的作用而确定治疗方案的，其中包含着深刻的哲理。国外报道说可以根据人的一根头发、一片指甲以及人的掌纹，测定该人的生理、病理状态。耳朵上的穴位可反映相应脏腑的病变，正如"一滴水可以反映出太阳的光辉"。"五行性理"可以从人的面色、声音、体态，察知其五行性的生克顺逆，阴阳变化，从而探测其脏腑肢体的病变，这是有其道理的。

五行性理贵在"变化"二字。气禀性变化了，他的身体与境遇自可随之变化。它是与宿命论者所讲的"命运固定说"相对立的。气质与性格完全可以变化，所以自己便可以掌握自己的命运。

自古以来，人们习惯于被动治疗，病人只是等待医者施治，自己无能为力。其实，性理疗病法一旦被人们所掌握和运用，其威力确是无穷的。如能有效地运用五行性理，不仅可以节省医药，同时也能为人们防治疗病开辟了新途径。

不论在医学上、哲学上，还是在个人的道德修养上，它都有特殊的重要意义。它可以使人们的心身两方面都得到改造，促进人生幸福与精神境界的提高。它强调健康的精神与健康的身体的统一性，把个人思想意识、性格品德的修养和人的健康长寿紧密地连在一起。

如果每个家庭都能明白和运用五行性理，便可避免许多疾病和苦恼，必然为生活和工作带来巨大的活力。设想一下，如果这种性理之学能渗透到老年人安养的场所里去，使老人能有机会结合自己的心身，研究五行性理，那么不仅可以祛病延年，还能使老人们的精神境界与生活情趣得到提升。

三、"中医情志疗法"与"性理疗病法"内涵之比较

传统的"中医情志疗法"与新起之秀"性理疗病法"作为非药物疗法都是祖国传统文化中不可多得的宝藏，它们属于情志疗法的范畴，都运用了五行学说作为临床指导理论。但是二者在哲学基础、思维方式、理论内涵、临床治疗方法上有同有异，探明二者的异同，有助于互相借鉴、取长补短，为我所用，服务当代百姓。

（一）中医情志疗法与性理疗病法的概述

在祖国医学的百花园中，"传统情志疗法"穿越千年传承至今，而"性理疗病法"虽然兴起历史较短，但同样以其独特的体系与内涵广为流传，下面笔者就将其分别做一简要介绍。

1. 中医情志疗法

情志疗法是指医生不用药物、针灸、手术等治疗手段，而灵活运用语言、表情、姿势、态度等方式，致力于改变患者的心境志意、意识情形、态

度行为等精神心理活动，唤起患者机体自身防治疾病的积极因素，促进或调整机体的功能活动，以调整形、神紊乱失常的病理状态，从而达到治愈或缓解、控制病证的一种治疗方法。中医情志疗法包含情志相胜法、顺情从欲法、开导解惑法、移情易性法、暗示疗法等，其中情志相胜法即是很好地应用了五行理论。情志相胜法又称以情胜情法、情志移遣法，像世人所共知的范进中举就是一个很好的例子，它是运用五行相克理论来表述情绪之间相互制约关系的一种经典提法，其基本理论是脏腑情志论与五行相克论。具体含义是指在中医五行理论的指导下，医生有意识地激起患者一种情志刺激，以制约、消除患者的另一种病态情志，从而治疗由情志所引起的某些心身疾病的一种心理疗法。情志相胜法可以说是中医情志疗法中运用最为广泛的一种方法。

情志相胜疗法的治疗原理首见于《素问·阴阳应象大论》中，"怒伤肝，悲胜怒""喜伤心，恐胜喜""思伤脾，怒胜思""忧伤肺，喜胜忧""恐伤肾，思胜恐"。情志分属于五脏，五脏对应五行，以五行相克理论为指导，以一种情志制约另一种情志达到治病的目的。随着后代医家对情志相胜法的发展及临床运用，使得情志相胜法成为了中医情志疗法中最为突出的疗法之一。但情志相胜法也有超出五行相克理论之外的，例如古人尚有运用怒胜喜、喜胜怒、恐胜思、怒胜悲等方法治愈疾病的案例。可见，临床当取中庸之道，不必过于拘泥于五行相克理论，正如古人所言"盖医者，意也。苟得其意，不必泥其法"。

2. 性理疗病法

"性理疗病"又称劝病、讲病。"性"指人的气质与性格，"理"是规律或法则，"性理"是运用五行学说来说明人的气质与性格的阴阳消长变化规律。"性理疗病"便是掌握和运用这个规律分析、探测人的躯体脏腑疾病变化的情况，通过语言为人劝病或让患者自我调节，拨阴取阳，使机体自然而愈，甚至有多年重病的患者由此而康复者也不胜枚举。王凤仪先生认为，谈话是开心的钥匙，用谈话的方式引导病人发生心理认知和行为方式的改变，当心结打开了，不仅心理的疾病能痊愈，身体的疾病也会自愈。

性理疗病法的具体操作方法是：悔过法（能受屈、达天时、明因果、找好处、认不是）及问性法（即问主意、明理、信实、响亮、柔和）。"达天时为真火，认不是为真水，明因果为真土，找好处为真金，能受屈是真木"，同时，性理疗病法治病，除运用了心理疏导的作用外，还有心理暗示和信仰的作用，它要求患者对医者有绝对的信心，并按照医生的指导进行忏悔改错，自我反思，找别人的好处，认自己的不是，知晓天命，洞明因果，从自身的思想和行为出发，扮演好自己在家庭、家族、团体以及社会中的角色，做到不亏人理、不欠天命，受得住委屈，兼及问性之法，拨阴反阳，使五行阴质转变为五行阳质，疾病自可消除。

（二）性理疗病法与中医情志疗法对五行理论的运用比较

同以五行理论为指导思想，中医情志疗法多以情志相胜取效，而王凤仪的"性理疗病法"则展现了不同的内涵与魅力，两种疗法均与五脏直接相关，但对五行理论的运用各不相同。笔者对二者做了深入比对，并从哲学基础、思维方式、理论基础、治疗方法等多个角度对二者进行了分析比较。

1. 从哲学基础探其文化渊源

性理疗病法与中医情志疗法都以五行哲学理论为主要指导思想，其中性理疗病法以五行哲学体系为基础并引入了阴阳理论，下面做具体介绍。

（1）以五行哲学为基础

二者都应用了中国传统的五行哲学理论，都运用了五行相克的理论。例如情志疗法中悲胜怒、恐胜喜……便是以金克木、水克火……五行相克理论为指导的临床具体运用。又如性理疗病法中谈到"阴水性人性格迂缓，愚鲁不达……但心中好贪，外表柔和，心里着急，更或心强好高（阴火），而事与愿违，大失所望时，便落得怄闷憋气，委屈后悔（阴水），形成水克火，对心脏大为不利，易患心脏病。要想化克为生，必须认自己的不是（阳水），立起主意，生出仁德之心（阳木），不为名牵利诱，转为水生木、木生火。"这也是运用了五行相克之理。

（2）阴阳思想融入五行理论

性理疗病法在五行哲学理论上还引入了阴阳的哲学理论，并与五行理论结合起来。如"木性人，面色青，面长瘦而露骨……分阴木阳木。阳木是木之本性，主仁德，正直有主意……阴木性人，仁柔寡断，性多偏私，不服人，气量窄小"。这便是与阴阳五行理论结合的具体描述。凤仪先生通过人的气质与性格将人分为木、火、土、金、水五种类型，每一行人又可以分为阴阳两种不同属性，从而结合阴阳五行理论并归纳出阴阳五行人的理论。

性理疗病法的五行哲学理论不仅仅局限于病人五脏六腑及性格情志的五

行，除此之外还包括自身五行与家五行（兄、父、祖、弟、母）、社会五行（士、农、工、商、官）。一个人生来就是要和周围的一切发生联系的，王凤仪先生高瞻远瞩，将自身与家庭、社会的关系连成一个整体，五毒情志的由来便是从这层层复杂的关系中生出来的。这种以五行理论为基础将疾病与人和家庭、社会关系联系起来的哲学思维可谓是一种史无前例的创新。

王凤仪先生虽未曾读过书，但他通过日常生活总结出来的"性理"之道与中国古圣先贤提出的伦理道德哲学体系暗中相和，可见大道不远人，它就蕴藏在我们的平常生活之中。性理疗病法引入了儒家五常（仁、礼、信、义、智）、道家五元（元性、元神、元气、元情、元精）、佛家五戒（杀、淫、妄、盗、酒）等传统哲学体系，并将其与五行理论相结合，总结出了一套以传统阴阳五行哲学理论为主干，以其他哲学理论为羽翼的特色五行理论体系。王凤仪先生以五行理论为基础将疾病与传统道德哲学体系相结合可谓独出心裁。

性理疗病法多运用五行相生之理以解除五行相克之象，转逆为顺，化克为生，拨阴取阳，从而达到治病的目的。情志疗法多以五行相克之理解除某一种情志的过胜，多以情志相胜法取效。这是二者哲学思维的一个主要区别。

2. 从思维方式考量理论异同

虽说二者都是以五行理论为主要思维方式，但是二者思考和涉及的面却大不相同，而且性理疗病法以五行理论为出发点并有所创新，可谓别开生面。

（1）五种情志五行相应

二者都以传统哲学中"五行"的思维方式来思考分析问题，这是受中国传统文化的影响，也是根植于我们内心深处的传统哲学思维方式。二者都将人的情志分为五种类型，五种情志分别对应各个脏腑，并通过五行联系五脏来指导情志。

（2）取类比象与五行相克

性理疗病法在阴阳五行人的辨识中采用了取类比象的思维方式，例如"面长瘦而露骨……阴木性情粗，不服人，好抗上，气量窄小"正是取五行"木"之象，所以把这一类特征的人归结为木行人；"面容丰厚，面色黄，背隆腰厚，行动沉重稳实，语音宽宏……阳土，忠厚信实，宽宏大量，容而能化"是取"土"的厚德载物、包容之象，因而把这一类特征的人归结为土行人。可见取类比象是性理疗病法很重要的一种思维方式。性理疗病法吸取了阴阳的思维方式，任何事物都具有两面性，王凤仪先生据此思维将五行人分为阳质和阴质，阳质主好的一面，阴质主不好的一面，阴质生五毒，是一切疾病的根源。王凤仪先生通过五行的象思维方式又提出了家五行、社会五行的新概念，即木、火、土、金、水分别对应兄、父、祖、弟、母家五行和工、官、农、士、商社会五行，这正是根据传统五行思维做出的创新。性理疗病法在治病方式上运用了阴阳的思维方法，正是通过以阳胜阴，以拨阴反阳之法将人的五行阴质转化为五行阳质，从而达到治病的目的。另外，对于自身五行相克采用的是以生化克的思维方式，比如，土克水，治疗当以找好处，问响亮之法，生出真义气（阳金），能包容人，转为土生金，金生水，化克为生。这种以生化克的思维方式较情志疗法的以克取胜而言，内涵更加丰富。

情志疗法治病过程中多采用五行相克的思维方式，一种情志较胜之时，采用另一种情志来调和它。情志疗法虽未提及阴阳理论，但从情志来看，怒、喜多属气血有余，悲、恐多属气血不足，有余与不足可以相互克制，运用五行相克理论之时又暗藏着阴阳制约之理。

3. 从理论基础比量二者差异

二者的理论都是以情志为出发点建立起来的，同样是五种情志伤及五脏，但是同一个脏腑在两种学说中所对应的情志并不是完全相同的，并且性理疗病法善于吸收各家之长来丰富自己的理论体系。

（1）五行理论是二者共同基础

二者都应用了五行理论，木、火、土、金、水分别对应五种不同的情志，联系肝、心、脾、肺、肾五脏。例如，情志疗法运用五行对应五志七情怒、喜、思、忧、悲、恐、惊，情志伤及五脏，怒伤肝、喜伤心、思伤脾、悲忧伤肺、惊恐伤肾。性理疗病法中五行对应五毒怒、恨、怨、恼、烦，五毒损害五脏，怒伤肝、恨伤心、怨伤脾、恼伤肺、烦伤肾。另外，二者在情志致病理论中"怒"这一情志都是对应肝木系统的，这是二者的共同之处。

（2）对应的脏腑不尽相同

五志七情与五毒具体对应的脏腑不完全相同。例如，在情志疗法中，喜伤心思伤脾、悲忧伤肺、惊恐伤肾。而性理疗病法中，心为恨伤、脾为怨伤、肺为恼伤、肾为烦伤。深究同一脏腑在"两种理论"框架下，其情志含义是完全不同的，例如同样是心这个脏器，情志疗法认为"喜"伤心，而"喜"的含义是指个体脏腑气血功能协调，且愿望实现，紧张解除的轻松愉快的情绪体验及相应的表情和行为变化；性理疗病法却认为"恨"伤心，"恨"的具体解读为：①个人利益被伤害，气愤得不到发泄时的心情。②内心潜藏着不满，伺机报复；满足不了私欲，便耿耿于怀。③自尊心受到伤害，一有触动，便引起愤恨的火焰。④愈得不到发泄，埋藏在心底的恨源愈强烈，一旦爆发，便可酿成大祸，总之恨的特点是隐而后发，一发便引起狂涛巨浪，往往存有前因。由此可见同样伤及心这个脏器的"喜"和"恨"是含义迥然不同的。其余脏器所对应的情志不再一一列举。不过通过比较我们似乎可以发现五毒情志相比五志七情的情绪在日常生活关系中是更容易产生的，在每一个人身上都是可以见到的。

性理疗病法又根据五行理论引入了儒家五常（仁、礼、信、义、智）、道家五元（元性、元神、元气、元情、元精）、佛家五戒（杀、淫、妄、盗、酒）、五色（青、赤、黄、白、黑）等，提出五阳（主意、明理、信实、响亮、柔和）、家五行（兄、父、祖、弟、母）、社会五行（士、农、工、商、官）等新的概念。并且通过五行理论系统将人格、体质、家庭社会关系、疾病统一起来，提出五行阴质性格导致疾病的观点，这是对五行理论系统的发展及高度综合，是对疾病认识观的一个创新。

4. 以治疗方法比较运用异同

情志疗法多采用情志相胜法，性理疗病法多采用悔过法及问性法，二者的治疗方法各具特色，下面一一比较分析。

（1）五行调五脏

二者都是以五行理论为指导思想治疗疾病，情志影响五脏气机的运行，通过非药物疗法改变人的五志七情或者五毒，影响脏腑气机的阴霾得以消散，阳气得通，气血津液恢复正常运行，疾病自然得以痊愈。

（2）悔过问性改变气质

性理疗病法对于五行阴质的治疗多采用悔过法及问性法。首先通过劝导使患者认识到自己的错误，然后通过认错悔过改变自己的五行阴质性格，木、火、土、金、水各阴质人对应做到能受屈、达天时、明因果、找好处、认不是，每一行又分别问性（即问主意、明理、信实、响亮、柔和），进而达到治愈疾病的目的。对于自身五行相克之人多运用五行相生之理以解除五行相克之象。例如，阴土性人性格呆板固执、见识狭隘（阴土）、不听劝说，当事情失意时，就抑郁不乐，终日烦闷（阴水）……如此阴气下凝，必伤肾水，面色发暗，易患腰腿疼病，缠绵不愈。对症治疗要找他人好处，生出真义气（阳金），能包容人，转为"土生金，金生水"，转逆为顺，化克为生，拨阴取阳，从而达到治病的目的。

在性理疗病法的治疗过程中，往往会出现排"病气"的反应。患者通过自我反省，心一动则百骸皆为之所动，脏腑经络气血恢复正常功能，机体自身的正气便通过汗、吐、下三种渠道将病邪驱出体外，使疾病顿愈。此治疗与张从正攻邪之法——汗吐下三法之理不谋而合。但张从正是以药物来攻邪，而性理疗病法是完全依靠人体自身正气的恢复，使正胜而邪自退，从而使疾病快速痊愈。

情志疗法多采用五行相克的方法，治病多以情志相胜法取效。即某一行对应的情志过胜时，当采用克它的这一行所对应的情志来压制它，即以悲胜怒、恐胜喜、怒胜思、喜胜忧、思胜恐为情志疗法的总纲。然而情志疗法尚不局限于此，在古代众多医案中依然有超出五行相克理论范畴的治愈案例。例如，以怒胜喜、喜胜怒、怒胜悲、恐胜思等思想指导治疗疾病。可见古人虽以五行相克理论为情志疗法的治疗总纲，然而却不仅仅局限于此，而是随机应变，正所谓师于法而不泥于法。

（三）性理疗病法前景无限

情志疗法在古代中医治疗心理疾病方面的确显示出了非凡的功效，但也并非无懈可击，某些方法运用不当可能会给医生带来一定的危险，如文挚就因为以"怒胜思"治疗齐闵王而被处以煮死之刑。在现代社会，我们发现传统情志疗法的应用似乎已跟不上时代的潮流，情志相胜法在目前医患关系极度紧张的情况下完全受限，相比下来性理疗病法似乎可以被更为广泛应用，并且可以被我们吸取并作为治病手段之一。一个人的情志变化与自身修养、家庭社会关系密切相关，错综复杂的关系是情绪烦恼的根源，也是疾病的根源，而性理疗病法就是由此入手，将疾病与伦理道德、家庭社会关系联系起来，通过解决家庭、社会关系中的矛盾冲突，引导患者养成正确的伦理道德，祛除不良情志，达到治愈疾病的目的。这正是通过以心调身来治愈疾病的，不治疾病而病自愈，是儒家"仁者寿"的最好体现，也是中医"上守神"之上工境界的最好体现。因而，我们可以把性理疗病法纳入中医心理疗法的范畴，吸取其长处为我们所用，使中医心理学中的情志疗法能不断适应社会发展的需要，使其理论与方法在临床应用中得到不断的充实、完善与提高。

第四章

中医药哲学思维阐微：

变化无穷的组合智慧

中医药的繁荣发展，在中华文明土壤的滋养之下，代代相传，生生不息。面对纷繁复杂、层出不穷的临床病证，千百年来中华医学以其博大精深的哲学智慧和思维方式构建了变化无穷的中医药诊疗方法。这些方法都基于中医文化之道、中医思维之理，闪耀着包容自然和社会发展的文明之光。

"道生一，一生二，二生三，三生万物。"《道德经》如是说。天地自然的变化离不开数，更离不开象。象和数的组合变化，成了中医通和变化、周流不居的核心内涵。而这种思路的变化主要体现在中医理法的组合规则和结构的展现当中。无论是用药还是用针，皆可因其道而"机圆法活"，因其本而"智慧万千"。

第一节　直指见性的"单方"与"单穴"

中医之方皆起于单方，中医之针皆起于单穴。单方与单穴皆可疗疾，发挥最基础、最核心的作用。

一、见性见味，直指身心的单方

"神农尝百草"，我们的祖先发现、了解和使用中药都是从单味药开始的。我们的祖先为我们留下许多中药单方，有些可以说是耳熟能详，甚至有些中药单方已成为家庭必备药。民间有"单方治大病"之说，中药单方对治疗某些疾病有其独特疗效，有力地彰显了中药单方的优势和独特之处。

（一）中药单方疗效独特、古今传颂、适用广泛

单方一味气死名医。中药单方在实践中广受大众青睐。三七止血、大葱开胸理气、山楂助消化、醋解酒、菊花清热解毒、阿胶补血、萝卜理气、蜂蜜润肠通便等，在民间从古传颂到今。单方治大病，以其简便验廉更适合百

姓日常使用，在千年的民族繁衍传承中发挥了不可替代的作用。

擅用单方，疗效甚佳，于日用之中即可解百姓之疾苦。"冬吃萝卜夏吃姜"，生姜暖胃止呕，萝卜理气消胀，既可养生保健，又可治病去疾，成为千古传诵的民间健康谚语。春季肝阳上亢，目系充血极为常见，用菊花浓煎一杯，反复斟饮，翌日即可明目如初，出血也可消失不见。大葱家家户户都有，葱白以其辛香通窜之性可开窍启闭，振奋阳气。药王孙思邈用葱白抽打小儿身躯，治愈了新生儿窒息证，他还运用"葱管导尿术"创造了世界上第一例导尿成功的案例。单方不仅可以治疗常见病，同样可以治疗疑难病。笔者导师首都国医名师谷世喆教授响应祖国号召，到最艰苦的地方去，在青海省门源县从事基层医疗服务8年。曾救治"崩漏"休克患者，妇女已经气若游丝，危在顷刻。谷老就是用独参汤随煎随灌，挽救了患者的生命。可谓"有形之血不能速生，无形之气所当急固"，创造了有口皆碑的人间佳话。

历代皇帝也常用单方，并有很多趣闻传于天下。春秋时期，越王勾践做了吴王夫差的俘虏，忍辱负重，最终被放回越国。勾践回国后的第一年，越国遇上了罕见的荒年，他不畏艰难，亲自翻山越岭，并经过多次品尝，终于发现了一种能食用的野菜，而且这种野菜生命力旺盛，像韭菜一样，总是割了又长，生生不息。于是，越国上下竟然靠着这小小野菜渡过了难关。这种挽救越国民众的野菜，因有鱼腥味，故被越王勾践命名为"鱼腥草"。据《唐太宗实录》记载，贞观年间，唐太宗李世民患腹泻不止，遂请各路名医治疗，百药无效。眼见病情日趋严重，便下诏搜求方药。时人张某回春有术，以牛奶煎煮荜茇，令唐太宗内服，治愈了他的腹泻痼疾。唐太宗大喜，赐封张某为"三品文官"。武则天晚年体弱多病，长期患咳嗽气喘，稍感风寒则病情加重，常规疗效甚微。御膳房有一位康厨师用"虫草煲鸭汤"的方式，滋补肺肾，止咳平喘，做成药膳，发挥了良效。宋太祖赵匡胤登基不久，患了"蛇缠腰"，即西医学的带状疱疹，宋太祖的哮喘病也一起复发了。宫廷里太医们绞尽脑汁，也没能治好他的病。民间中医用蚯蚓拌蜂蜜，用棉花蘸上这些液体涂在赵匡胤的患处，治愈了其病证，并将之命名为"地龙"。明代皇帝孝宗特别喜欢吃螃蟹。孝宗贪其味美，不觉多食了些，饭后就觉不适，夜间开始泄泻不止。太医全力以赴，未见其效，终究束手无策。孝宗不能入朝理政，文武百官都异常着急，纷纷献计献策。这时一位大臣推荐了一位民间郎中进宫为皇帝治病，郎中寻问诊察病情之后，让人采来湖中新鲜嫩藕，捣烂如泥，与酒共热，送孝宗服用。孝宗的病竟然被池中荷藕治愈了。从此，"新采嫩藕胜太医"的故事传遍京城内外。更有甚者，光绪三十年（1905）冬，慈禧太后患了"眼皮艰涩，胸膈时有不畅"之患。御医张仲元、姚宝生为其切脉，得"左关弦数，右寸关洪大而滑"之候，诊断为肝经有火，肺胃蓄有饮热，气机不调。随谨拟精调"菊花延龄膏"进行治疗。其配方和用法是：取鲜菊花瓣，用水熬透，去渣再熬取浓汁，兑入少量蜂蜜收膏，每日饮三四钱，开水冲服，以代茶饮。四天后，慈禧太后身体无恙，阅章视事如常。后此方被命名为"老佛爷菊花延龄膏"。

（二）单方临证纲举目张、使用主要途径鲜明

单方治病确有很多途径，常见如下四种主要途径。首先，针对证候治疗即调整在疾病情况下机体出现的异常反应状态，使其趋于稳定，恢复正常。如金银花、连翘、大青叶、板蓝根、黄芩、黄连、黄柏、鱼腥草、蒲公英、栀子等清热解毒、抗感染的药物，它们用于多种热毒炽盛证，虽然这些中药不一定有很强的抑制或杀灭细菌的作用，但能治愈一些急性感染性疾病；木通、茯苓、猪苓、泽泻、玉米须等单味药具有利尿作用；槟榔、苦楝皮、使君子、南瓜子可用于驱肠虫；具有全身麻醉作用的洋金花；具有镇痛作用的延胡索、徐长卿；终止妊娠的姜黄、三棱、莪术等；抗生育的药棉子提取物棉酚；显示降压作用的地黄、知母；止血药三七、云南白药；具有强壮作用的人参、灵芝；抗惊厥作用的天麻、牛黄；镇静催眠作用的酸枣仁、夜交藤；抗肿瘤作用的莪术、斑蝥均属此类。其次，对症治疗，用于消除或缓解症状。如石榴皮治疗腹泻；瞿麦治疗小便淋涩；番泻叶治疗便秘；苏叶、益母草治疗蛋白尿；曼陀罗、川乌止痛；花生衣、藕节止血等，疗效多只局限于改善症状，对病证没有很明显的针对性。第三，治病即消除致病因素，阻断或逆转疾病的发展过程，如大蒜治疗腹泻；生姜治疗呕吐；大青叶、板蓝根治疗病毒感染性疾病；雷公藤治疗类风湿关节炎；白头翁、鸦胆子抗阿米巴病；苦参、蛇床子抗阴道滴虫病；天门冬、麦门冬都有养阴益胃、清心肺的作用；丹参治疗冠心病；青蒿治疗疟疾等。实践已证明，从青蒿中提炼出的有效成分青蒿素，具有杀灭疟原虫的作用，用于控制疟疾症状，但因其复发率高，应与西药伯氨喹合用；从丹参中提炼出的有效成分丹参酮，具有扩张冠状动脉，降低血液黏稠度，改善冠脉血流等作用。第四，针对病势的治疗。病势常常是病证发展转变过程中突出外现或隐匿递进的一种反应形式，

与病机的概念相似。针对病势的治疗，就是纠正疾病的这种发展趋势，抑制机体的突出反应。如独参汤专治血脱脉微；当归、阿胶、黄芪补血、生血；生石膏或羚羊角治疗高热、惊厥；大黄炒炭治疗出血性疾病；大黄甘草汤治疗频繁呕吐；黄连降逆止呕；附子治疗阴盛格阳或虚阳外越；桂枝加附子汤治疗"手足冷，身痛不仁"，显示出附子的镇痛及改善微循环作用。

（三）单方研究独具特色与应用价值

单方与复方比较，具有自身独特的应用价值和优势。用现代眼光去审视，其临床价值和研究价值更为突出。首先，就其临床应用而言，单方较复方应用更方便，也更利于观察判断其临床应用变化。尤其更能突出中医"简、便、验、廉"的优势。单方之所以颇受基层民间百姓喜爱，原因就在于此。其次，就其临床研究而言，单方的临床作用更易被发现和总结，没有复方那样复杂而难以捉摸。第三，就其药理研究而言，主要对其有效部位或成分进行探索，考察范围较小，作用机制单纯，不存在复方中药物之间的复杂关系，新药成果更容易获得。青蒿素的获得，严格地说就是单方研究的成就，而复方研究达到这么高成就者还未出现。

中药单方与西药和中药复方相比，虽然组方单一，但疗效显著，简单易行，毒副作用较少，药理简单易于掌握，是中华民族的宝贵财富，也是世界医药文化的重要组成部分，在世界医药领域正扮演着越来越重要的角色。

二、有方有法，功效独具的单穴

针灸治疗经验的积累始于单穴疗法，即在一个穴位上进行刺激以治疗疾病的方法，在人体双侧同一穴位刺激也属单穴疗法的范围。单穴治病被认为是针灸治疗的精粹，具有疗效高、痛苦少、易被患者接受等优点。历代名家均注重单穴的使用。

（一）单穴疗疾肇起春秋、绵延至今接续传承

扁鹊治虢国太子，"砥针砺石，取三阳五会"，可以说是中医单穴治疗的经典案例。而《灵枢·九针十二原》就有"阴有阳疾者，取之下陵三里。疾高而内者，取之于阴之陵泉"等单穴治病记载。有人统计《针灸甲乙经》所载针灸处方中，单穴方占 83.5%。从古至今积累的诸多单穴治病经验，在今天仍有极高的临床实践价值。目前，对单穴临床应用规律虽有一定研究但尚不够深入与全面，主要集中于对某部书籍或某种疾病中的某个腧穴应用进

行研究。

（二）单穴诊疗功效卓著，证有规律三多一少

单穴诊疗功专效宏已是行业内共识。基于不同经穴的穴性及其特点，单穴效应日益受到关注，其临床特性呈现出一定规律性。

研究表明，单穴主要治疗肌肉骨骼系统和结缔组织病症、消化系统病症中症较多、病较少，尤其对急证、痛证，即刻效应较强。单穴多用于治疗急证有以下两方面原因：第一，急证发病急，变化快，症状单一，病机明显，一病一症，一般无兼症；第二，针刺单穴急救简单迅速，具有疗效好、见效快、操作简便等优势，并且受时间、地点等条件的限制较少，器具简单，可随时随地应急。

就病证本身而言，症较单一，病较复杂。病由症状和体征构成，症是疾病本质及其变化的表现形式。临床上疾病某一发展阶段的症状非常典型或危重时，应着重于症状的缓解或病势的逆转，单穴治病具有"效专力宏"的特点，能较快缓解当前症状。单穴临床调治"症状"多，"疾病"少。这本身符合腧穴主治从具体到一般的总规律，即不断从所主治的具体病患中提炼出共通的基础症状或特异性症状，不论什么病只要见此症状，即可取此穴，即"有是症用是穴"。

从经脉循行上看，单穴治疗多选用阳经腧穴，以足太阳膀胱经最为多见，主要由于手足三阳经长度大于手足三阴经长度。阳经腧穴 247 个，阴经腧穴仅 115 个，且阳经脉气比阴经盛长。足太阳膀胱经为一身之巨阳，阳气最盛，是十二正经中循行路径最长、部位最广、腧穴数量最多、联系脏腑组织最多、涉及病症最广泛的一条经脉，具有接纳、转输各经经气，调整各经经气盈亏的作用，更有学者认为膀胱经是十二经的核心。

从取穴部位上看，基本遵循远道取穴的原则，多取四肢远端的腧穴。远道取穴在《黄帝内经》中称之为远道刺，体现了经脉所过、主治所及。根据"标本根结"理论可知，四肢部为"根"为"本"，头身部为"结"为"标"。"本"是经气汇聚的中心，"标"是经气扩散的区域；"根"是经脉在四肢循行会合的根源，"结"是经脉在头胸腹部循行流注的归结。

除交会穴外的 129 个特定穴中，分布在根、本部（四肢）的有 100 个，分布在结、标部（躯干）的仅 29 个。故以四肢远端"本"和"根"作为单穴治病取穴的常用部位。从腧穴属性上看，多选用特定穴，以五输穴、交会

穴最为多见。特定穴是指十四经中具有特殊治疗作用，并有特定名称的腧穴。特定穴临床应用广泛，治疗效果显著，是针灸治病的首选要穴。

《针灸甲乙经》中介绍特定穴临床应用时就特别重视单穴的使用。五输穴亦是临床常用要穴，《灵枢·九针十二原》曰"所出为井，所溜为荥，所注为输，所行为经，所入为合"，完善了四肢远端腧穴的主治作用，同时也说明了针感传导由远端到近端的集中传注程度，即离井穴越远的腧穴，经气越分散，传注强度越弱。故单穴治病常选用经气较为集中的五输穴，使针感传导能够更集中以气至病所。交会穴是指两经或数经相交会合的腧穴，交会穴不仅能治疗本经疾病，还能兼治所交会经脉的疾病，《针灸大成》云"执简可以御繁，观会可以得要"，单穴治病选穴时应重视五输穴和交会穴等关键穴和枢要，选用最少的腧穴达到治疗效果最优化。

据有关文献记载，只要选穴正确，施治得法，一穴即足以治病，并不主张多取穴。综上所述，单穴治疗在适用病证上，治症多，治病少，尤用于急证、痛证，具有"急证多，痛证多，治症多，治病少"三多一少的特点。在腧穴选取上，基本遵循远道取穴的原则，多取四肢远端的腧穴；多选用五输穴、交会穴等身兼数职的关键穴，经外奇穴等经验用穴也较多见。具有"特定穴多、经验穴多、远部取穴多、局部取穴少"三多一少的特点。

第二节　相携相扶的"药对组合""穴对组合"

如果说单味药是"将"，那么"药对"则互为犄角之势，可以发挥更多的协同作用、更强的指向作用和更美的结构作用。

最初我们的祖先只凭借一味中药来治疗疾病，经过多年对疾病的用药研究，认识到将中药配伍使用会对疾病有更好的治疗效果，因此出现了方剂。方剂是在中医辨证之后，选择对证的中药，根据病情或增加或减少药量，采用最佳的配伍而成，具有内在的组合变化规律，是中医学治疗疾病的优势与特色，同时也是中医临床用药上主要的措施和手段。在处方用药上，往往两味药配合使用，要么协同增加药效，要么配伍减弱毒性，把临床治疗中习用的两味药称之为对药。对药虽药味少，其中却蕴藏着深奥的处方理论和高超的治疗智慧。

一、协同增效，对药配伍的理论与临床

对药应用极其广泛，其理论也已逐渐形成。《神农本草经》中有"七情和合理论"：药有单行、相使、相须、相恶、相畏、相杀、相反。《本草纲目》指出："凡相须者，同类不可离也。"处方中选择疗效相近的药物配伍使用，此为相须相使。近些年来，在正交试验和拆方试验等现代数理统计方法的指导下，人们总结了药性配对、七情和合配对两大类型配伍规律。

（一）"药性配对"之思路解析

单论药性配对，即可有四气、五味、归经、引经、升降、配对等配伍规律。

四气配对：如金银花与连翘伍用，同是寒凉之性，清热解毒之效事半功倍，此属寒凉配对；附子与干姜相伍，皆有辛热之性，温经散寒之功倍增，此对药属于温热配对。

五味配对：如芍药甘草汤中，白芍酸收与甘草甘缓相伍，酸甘化阴，可奏补虚缓急止痛之功，此对药属酸甘配对，酸甘相互伍用可增强补虚生津、助阳滋阴的作用；桂枝甘草汤中之桂枝性辛温而甘，临床应用于表证，甘草甘平，健脾益气，二者相伍为用，共奏辛甘养阳之功，此属辛甘配对。苦辛配伍有辛开苦降、调畅气机的作用，如黄连伍半夏。辛甘配伍有着辛甘化阳的作用，如桂枝伍甘草。辛酸伍用，辛散酸收，可达到敛正气散邪气的作用，可治疗正气虚邪未尽之病情，如干姜合用五味子。

归经配对：归经，即药物作用于哪条经。如天门冬和麦门冬，天门冬归于肾经，麦门冬归于肺经，二者相伍，滋肾的同时又可润肺。茯苓、白术同归于脾经，两药配伍，可大大增强健脾益气利水的功效。黄芪归于肺脾，党参归于肺脾，二者伍用共奏补气健脾之功。

引经配对：引经药配伍是指一种中药可引导另一种药物直达病所，两药合用后并入某经，进而发挥出选择性治疗作用。如芍药与桂枝相配伍，其桂枝可引导芍药归入太阳经。

升降配对：如升麻和柴胡，二药之性皆有向上的趋势，合用可共奏升阳举陷之功效；桔梗与枳壳配伍，二者是具有异向作用趋势的中药，一升一降，合用可开宣肺气。

毒性配对：如半夏具有小毒，生姜伍半夏，可减弱半夏小毒，减少其副

作用。巴豆大毒，伍用绿豆时，巴豆毒可减弱。砒霜性强烈，防风可以杀砒霜毒。

（二）七情和合配对之理论思考

都说药如其人，药物也有性格，药对恰恰兼顾了彼此的特点，可以更好地张扬药物的个性，均衡药物的偏性，从而达到协同增效、相制相用或相互促进的效果。

两味中药配伍使用有协同作用，可大大增加临床治疗效果，可谓"协同增效"。如麻黄配伍桂枝，桂枝调和营卫可助麻黄开泄腠理，使解表之效更著。还有像附子配伍干姜，附子温阳之性可助干姜回阳通脉之功。此外，知母与石膏，黄芩伍黄连等都为协同增效对药，被后世广泛用于临床。

除协同增效以外，还有一种作用称为"相制相用"。通过相制相用原则使对药结合后药性发生变化的配伍方法是张仲景首创。如麻黄与石膏配合使用，麻黄之温性与石膏之寒性相互制约，使其性不会太过而发挥适当的药效。再如附子配伍大黄治疗寒实内结证，本证非温不能解其寒，非下不能去其积，大黄虽是通下之首药，但其性寒而苦，与证不合，然与温性附子相伍，可去其寒性，存其通下之用，避免了药与证难符的局面。

在临床实践中，还有"相互促进"的对药格局，如小柴胡汤中，柴胡与黄芩配伍，柴胡有疏肝解郁升散之功，黄芩有除热泻火清降之效，二者伍用可解半表半里之邪，治疗肝郁胆热之少阳病，合奏异曲同工之效。

（三）名医名家对药临床应用经典撷英

在临床中，有很多频繁使用的对药。诸多医家分析探索了药对的内涵与特色。

李立分析了连翘和川芎的归经性味以及临床应用效果，二者相配在临床中对血瘀证的治疗有相当好的效果和应用前景。王宪龄等对黄芩、柴胡的不同部位提取成分，制成的胶囊对肝损害的患者做了临床研究，取得了良好效果，从侧面反映出中医药治疗酒精性肝损伤的优势，即整体观念，肝胃同治。叶建红对吴茱萸、黄连对药的配伍用量比例及临床适应证做了比较得出结论，二者用药时以 6∶1 的剂量效果最佳，且对于肝胃不和、肝火过旺之证最为适合。

平静等从同类相从、异类相使、相反相成三个方面对具有代表性的对药进行了简要描述：川芎配伍桂枝，二者的性味相似，辛散而温通，可用来治疗寒凝所致的痹证、痛经、闭经。川芎与附子相伍使用，温阳补虚，补肾助肝。川芎柴胡相配，行气活血，疏肝解郁。川芎配伍香附理气疏肝，血气并理。二药配伍见于膈下逐瘀汤、柴胡疏肝散等方剂。

近代医学大家张锡纯在临床用药遣方中喜欢使用对药，并习惯将相反的两味中药配合使用，包括寒性药与热性药共用，攻药与补药同行，润药与燥药并用，涩药与通药兼施等用药形式，以达到药性平衡，寒性药与热性药配伍如知母伍黄芪，知母味苦性寒，黄芪味甘性温，一寒一温，抑性取用，故可使药性平和；攻药与补药配伍，常用莪术或三棱配黄芪，其补破之力皆可相敌，不仅使气血不受损伤，化瘀血之力亦较迅速。

国医大师周仲英临床善用对药治疗各种疑难杂病，周老特别重视"七情相合"理论，如有湿热腹胀者，善用厚朴花配伍芦根，有肝郁化火者，而喜用香附、夏枯草相配，这些对药是周老勤求古训，博采众方总结经验而来。

曹林临床用药注重配伍规律，擅长经方对药应用，以白芍、柴胡伍用，白芍可柔肝而止痛，柴胡疏肝而解郁，一疏一敛，达到相互制约作用；金铃子散中，川楝子、延胡索合用，疏肝泄热，活血止痛，主治肝郁气滞、郁而化火之证；桂枝、枳壳合用，桂枝温中达表、通脉，枳壳行气宽中、祛痞积，两药合用，可加强消胀行气的功效。白术配伍党参，健脾益气之功效著，是补脾益胃的基本配伍；半夏伍以黄连，半夏之性辛温，可消痞散结，黄连之性苦寒，善清中焦湿郁火结，二者配伍辛苦开降，黄连苦降泻热以和阳，半夏辛开散结以和阴，相得益彰。

谢晶日教授擅长通过辨证选择对药治疗胃痛。疏肝行气，和胃止痛：选择使用佛手与香附，柴胡与枳壳，延胡索与炒九香虫配对。健脾化湿，益气止痛：砂仁与苏子，藿香与佩兰，豆蔻与乌药等。活血化瘀，理气止痛：三棱与莪术，蒲黄与五灵脂。导滞消食，和胃止痛：陈皮与鸡内金。每一个对药都是谢老多年的临床经验总结，治胃痛效如桴鼓。

施今墨是近代京城四大名医之一。作为一位在近代中国医学史上有着重要地位的名医，施今墨在用药风格方面非常独特，经常双药并书。在施今墨看来，古方中的很多药物在治疗疾病时都能够起到关键性的作用，并且常常以成对的形式出现，根据寒热并用、升降并用、气血双补的原则选择对药，药物相互之间进行补充，弥补了单一药物在疾病治疗中的不足，往往能够起到非常明显的效果。受此影响，施今墨也在双药并用方面有所研究，他提出了对药的组成法则：①相互制约而展其所长；②相互协助来增加药效；③有相互沟通作用；④两药相配合用可另生其他疗效。施今墨先生对临床中医的影响非常深远。

药对是单味中药与方剂之间的桥梁，是方剂所含的规律性特征与辨证施治的内涵体现。对药在临床中得到广泛应用，从而使中医从经典理论走向临床，走入百姓，充分发挥了中医药简、便、验、廉的优势。近年来对于对药的研究不仅在理论上取得了显著成果，在临床上也得到广泛应用。随着医药学的发展，通过对对药理论与临床应用的研究，人们对中药配伍规律的理解日益加深，药物的临床治疗范围得到了扩大，提高了用药的有效性。

二、精准发力，对穴配伍的整合与协同

有了相辅相成的对药，自然就有了相互依托的对穴。依照穴性特性，配伍组合，深有其效。近代以来，对药的使用以施今墨为代表，而对穴的创新使用当属国医大师吕景山先生。吕老早年曾侍诊于北京四大名医之施今墨，深得其传。在施师学术思想的启发下，触类旁通，运用针灸于临床实践，倡立"对穴"之说。其认为针灸临床选穴，贵在精专，在精通腧穴主治性能基础上，根据客观病情而精简取穴，以期达到效专力宏之目的。

（一）同从异使，相辅相成

针灸配穴首先应遵"同类相从"的原则。即把功用、主治相同或相近的腧穴配伍，相须为用，使疗效更强。具体表现为：第一，根据"腧穴所在，主治所在"的治疗规律，围绕病痛所在的肢体、脏腑、器官局部就近配穴。如中极配子宫，中极为任脉经穴，位于下腹部，前正中线上，当脐下 4 寸，有培元阳、理下焦、调血室、温精宫之功；子宫为经外奇穴，位居少腹，中极旁开 7 寸，内与生殖器官相应，有暖宫散寒、调经种子之效。中极以调经为主，子宫以种子为要。二穴伍用，相互促进，调经种子之功益彰。他如风池配风府、百会配太阳、颊车配地仓、翳风配听会、素髎配迎香、上星配口禾髎等均为局部配穴。第二，根据"经脉所通，主治所及"的治疗规律，结合经脉的循行，在同一经脉上进行配穴。如天柱配束骨，二穴均为足太阳膀胱经腧穴，但天柱位于本经之首，有宣表散邪、祛风散寒、舒筋活络之功；束骨则居于本经之末，有疏通经络、解表散邪之效，二穴相合，一上一下，上下呼应，宣通足太阳膀胱之气，调和营卫，解表散邪。他如列缺配尺泽、

肩髃配肩髎、临泣配窍阴等。

其次还遵从"异类相使"的原则。即两个分属不同脏腑、经脉的，功用主治各有侧重的腧穴配伍，各取所长，使疗效增强。具体表现为：第一，根据同名经脉、同气相通的理论，以手足同名经腧穴相配。如合谷配内庭，合谷为手阳明大肠经脉气所过之处，为本经原穴，具有疏风解表、清热退热、行气止痛之功；内庭为足阳明胃经脉气所溜，具有清热泻火、降逆止呕、理气止痛、和胃化滞之效。二穴相合，同气相求，相互促进，清泻胃肠之热更强。他如后溪配昆仑、支沟配阳陵泉、手三里配足三里、外关配足临泣、后溪配申脉、神门配复溜均为同名经对穴。第二，根据阴平阳秘、阴阳平衡的理论，把分属身体前后、内外的腧穴进行配伍。胆俞为胆之精气输注于背部的腧穴，可调整胆腑的功能，可清泄肝胆之邪，行气活血，散瘀定痛；日月为胆的精气募结上腹之处所，能疏调肝胆，调和脾胃。二穴伍用，一阴一阳，两面夹击，直达病所，疏调肝胆、通络止痛之力益彰。他如大椎配间使、肺俞配天突、哑门配廉泉、关元配肾俞、阴陵泉配阳陵泉均为阴阳和合之对穴。第三，根据"从阴引阳，从阳引阴"的理论，以脏腑、经脉的阴阳表里关系为依据进行配穴。如阳陵泉配太冲，阳陵泉为胆经腧穴，太冲为足厥阴肝经腧穴；胆为腑、属阳，肝为脏、属阴。二穴伍用，一表一里，一脏一腑，可调和肝胆，理气止痛、缓急舒筋之力益彰。他如曲泉配膝阳关、尺泽配合谷、尺泽配曲池、足三里配阳陵泉、涌泉配昆仑等均是表里经相配的对穴。

（二）补泻升降，相反相成

针灸的配穴是综合全面的，同样可以相反相成。首先，可以补泻兼施。一则根据腧穴主治补泻不同配伍。如内关配三阴交，内关能清心胸郁热、和胃降逆、理气止痛；三阴交能补脾胃、助运化、疏下焦、理肝肾。内关清上，三阴交滋下。两穴相合，清热除烦、除蒸止汗之力益彰。他如曲池配三阴交、神门配复溜、心俞配肾俞、厉兑配隐白、神门配太溪、通里配照海、百会配涌泉、内关配足三里等均为此类对穴。二则根据疾病的虚实性质，结合脏腑、经脉的五行属性进行配穴，虚则补其母穴，实则泻其子穴。具体配伍有本经的子母配穴和异经的子母配穴。如肺经五行属金，经渠五行属金故为其本穴，太渊五行属土而为其母穴，尺泽五行属水则为其子穴，故经渠配太渊以治疗肺的虚证，经渠配尺泽以治疗肺的实证。他如足三里配解溪，足三里配厉兑均为子母配穴。而同样是肺经疾病，如肺的虚证可用经渠配太白（母经本穴），肺的实证可用经渠配阴谷（子经本穴）。他如足三里配阳谷，足三里配商阳均为异经子母配穴。三则结合对腧穴的不同操作，体现对穴对复杂病情的作用。如列缺配足三里，二穴合用，适用于慢性咳嗽、气喘诸症。具体操作为列缺针刺用泻法，足三里针刺用补法，并可加用艾灸温针灸，以提高疗效。他如合谷配复溜、足三里配太冲、膻中配气海均为此类配穴。

其次，也可以升降并调。根据腧穴升降性质的不同予以配伍，达到升清降浊、升降并调之效。曲池配中冲，曲池以清肺降浊为主，中冲以清心开窍为要；曲池主降，中冲主升。二穴伍用，升降并调，心、肺、大肠俱清，和胃降逆、止呕除晕之功益彰。他如曲池配中冲、水沟配委中、哑门配涌泉、天突配尺泽等均为此类对穴。

但因为每个腧穴功能各异，属性有别，其配伍规律亦难以尽述。

三、穴在"相对"，辨证简化

经脉循行路线复杂，记忆难；穴位多，定位功能掌握难；临床配穴复杂，理解运用难。而针灸临床疗效的取得，经络腧穴是发挥作用的基础。针对以上难题，杨志新教授根据十二经脉在体表的循行规律、经脉与腧穴的密切关系，依据中医理论、阴阳学说，在挖掘古代和现代文献的基础上，于20世纪90年代提出"相对穴"理论。经过近30年的发展，该理论在美国、法国、澳大利亚等10余个国家推广应用，其独特的临床疗效得到海内外专家学者的认可和好评。

（一）"相对穴"发挥增效作用

阴和阳代表着相互对立，又相互关联的事物属性。中医认为，阴阳之间存在着阴阳相济的关系。"相对穴"是指头颈、躯干、四肢身体各部位，阴阳相对的两个腧穴相配伍，通过阴阳相济，发挥协同增效作用的穴位组合。如内关与外关，曲池与少海，阴陵泉与阳陵泉，悬钟与三阴交，申脉与照海等。这些穴一个在阴经，一个在阳经，在部分上肢及下肢有互为表里的关系。

"相对穴"在分布、配穴、取穴、操作、应用上均有其特点。"相对穴"是配穴，可以在配穴上采用不同的针灸手段。以应用最广的毫针操作为例，阴阳两穴，一边一针，叫"对刺"；扎一针两穴得气，叫"透刺"。

古代即有"相对"一词，见于《考穴编》《神应经》《针灸大成》等医籍，用以描述腧穴定位。如《针灸大成·手厥阴经穴主治》曰："内关，腕后二寸二筋间，与外关相对。"《针灸大成·手少阳经穴主治》曰："外关，掌后去腕二寸二骨间，与内关相抵。"现代在描述腧穴位置、取法中也用到了"相对"。随着"相对穴"的发展，其定义不断更新，越来越符合临床实际需要。

（二）配穴处方最为关键

临床上，若辨证明确，治法已定，配穴处方即最为关键。《针灸精粹》指出："不知穴之配合，犹如癫马乱跑，不独不能治病，且有使病机变生他种危险之状态。"中药方剂配伍讲究君、臣、佐、使，针灸配穴也有主、客、助、役之说。配穴，首先要掌握阴阳经脉及其腧穴的特性、作用，按照一定的选穴原则、配穴方法进行组合，使之取得较好的疗效。因此，掌握配穴的原则和具体方法，可以避免头痛针头、脚痛针脚，在认真学习古今有关针灸学的理论与实践经验的基础上，能够更好地审证求因、辨证施治。

"相对穴"理论有两方面的含义。一是临证时利用"相对穴"功能上的相对特异性。头颈、躯干、四肢等身体各部位均有不同的相对穴，与穴位功能上有相对特异性一样，不同"相对穴"功能有其相对特异性；二是临床选穴配方要阴阳配穴，亦称为"相对穴"思维。

（三）"相对穴"理论怎么用

应用"相对穴"时，要充分理解"相对穴"的阴阳相济。打个比方，男为阳，女为阴，犹如一个家庭中的夫妻关系，夫妻互济，即为阴阳相济。例如，相对穴天突与大椎，在治疗咳嗽、急慢咽炎、咽痛等咽喉部疾病方面，其优势是"针对局部，双面夹击，直对病所"。

一女性患者，63 岁，患失眠，整夜没有一点睡意，两天后人便痛苦不堪而求诊。她在诉说病情时不停地咳嗽，一句完整的话都说不出来。时值春节期间，天气寒冷，为防止患者感冒，仅针刺暴露在外的部位，主穴选取相对穴内关与外关治疗失眠，大椎与天突治疗咳嗽。治疗 1 次后，患者未再咳嗽。所以，针灸治疗的优势在于，通过激发人体自然抗病机能达到治疗疾病的目的，不但疗效立竿见影，且复发率非常低。

"相对穴"思维还有一个优势，就是可以简化辨证，寓辨证于选穴理论中。阳主动，阴主静，阴阳失调而产生失眠，可用内关透外关进行治疗。内关为手厥阴经络穴，通阴维脉，阴维维系诸阴经；外关为手少阳经络穴，通阳维脉，阳维维系诸阳经。内关透外关，调和阴阳且含从阴引阳之意，调摄阴阳，调和气血，养心安神志。

第三节　洽略和合的"八略"与"八阵"

由单穴、单药，再到药对、穴对，再到内涵更加丰富的组合智慧。中医药的诊疗思维与方法就由此不断演化和发生，更因此而不断饱满。明代著名医家张介宾不仅精通医术，而且穷研博览诸子百家，通易理、天文、兵法之学，所著《景岳全书》中的新方八阵，独具匠心，别具一格，探析其中的哲学思想，对于指导临床识证辨病，选方用药具有重要意义。湖南中医药大学黄政德先生即对此有深刻认识。

一、新方八阵的创立

据黄宗羲《张景岳传》记载，张介宾壮年好谈兵击剑、习鱼腹八阵，曾从戎幕，出榆关、履碣石、经凤城、渡鸭绿，居数年。这一段从戎幕府的兵涯生活，使他了解和熟悉了许多古代军事理论，尤其是古代的方阵，更是研究有素。众所周知，我国古代从奴隶社会到封建社会，战术中的主要阵形是方阵，其中的八阵之法更为古代兵家所常用，三国著名政治家、军事家诸葛亮为了解决对魏作战的有关战术问题所创制的八阵图，更是妇孺皆知。张介宾对这种八阵理论更是推崇备至。他在长期的医疗实践中，有感于"古方之散列于诸家者，既多且杂，或互见于各门，或彼此之重复，欲通其用，涉猎困难；欲尽收之，徒资莠乱。"

因此，他把古代军事学中的方阵理论引申到医学领域，对既多且杂的古方"类为八阵"。并且，他还将自制的 186 首新方，也分设为补、和、散、攻、寒、热、固、因八阵式，并附八图于前。正如他自己所说"古有兵法之八门，予有医家之八阵"。从而创立了有名的方药八阵式。这种以"八阵"分类方剂的方法，不仅开创了古代方剂分类之先河，对后世方剂学的发展产生了重大影响，而且富有丰富的哲学思想。

二、新方八阵中的认识论

新方八阵的创立，不是简单的模仿、随心所欲的唯意志论、临床上可以机械地照搬运用，而是在正确的认识的基础上建立起来的。张介宾认为只有有了正确的认识，才能对方药的运用有的放矢，左右逢源，得心应手。这种正确的认识主要包括以下三个方面。

（一）"识证情"抓住本质

识证情就是通过四诊所取得的症状、体征等临床资料，分析辨认疾病的证候。因为临床的证情是纷繁复杂的，如果不能对证情有正确的认识，即抓住疾病的本质，则治疗就是无的放矢，劳而无功，甚至会促使病情恶化。

因此，对某一疾病在决定采用某一治法和运用某一方药之前，首先必须认清疾病的性质。如"补方之治，补其虚也。"说明补阵是为虚证而设。但虚证是对人体正气不足所表现的系列证候总的概括，在临床具体运用补法时，只认识到属虚证显然尚属不够，还必须认识到一个更深的层次，即要认识到虚证有气虚、精虚、阳虚、阴虚等不同。身倦乏力，懒于言语，动则汗出，脉弱者为气虚。"气虚者，宜补其上，人参、黄芪之属。"

形体瘦削，面色苍白，神疲体倦，心悸气短，自汗盗汗，脉细弱无力者为精虚。"精虚者，宜补其下，熟地、枸杞之属。"

见低热，手足心热，午后潮热，消瘦盗汗，口燥咽干，尿短赤，舌质红，少苔或无苔，脉细数无力者为阴虚。"阴虚者，宜补而兼清，门冬、芍药、生地之属。"

见疲乏无力，少气懒言，畏寒肢冷，自汗，面色淡白，小便清长，大便稀溏，舌质淡嫩，脉虚大或细者为阳虚。"阳虚者，宜补而兼暖，桂、附、干姜之属。"

因此，只有首先对证情认识清楚，方可言治。所有这些都充分说明，要正确运用方药八阵式，达到理想的治疗效果，首先取决于对证情的正确认识。

（二）"明药性"扣其源泉

张介宾认为，治疗疾病不仅需要对各种证候有正确的认识，抓住疾病的本质，而且还需要对所运用的药物性能有全面的认识和理解。只有这样才能据证选方，用药丝丝入扣，达到治愈疾病的目的。

如邪气郁遏肌表，当用散法。然而"用散之法，当知性力缓急，及气味寒温之辨，用得其宜，诸经无不妙也。如麻黄、桂枝峻散者也，防风、荆芥、紫苏平散者也，细辛、白芷、生姜温散者也，柴胡、干葛、薄荷凉散者也，羌活、苍术能走经去湿而散者也，升麻、川芎能举陷上行而散者也"。

这说明同为散邪一类的药物，但各因其气味及寒温之性不同，而用之应有区别。麻黄、桂枝属于峻散药物，故它适用于寒邪郁于肌表，表现为恶寒重发热轻，头痛身痛无汗的病证。而柴胡、干葛、薄荷属于凉散药物，则适用于风热袭表，症见发热重微恶寒，汗出，口微渴，舌边尖红的患者。

又如，张介宾认为"大凡寒凉药物，皆能泻火，但当分其轻清重浊，性力微甚"。

他指出："夫轻清者，宜以清上，如黄芩、石斛、连翘、天花之属是也；重浊者，宜于清下，如栀子、黄柏、龙胆、滑石之属是也。性力之厚者，能清大热，如石膏、黄连、芦荟、苦参、山豆根之属；性力之缓者，能清微热，如地骨皮、玄参、贝母、石斛、童便之属也。以攻而用者，去实郁之热，如大黄、芒硝之属也；以利而用者，去癃闭之热，如木通、茵陈、猪苓、泽泻之属也；以补而用者，去阴虚枯燥之热，如生地、二冬、芍药、梨浆、细甘草之属也。"

一个以温补见长的医家，对寒凉药物也能有如此深入细致的认识，足见他是何等重视明药性。因此，张介宾对方药的运用往往能用得其宜，效如桴鼓。

（三）"知宜忌"细致入微

张介宾认为，要正确运用新方八阵，除了对证情要有正确的认识和判断，对药物的性味有细致的了解之外，还必须"知宜知避"。不认识到这一点，就会孟浪从事，不可能达到理想的效果，甚至有害无益。

在这方面张介宾积累了丰富的经验，他在长期的医疗实践中认识到，精血亏损者，忌利小便，如四苓、通草汤之属；肺热干咳者，忌用辛燥，如半夏、苍术、细辛、香附、芎、归、白术之属；阳虚于上，忌消耗，如陈皮、砂仁、木香、槟榔之属；阳虚于下者，忌沉寒，如黄柏、知母、栀子、木通之属；大便溏泄者，忌滑利，如二冬、牛膝、苁蓉、当归、柴胡、童便之属。表邪未解者，忌收敛，如五味、酸枣仁、地榆之属。

气滞忌闭塞，如黄芪、白术、甘草之属。经滞者，忌寒凝，如门冬、生地、石斛、芩、连之属。又如用固阵，必须认识到，久嗽为喘，而气泄于上者，宜固其肺；久遗成淋，而精脱于下者，宜固其肾；小便不禁者，宜固其膀胱；大便不禁者，宜固其肠脏；汗泄不止者，宜固其皮毛；血泄不止者，宜固其营卫。凡热渴烦躁者，喜干葛，而呕恶者忌之。寒热往来者，宜柴胡，而泄泻者忌之。寒邪在上者，宜升麻、川芎，而内热火升者忌之。并且他还详细地阐明了其宜忌的道理。邪火在上者，不宜升火，因火性炎上，得升则会愈炽。因此，火本属阳，宜从阴治，从阴者宜降，升则反从其阳矣。诸动者，不宜再动，以动济动，则是火上添油。如汗多者忌姜，因姜具有温散之性，用之则会加速阴液的消亡。失血者忌桂，因桂能动血，用之则会血出不止。凡此种种都说明知其宜忌是治疗疾病过程中的重要一环，不可轻视。

三、新方八阵的辨证法

张介宾认为方药八阵式还应善于运用辩证法思想去分析病情，指导方药的正确应用。这其中张介宾论及的辩证法主要有两点。

（一）"阴阳互求"，法方无尽

张介宾曾在其医著中提出了"阴阳者，一分为二，合之则一"的著名观点。他说："以寒热分阴阳则阴阳不可混，以精气分阴阳则阴阳不可离。"

这表明阴阳从寒热性质来说是相互对立的，但从生化作用来说，阴阳又是统一的，从而得出了阴阳一体的结论。这一结论反映阴阳在生理上是互生的。"阴阳之理，原自互根，彼此相须，缺一不可。无阳则阴无以生，无阴则阳无以化。"

并从精与气的关系阐明，气为阳，阳必生于阴；精为阴，阴必生于阳。精之与气，本自互生。然而，这一生理机制如果遭到破坏，反映在病理上则表现为阴阳互损。或由阳损及阴，或由阴损及阳，最后导致阴阳俱损，或因气伤及精，或因精伤及气，最终为精气两伤。正由于阴与阳无论在生理方面还是在病理方面都表现出既对立又统一的性质，说明二者是对立统一的整体。因此，张介宾对于治疗阴虚或阳虚的病证，在方药八阵式中提出："善补阳者，必于阴中求阳，则阳得阴助而生化无穷；善补阴者，必于阳中求阴，则阴得阳升而泉源不竭。"

反映这一治疗法则的典型方剂是张介宾自创的右归丸和左归丸。右归丸本为补阳而设，根据"阴中求阳""精中生气"的理论，运用大补真阴的熟地黄，以使阳得阴助而生化无穷。左归丸本为补阴而设，根据"阳中求阴""气中生精"的理论，以鹿角温补填精，而使阴得阳升泉源不竭。这一富有辩证法思想的治疗方法，是张介宾长期医疗实践经验的结晶，至今对临床有着重要的指导意义。

（二）误治生变，谨慎有度

张介宾研究医学始终以《易经》理论作为指导，因而他对于事物的发展变化有深刻理解和认识。如他论邪气袭人后的病变趋势时指出："凡邪气之客于形也，必先舍于皮毛，留而不去，乃入于孙络，留而不去，乃入于络脉，留而不去，乃入于经脉，然后内连五脏，散于肠胃，阴阳俱盛，五脏乃伤，此邪气自外而内之次也。"

在这里张介宾不仅认识到了疾病由浅入深的传变规律，而且他在此基础上进一步认识到了误治生变的道理。

他认为疾病不是一成不变的，随时都会发生变化，正确的治疗及用药能将疾病治愈，而误治就会造成新的病变。因此治疗疾病必须慎重对待，若或有疑，宁加详审，切不可孟浪从事。

如他在攻略中指出："凡病在阳者，不可攻阴；病在胸者，不可攻脏。若此者，邪必乘虚内陷，所谓引贼入室也。病在阴者，勿攻其阳，病在里者，勿攻其表。若此者，病必因误而甚，所谓自撤藩也。"

这说明病在阳误攻其阴，病在阴误攻其阳，或病在里，误攻其表，病在表，误攻其里，都因误治会造成新的病变。

又如他在固略中指出："虚者可固，实者不可固；久者可固，暴者不可固。当固不固，则沧海亦将竭。不当固而固，则闭门延寇也。"

从沧海竭、闭门延寇可以想到误治会造成一系列的险恶病变。张介宾从误治中看到疾病的演变与恶化，这正是他的辩证法思想在新方八阵中的具体体现。

第四节　纵横开阖的"类方""方族"与"合方之法"

在药物、穴位的组合由单一向组合变化的时候，所构成组合的数量多少就成了临床千变万化的关键。在穴位、药对基础之上，产生了"药群"，更形成了"类方"和"方族"，并产生了"合方之法"。从而极大地丰富了中医方剂的诊疗思维。

一、"类方"与"方族"

人们比较熟悉"类方"的概念。徐大椿的《伤寒类方》，刘渡舟的《新编伤寒类方》，黄煌的《中医十大类方》，还有《中医类方词典》等，是用类方观点研究方剂的代表作。"方族"与"类方"不同。类方仅仅表示方剂在结构上属于同一类别。而"方族"这个概念，它除了表明方剂在结构上属于同一类别以外，还表达出类方在时间上的先后关系和母子关系。

（一）方族——母子源流衍生而来的方剂群

"方族"概念的提出始于北京中医药大学傅延龄教授。"仲景方为医方之祖""仲景方是医方之母"，仲景以后的方由仲景方派生而出。仲景为祖，后人为孙；祖之与孙，遂成一族。所谓《伤寒论》方族，是指《伤寒论》方以及在其基础上衍生出来的方剂形成的一个个方剂群。一首方剂及其衍生方组成一个方族。人们比较熟悉"类方"的概念。"方族"与"类方"不同。类方仅仅表示方剂在结构上属于同一类别。而方族除了表明方剂在结构上属于同一类别以外，还表达出类方其在源流上的母子关系和在时间上的先后关系。《伤寒论》是方书之祖，其方剂最具代表性。通过对伤寒论方族的全面掌握，不仅利于临床应用，扩大临床需要，还能利于造就高水平名医，使学者从源到流，执简驭繁，曲尽临床之变化，为无穷用。

（二）子方——基于母方加减化裁

方书之祖《伤寒论》还出现了很多子方。首先是复杂临床病情的需要；其次如经方本身的特点故须加减化裁；又因新药物的出现，后世医家将之加入《伤寒方》而成新方；亦有因制方者用药习惯及其医学观念影响以及立方医家弄巧故加减者等，都促使他们对《伤寒论》方进行化裁，创制经方子方。子方是对母方进行加减化裁而形成的，或增减其药味或变化其药物用量。例如增味以强化原方某方面的作用；或增味以补充原方不具备的作用；或增味以减轻或消除原方的副作用或毒性；或减味以消除原方于病情不宜的作用；或合方以将两首或两首以上的方剂合为一方，此为《伤寒论》方族中的一种特殊类型；或对《伤寒论》原方的药味维持不变，而增损其药物用量，由此创立新的方剂。

后世医学家在组方用药时，从方名的确立、组方立意到药物的配伍组成和加减变化，多效法和借鉴仲景。后世方剂除了在药物应用方面较仲景有所增加外，组方法度和制方原则仍依仲景法度。后世医学家在使用《伤寒论》方药的过程中，经过不断探索、试验，有了很多发挥，较大地扩展了其应用范围。如桂枝汤在《伤寒论》中用于治疗中风表虚，营卫不和，后世则将桂枝汤扩展用于内、外、妇、儿、五官各科疾病的治疗。从温病学发展而言，后世温病学的发展，大大丰富了中医的基础医学和临床医学。然温病学的发展，无不受到《伤寒论》的影响，温病学家也都精通仲景方药。如清代温病学家吴鞠通《温病条辨》中的许多方剂，及叶天士临床应用的诸多方剂，都是直接引用《伤寒论》方，或者在《伤寒论》方的基础上加减化裁而成。

（三）肱股《伤寒论》的七大方族

梳理《伤寒论》，可见桂枝汤族、麻黄汤族、栀子汤族、白虎汤族、承气汤族、柴胡汤族、理中汤族七大方族，对之进行全面性、系统性的归纳、整理，分析其子方与母方的纵横系统关系，极有利于理解《伤寒论》本身，更有助于明了历代方剂的演变与内涵。

试举典型方族桂枝汤族为例。桂枝汤族以桂枝汤为基本方。《伤寒论》用药87味，其中应用频率最高的前5味药正是桂枝汤的组成。

以桂枝汤为母方，加减化裁，由此派生出来的子方甚多。究其规律，大抵有如下数种：①加味以治疗兼症：如桂枝加葛根汤、枝枝加厚朴杏子汤、桂枝加桂汤、桂枝加芍药汤、桂枝加大黄汤、瓜蒌桂枝汤等，俱属此类。此大抵体现着"随症治之"的原则。②加味以强化其祛风之力：如明·陶华《伤寒六书》中疏邪实表汤为桂枝汤加白术、防风、川芎、羌活，清·陈复正《幼幼集成》桂枝防风汤为桂枝汤加防风。③加味以强化其补益实表之力：如桂枝加附子汤、桂枝加黄芪汤、黄芪桂枝五物汤、芪芍桂酒汤。④加减以突出或强化其温阳通阳之力：如桂枝去芍药汤、桂枝去芍药加附子汤便是其例。⑤加减以强化其温散疏通之力：如桂枝加芍药生姜各一两人参三两新加汤、乌头桂枝汤、当归四逆汤、当归四逆加吴茱萸生姜汤。⑥化裁以通阳去水：如桂枝去桂加茯苓白术汤、桂枝去芍药加麻黄细辛附子汤。⑦化裁以突出其止咳平喘之力：如桂枝加厚朴杏子汤、唐·孙思邈《备急千金要方》之桂枝去芍药加皂荚汤。⑧加味以制约其温热之性：如《古今录验》之阳旦汤，加黄芩，是其例。《类证活人书》言其方在春夏时当加石膏或知母，也是制约其温热之性，唯不另立方名而已。

探讨《伤寒论》方族的形成原因、发展规律及应用范围，广泛搜集《伤寒论》母方及在其基础上发展起来的子方所形成的方剂族群，从结构上总结其配伍规律，从方源上分析其发生原因，从应用上研究其主症范围，对于《伤寒论》方的扩大应用，对于总结方剂发展规律，对于学习古人应用经验，对于研究相关的理论问题，都有较大的积极意义。

二、"合方之法"的源流

合方是指两首或两首以上方剂（经方或时方）相合为用，是在中医辨证论治思想指导下方剂化裁的一种特殊形势。合方应用以病机病证的变化为依据，当病机病证表现单纯时，单一方剂即可满足临床病情的需要，当病机病证比较复杂，有两个或两个以上的主证存在时，合方应用就突出了其功效上的优势，灵活地适应了临床病情的变化。

（一）合方之法的源流考略

1. 合方的来源

"合方"之词，始见于林亿等校注《伤寒论》时的按语。然而追溯其源，其最早阐述见载于《黄帝内经》。如《素问·至真要大论》云："奇之不去则偶之，是谓重方。"但《黄帝内经》所载13方，并无以方剂相合应用的形式出现的重方，故而《内经》中只有重方之名，而无重方之用。成无己在《伤寒明理药方论·序》中将"重"改为"复"，首次提出了"七方"，即"大、小、缓、急、奇、偶、复"，因此有了后来的复方之称。

金元医家张从正在《儒门事亲·七方十剂绳墨订一》中阐明了中医制方的法则，认为七方是根据疾病的远、近、上、下、轻、重及其复杂性来决定的。如说"近者奇之，远者偶之"，"补上治上制以缓，补下治下制以急"，"近而奇偶，制小其服也；远而奇偶，制大其服也"，"奇之不去则偶之，是谓重（复）方"。

张从正在这种理解之外，还认为单独一味也属于奇方。例如，独圣散之瓜蒂一味引吐，用独参汤之人参一味培元，都是取其单刀直入，立奏功效。张从正对"奇方"的解释有二：有古之单方之奇方，独用一物是也，病在上而近者，宜奇方也。有数合阳数之奇方，谓一、三、五、七、九，皆阳之数也，以药味之数皆单也。《伤寒论》中桂枝汤，是和营卫、解肌热的方剂，以桂枝、芍药为主药，甘草、大枣、生姜为辅药，合而成为奇方；大青龙汤是发汗解热剂，以麻黄为主药，桂枝、石膏、甘草、生姜、杏仁、大枣为辅药，亦合而成为奇方。

张从正对"偶方"的解释有三：有两味相配之偶方。有古之复方之偶方，盖方之相合者是也，病在下而远者，宜偶方也。有数合阴数之偶方，谓

二、四、六、八、十，皆阴之数也。四物汤、六味地黄汤、八味肾气丸等，都是属于偶方。这些方剂补精血、益肝肾，治在下焦。大承气汤亦是偶方，并且是急下的偶方。

张从正认为"复方"之说有二：方有二方、三方相合的复方，如桂枝二越婢一汤、调胃承气汤，调胃承气汤除了芒硝、甘草、大黄以外，加入连翘、薄荷、黄芩、栀子则为凉膈散，是本方之外别加余味者，皆是也。有分量均剂之复方，如胃风汤各等分是也。胃风汤（宋·王硕《易简方》）用来治疗风冷乘虚入侵肠胃、肠鸣泄泻等症，药用参、术、苓、桂、归、芍、芎七味组成的奇方，而每味药则是同等分量，是偶量，也就构成奇偶互用的复方。由此可知，复方是奇偶并行之方。张从正因说："单行则力孤而微，并行则力齐而大。"可见，张从正已经认识到复方的功效非奇方或偶方可比了。

唐容川在《中西汇通》中说："复方即两证并见，则两方合用，数证相杂，则化合数方为一方也"。又说："岐伯言奇之不去则偶之是复方，乃大剂，期于去病矣。"由此可知，唐氏也指出复方即合方也。

现代《中国医学大辞典》对复方的定义有三：一是指二以上数方合用者，二是本方之外复加他味者，三是分两均齐而无参差者。这与张从正对复方的论述基本上是一致的。由上可知，尽管有"重方""偶方""复方""合方"等不同的称谓，但其中都包含有"两首或两首以上方剂相合为用"的含义。

2. 仲景之合方

"合方"之用，首见载于《伤寒论》，即桂枝麻黄各半汤、桂枝二麻黄一汤、桂枝二越婢一汤治疗表郁轻证，以及治疗太少并病的柴胡桂枝汤。另外尚有《金匮要略》中治疗水气病的桂枝去芍药加麻辛附子汤，治疗腹满表不解的厚朴七物汤（桂枝去芍药汤十厚朴三物汤）等。张仲景在《伤寒论》和《金匮要略》中运用合方的规律依据是否进行药物加减可归纳为两条。

第一，两母方简单相合，药味为两方之和，未经加减。诸如桂枝麻黄各半汤、桂枝二麻黄一汤、桂枝二越婢一汤、桂枝加桂汤、桂枝加芍药汤、桂枝加大黄汤、柴胡桂枝汤、桂枝去芍药加麻黄细辛附子汤、厚朴七物汤、大青龙汤、四逆汤、黄芩加半夏生姜汤、小半夏加茯苓汤、桔梗汤等即是此类合方。

第二，合方后将两母方药物进行了加减，合方药味与母方不尽相同。诸如桂枝汤、大柴胡汤、小青龙汤、竹叶石膏汤、温经汤、茯苓四逆汤、柴胡加龙骨牡蛎汤、茯苓泽泻汤等即是此类合方。

仲景之方组方严谨，药少而精，功伟效宏。方剂合用，法为上策，君臣明确，佐使恰当。其麻桂合方即是合方运用的典范，并且为后世对方剂学的研究开拓了新的思路。如桂枝麻黄各半汤的主治症为"发热，恶寒，热多寒少，如疟状，其人不呕，清便欲自可，面有热色，身必痒"。这些症状与麻黄汤或桂枝汤的主治证候很难说是一致的。其病机为太阳表证迁延，微邪留滞，邪气已衰，正气渐复。

用药如单投麻黄则太峻烈，单投桂枝则又太缓，故合而用之疏达肌腠，调和营卫则病愈。由此可以看出合方运用并非是任意两方的组合，而是以契和的病机作基础的。

近来，用合方治疗疾病的报道很多，如用桂枝麻黄各半汤治疗腹型过敏性紫癜、变应性血管炎等多种内科杂病；柴胡桂枝汤治疗肝脏疾病、肩背疼痛等顽疾。尽管对合方应用的临床报道已经屡见不鲜，然而这方面的药理、药化等研究还几乎为零。但据报道，已经有人开始对麻桂合方进行实验研究，相信未来一定能取得创新性的结果，使合方的研究迈出更大的一步。

（二）合方应用的发展

1. 晋唐时期

晋唐时期是我国医学史上的重要发展时期，出现了很多对后世影响较大的方书。其中孙思邈的《备急千金要方》和《千金翼方》（合称为《千金方》），可以说是最早的医学百科全书。《千金方》收集了从张仲景至孙思邈历数百年的方剂成就，在继承前人的基础上，孙氏还拓宽思路，大大发展了方剂的运用范围，其中不乏对合方运用的范例。例如张仲景的小建中汤，方用桂枝汤倍芍药加饴糖。针对伤寒病二三日，邪未传里而气血先虚，所以急建其中；在虚劳病是治阴阳两虚，先建其中之急。而孙氏由张仲景的小建中汤演化出一系列建中汤，如内补当归建中汤治产后虚羸不足，腹中冷痛不止，呼吸少气，或苦小腹拘急，痛引腰背，不能饮食，方用小建中汤加当归、倍生姜。内补芍前汤治妇人产后虚羸及崩漏过多，腹中绞痛，方用小建中汤加芍药、干地黄，以干姜易生姜。而大补中当归汤则将两方相合应用，治产后虚损不足，腹中拘急，或尿血、少腹苦痛，或从高堕下，犯内，及金创血多内伤；男子亦宜服之。另外《备急千金要方》中桃仁汤（桃核承气汤+抵当汤）治疗妇人月水不通，温脾汤（大黄甘草汤+四逆加人参汤）治疗寒积腹痛等，也是对合方的应用。

2. 宋金元时期

宋金元时期是医学发展史上的重要转折点，医学流派纷呈，医家立说互异，方剂学有了长足的发展。宋政府校订出版《伤寒论》，使医家了解《伤寒论》中的方剂；又将政府组织编著的《太平惠民和剂局方》等大型方书颁行全国，其影响较大，成为后世组成合方的主要来源之一。

这个时期对伤寒的研究逐渐深入，尤其是金元医家在继承前人医学理论与经验的基础上，提出"古方不能尽治今病"的见解，而其中影响较大者即金元四大家。他们根据当时的实际情况，通过丰富的临床实践，结合前人的治疗经验，提出新的观点用以指导临证用药，并且依据其学术源流的不同，对合方的应用各有所发展。

河间学派医家刘完素提倡火热病机，据《黄帝内经》"今夫热病者，皆伤寒之类也""未满三日者，可汗而已；已满三日者，可泻而已"的认识，指出伤寒即是热病，在临床上只有表里两大类型。针对表证兼内热型，认为可用表里双解的办法，创制防风通圣散（凉膈散+四物汤）、双解散（凉膈散+四物汤）、天水凉膈各半散（天水散+凉膈散），即为两解表里之剂。对于里证的治疗，刘完素提出三种不同的治法。其一，仅见里热而表证已解，创制三一承气汤（大承气汤、小承气汤、调味承气汤）攻下里热，广泛应用于多种里证。其二，热毒极深或汗吐下后身热不退者，用黄连解毒汤与承气汤配合应用以清热解毒。其三，若热极失下，残阴欲绝，又当用黄连解毒汤合凉膈散，或白虎汤合凉膈散，养阴退热。总之，刘完素治疗火热病证中，创制了大量的合方，扩大了方剂的适用范围。正如他说："余自制双解，通圣辛凉之剂，不尊仲景法桂枝、麻黄发表之药，非余自炫，理在其中矣。故此一时、彼一时，奈五运六气有所更，世态居民有所变，天以常火，人以常动，动则属阳，静则属阴，内外皆扰，故不可峻用辛温大热之剂。"

易水学派医家李东垣运用合方不拘于煎煮一途，多以某汤剂送服某丸或散。《内外伤辨惑论·随时用药》载以煎五苓散送服半夏枳术丸治伤食兼伤冷饮；《脾胃论·随时加减用药法》以消痞丸合滋肾丸泻阴火上逆证等。另外王好古于《医垒元戎》中尚有石膏六合汤、栀子六合汤、附子六合汤等记载。

丹溪学派的创始者朱震亨于《丹溪心法·泄泻》中以五苓散合服香连丸治热泄；以除湿汤合戊己丸治湿泄；治中汤合感应丸治疗伤食泄；以理中汤加干葛，合服酒煮黄连丸治疗伤酒泄；以平胃散下小茴香丸治疗五更泄泻。同书"溺血"节又载溺血宜先予生料五苓散合四物汤，属虚者宜五苓散合胶艾汤吞服鹿茸丸等。凡此诸种，皆可视作对合方的应用，大大扩展了方剂的应用条件。

3. 明清时期

明清时期随着温病学派的形成和发展，中医理论更趋系统和全面。一批医家各领风骚，处方用药常以仲景为依据，而又灵活变通，不拘常格。这一时期尤其是对合方的应用，有了更深入的研究与发展。

吴鞠通治疗热结阳明之证，在《伤寒论》三承气汤的基础上，根据温病临床错综复杂的特殊情况，结合温热之邪所伤脏腑部位的差异，将宣肺、清热、滋阴等法与下法有机结合，创制宣白承气汤（麻杏甘石汤＋承气汤）治疗阳明腑实兼有痰热阻肺，肺气不降，症见喘促不宁，痰涎壅滞者；导赤承气汤（导赤散＋调味承气汤）治疗阳明腑实兼有小肠热甚，火腑不通，小便赤痛及烦渴者；增液承气汤（增液汤＋调味承气汤）治疗腑实兼有津液不足，无水舟停者；承气合小陷胸汤（小承气汤＋小陷胸汤）治疗阳明腑实兼痰热互结心下者等一系列承气方剂。合方中单一方剂的功效相互累加，扩大了承气汤的适用范围，避免了滥用承气汤攻下的危害，解决了单纯用承气汤下之不通的矛盾，使下法的运用趋于完善。吴氏治疗血热动血之证，常以凉血散血的犀角地黄汤为基本方，若邪热伤手太阴肺，见血从口鼻上溢者，则以犀角地黄汤合银翘散治之，以使药力达于上焦，增强凉散肺中热毒而止吐衄的作用。两方相合正体现了吴氏"治上焦如羽，非轻不举"的治疗思想。如果阳明热盛或阳明热结而致吐衄者，吴氏指出当"以中焦法治之"，虽没有明确具体方药，但根据其治疗上焦温病吐衄的规律，可知其对于中焦温病吐衄者当以犀角地黄汤合白虎汤或承气汤加减治之。

明代医家秦景明致力于合方的研究，所著《症因脉治》一书中收录了大量合方，如平胃散合方有枳朴平胃散、半夏平胃散、枳桔平胃散、香连平胃散、平胃六一散、平胃四苓散、二陈平胃散等。后其孙秦之祯于《伤寒大白》中有苍术四苓散、二陈导痰汤、平胃保和散等合方应用。他如吴谦的《医宗金鉴》中收录的凉膈白虎汤、桂枝四物汤、麻黄四物汤、桂枝合白虎汤、苓术四物汤、半夏茯苓汤加丁香汤、苏草滚痰丸、黄连平胃散等合方。俞根初的《通俗伤寒论》载柴胡陷胸汤、葱豉桔梗汤、麻附五皮饮、柴平汤、柴胡四物汤、陷胸承气汤、白虎承气汤、桃仁承气汤、蠲饮万灵汤等合方。余师愚所创清瘟败毒饮由白虎汤、犀角地黄汤、黄连解毒汤、清营汤四方相合，已成为治疗瘟疫热毒、气血两燔之传世名方。

（三）合方的近现代研究

利用已有的方剂以合方的形式来创制新方要比摸索某一经验方更为快速有效。刘彩莉等运用附子理中汤、痛泻要方、白头翁汤合方治疗溃疡性结肠炎，认为三方合用可全面调整人体正气阴阳，防止癌变，其疗效优于西药组。张云翔总结坏疽期血栓闭塞性脉管炎的治疗原则为寒湿并用，攻补兼施，既要温经散寒，又要清热解毒，还需补益气血。如果在一首方剂中同时包括此三种治法，会使全方药味庞杂、互相牵制，反难奏效。因此宜采取联合方组的方法：以当归四逆汤温经散寒，以四妙勇安汤清热解毒，以十全大补汤补益气血，每方发挥各自的作用，故取得了较好的疗效。四二五合方出自《刘奉五妇科经验》，由四物汤、二仙汤、五子衍宗丸加牛膝组成，专治血虚肾亏所致的闭经，或产后大出血所致的席汉综合征等，在临床上用于治疗月经病、肾病综合征、高泌乳素血症等，以双补脾肾、养血生精活血。

再有，合方还可据兼夹症的不同进行灵活的配伍。如刘学勤把乙型肝炎分为湿热蕴结、肝郁脾虚、气滞血瘀、肝肾虚损4型。用自制的强肝丸1~6号进行治疗。如肝郁脾虚型用强肝丸2号（疏肝健脾汤），如兼有湿热者加服强肝丸1号；如肝脾肿大者加服强肝丸3号（软坚散结汤）；气滞血瘀型用强肝丸5号方（活血化瘀汤），一般需同时服用强肝丸3号方；如若兼有湿热者，加服强肝丸1号方；或兼有肝郁脾虚者，加服强肝丸2号方等。由此可见，合方因其可针对复杂病情、扩大方剂的治疗范围而越来越受到众医家的青睐。

另外，许多现代名医也常运用合方治疗疾病，如蒲辅周以理中丸合五苓散治疗中虚脾弱之泄泻；杨锦堂以五皮饮合猪苓汤治疗鼓胀，小柴胡汤合竹叶石膏汤治疗发热不退，竹叶石膏汤合血府逐瘀汤治疗呃逆，银翘散合犀角地黄汤、二妙散治疗湿疹；龚士澄以麻黄汤合枳实薤白桂枝汤治疗气胸，半夏泻心汤合枳术汤治疗中满；刘渡舟应用柴胡桂枝汤治疗肩背疼痛、肝硬化、脾胃病、四肢疾病、虚人外感等顽疾。

这其中尤其是伤寒泰斗刘渡舟教授对于合方的理论与应用研究更是有着独到的见解。其晚年的"古今接轨论"实际就是指经方与时方的相合应用。刘老认为从临床出发，把时方与经方进行巧妙的结合，用"古方"以补"时方"之纤弱，用"时方"以补"古方"之不全。例如三仁汤与栀子豉汤合用，既能清热除烦，开郁理气，而又不加重湿热邪气，有利而无害，发挥了合方的优势。

张保伟总结古今接轨论，认为在古今接轨方中柴胡类的合方最多，大大扩展了小柴胡汤的临床使用范围。例如小柴胡汤与越鞠丸相合纵横捭阖，疏肝和胃，解郁开结，用于治疗郁证、胃病疗效显著；小柴胡汤与温胆汤相合既能疏解气郁，又能清热化痰，对于气郁痰火所致的失眠、精神病等均有较好疗效；小柴胡汤与三甲散相合，一者理气郁而畅肝气，一者行血瘀而消癥瘕，对肝病由气及血，肝脾肿大之肝硬化有明显疗效；小柴胡汤与四磨饮子相合对于肝胆气郁，又见气之上逆甚为猛烈，或呕，或喘，或呕，或胸满不食等症，用之多效；小柴胡汤与四物汤相合能够疏肝解郁以顺其阳，补血柔肝以滋其阴，临床多用于治疗经期感冒、月经不调属于肝郁血虚者；小柴胡汤与平胃散相合疏肝和胃而使肝胃两顾，临床常用来治疗慢性胃炎、慢性肝炎、慢性胆囊炎等。

再有周世印提出四逆散治疗肝气郁滞阻于经络，可与时方之二陈汤、黛蛤散、五磨饮子、金铃子散等合用，妙意无穷。潘文奎用麻黄附子细心汤治疗心动过缓，提出可与菖蒲郁金汤、桃红四物汤、失笑散合用有较好的临床疗效。另外黄文东、王永炎、何绍奇等医家在其著作中亦有大量合方应用的案例。可见，合方应用之法，在广大医家中已有自发使用的趋势。

（四）日本应用合方的现状

在 15 世纪之前，日本基本上是原原本本地学习、应用我国的医学内容，并无自己的特色可言。但在 15 世纪之后近 500 年的历史时期内，由于医学流派、新兴学说的不断涌现，加之众多医家长期临床经验的积累与受现代医学的影响，日本汉方方剂逐渐形成了自身的特色。尤其是随着日本汉医古方派的兴盛，《伤寒论》日益受到日本许多医家的重视，同时研制并应用了大量的合方。在日本，既有古方与古方之合（如柴陷汤），又有古方与后世方之合（如猪苓汤合四物汤）；既有以原方之方名合而为一者（如小青龙合麻杏甘石汤），又有重新命名者（如连珠饮）。更与中医学不同的是，这些合方已形成新的固定方剂，不可随意加减变化，也不可随意组合新方。而合方之证，也并非要求原方各自证候全面出现，主要是以前人的经验所确定的合方证候为依据。如猪苓合四物汤之主治证候为：排尿困难、尿痛、尿后余沥不尽、尿频，并见有皮肤枯燥、气色不佳而胃肠功能正常者。日本医家对张仲景合方的研究已取得了一定的成果，其合方应用远比中国为广。目前日本应用柴苓汤治疗妇产科疾病如妊娠高血压综合征、不孕症、宫颈癌并发下肢水肿等疾病已取得较好疗效。但国内期刊杂志，很少有相关的文献报道，说明日本在此方面的研究已走到了我国的前面。这种情况可能是因国情不同而导致的。在中国，临证处方时常根据辨证对选用方剂进行加减变化，或根据治则临证组方用药。加减之法，或据病邪之轻重，或据症状之有无，或据年龄之老弱，或据性别之差异，或据形体之肥瘦，或据体质之强弱，变化多端，灵活机敏。而这种情况在现代日本汉方处方中却受到限制。由于这种临床实践中对方剂加减的态度，以致众多医家转而研究新的固定方或合方。例如柴朴汤为日本经验方，是小柴胡汤与半夏厚朴汤的合方，功能疏肝行气，开郁化痰，治疗肝气郁结，情志不畅，痰气结聚所致之胸胁苦满，心情郁闷，咽喉、食道部有异物感，心悸、眩晕、恶心等症，临床上常治疗支气管哮喘、咽喉异物感、咳嗽、烦躁不安型神经官能症、忧郁症等。其他一些经验方如柴陷汤、猪苓汤合四物汤、小青龙合麻杏甘石汤、大柴胡合茵陈蒿汤、真武汤合理中汤等一系列合方也是现今日本临床常用之有效方剂。

中医的魅力就在于变，而这种变化，是"辨证知机论治"，这种变更基于中医法度之常。配方与配穴均可"始于一而终于九"，成就无穷变化的中医配穴、配方的组合智慧。

第五章
多元一体的民族医药：融合互鉴各领风骚

中华医学源远流长，神州大地气象万千。千百年来，中华大地各民族交融发展，已经形成了文化医药同源同根、互谅互让、互帮互学的生动局面；形成了多元一体、繁荣进步、56个民族共唱一首歌的大家庭。党的十八届五中全会，就全面建成小康社会决胜阶段的任务，做出了全面部署，明确提出建设"健康中国"，积极推进中医药和民族医药发展的目标要求。中医药和民族医药都是中华文明文化宝库的重要组成部分。在中华民族5000年文明史上，既伴随着中华文明的历史不断前进，又为维护中华民族的繁衍生息、健康发展做出了重大贡献。民族医药是中华民族医药宝库的重要组成部分。在2017年7月1日起施行的《中华人民共和国中医药法》第一章第二条中即明确：本法所称中医药，是包括汉族和少数民族医药在内的我国各民族医药的统称，是反映中华民族对生命、健康和疾病的认识，具有悠久历史传统和独特理论及技术方法的医药学体系。在建设"健康中国"的历史进程中，深刻认识民族医药学在中华文明进程中的重要地位，积极发挥民族医药学的重要作用，加快民族医药事业的现代化发展，也具有重要意义。

第一节　高原明珠——藏医药学

藏医学是中华民族传统医学的重要组成部分，数千年来，以其独特的疗效优势，在保障我国青藏高原地区人民的健康和生命中发挥了巨大的作用，并传播至国内其他地区，南亚、蒙古乃至欧洲等地也有藏医学。目前，藏医在西藏和其他藏区的医疗卫生体系中仍占有重要地位，在其他地区也成为许多患者选择的疗法之一。疗效是藏医生存和发展的基石。

在中央民族工作会议上，习近平总书记指出："多民族是我国的一大特色，也是我国发展的一大有利因素。各民族共同建设了祖国的锦绣河山、广袤疆域，共同创造了悠久的中国历史、灿烂的中华文化。"藏医学的起源和发展正是如此。

一、一粒药换一头牛

一粒药丸能换一头牦牛？究竟是什么药丸如此珍贵？那就是藏药珍宝——七十味珍珠丸。

七十味珍珠丸是一种名贵的藏药，是由珍珠、藏红花、牛黄、麝香、玛瑙、珊瑚、黄金等70味珍贵药物炮制的。该药具有安神、调血压、补肾等功能，对瘫痪、血压不调、癫痫、脑震荡等病症有较好的疗效。被藏族人民誉为起死回生的药，属于极品密宗藏药，在国内外享有极高的声誉。过去在藏区一粒七十味珍珠丸能换一头牦牛，普通百姓很难得到，被视为珍宝。20世纪90年代初期，中央和各地区的领导去藏区，当地最好的礼品之一便是一盒七十味珍珠丸。

雪域高原自从有了人类以来，就以她独特的地理环境和人文特色萌生了颇具特色的传统藏医。藏民族在极其恶劣的环境下，与疾病进行长期斗争的过程中，形成了藏医药学完整的理论依据和实践经验，并在预防保健、疾病诊疗、调理康复等各项医疗活动方面形成了独到的技术，在中国传统医药领域占有重要地位。

二、三千年的藏医历史

自从有了人类，就有了人们对人的肉体保护、人的生命健康的探索。人类医学知识的积累与人类的生产生活是同时进行的。这是人类史、医学史研究中的共识。历史文献资料显示，藏医药已有3000余年的历史，对世界屋脊上的藏族人民的生存、繁衍生息和生产力发展做出了巨大贡献。

多年来，考古界以昌都卡若遗址发掘为代表，先后在聂拉木、定日、申扎、墨脱和青海、四川、云南藏区的考古研究中，发掘出远在新石器时代，与我们的古代先祖衣、食、住、行密切相关的大量历史遗存。其中卡若遗址发掘的有：圆形、方形、长方形草泥房、石砌房遗址29处；灶穴4处；石器文物7978件，骨器368件；骨器中的骨针，最小的仅有24mm，针眼完好无损（《西藏通史》第14页）。这说明，古代先祖修建房屋以抵御自然界的风霜雨雪，熟知用火以提高生活质量、生命质量，制作石器骨器以方便生产、维护健康。

公元前3世纪，藏族就有了"有毒必有药"的哲理性论据，充分说明在此以前，青藏高原已形成了起居、饮食、保健等方面的藏医原始医疗体系，并逐步发展完善。同时，简易的涂抹、酥油止血、青稞糟消毒等实践技术也为现有的放血、火灸等独特治疗技术奠定了坚实的基础。

公元 7 世纪，藏王松赞干布统一青藏高原，建立强盛的吐蕃王朝，并邀请周边其他民族的医学家和译师，配合西藏医药学家，吸收印度医学和汉族中医药精华，整理编著了哲学、佛学、医学等各学科的经典著作，建立了完善的藏医药理论体系。

此后，经过历代医家的不断发展，形成了现在呈现在我们面前独具特色的藏医药学。

玉妥·云丹贡布（708—833）是吐蕃王朝时期最杰出的医学家，曾担任过赞普的御医，是当时藏医发展的最主要代表者。他走遍世界各地，广泛搜集和研究民间医方，总结民间医药经验，并多次赴五台山、印度、尼泊尔等地拜中外名医为师，还曾邀请汉族中医学家东松（即韩文海）、印度医学家新提嘎瓦、尼泊尔医学家达玛锡拉及克什米尔医学家库雅巴等来藏交流医术，最终根据藏民族自身医学体系，借鉴印度等其他医药学精华，编著了以《四部医典》为主的藏医药学典籍 30 余部，为藏医理论从零散的民间医学到系统规范起到了突破性作用，并为藏医临床实践提供了完整的理论依据。

15 世纪，随着医疗实践的发展，藏医药学逐渐形成了北方和南方两大派。北方派稍早于南方派，以强巴·南杰查桑为代表，南方派则以舒卡·年姆尼多吉为代表，他们分别总结了北部高寒地区和南部河谷地带的多发病及其治疗经验，并各有效验。

18 世纪，著名医学家第玛·旦增平措广泛收集药物标本，编著了《晶珠本草》，收载藏区药名两千余种，对药物的形态、性味及功能等进行了详细记载。

公元 1916 年，十三世达赖喇嘛创办"门孜康"（医算局），广招门徒，教授医药理论，对藏医藏药发展起到了积极推动作用。从此，藏医药进入了一个新的发展阶段。

随着改革开放的步伐，根植于雪域高原的藏医藏药也步入大发展阶段，焕发出前所未有的生机与活力，不仅成为中国传统医学宝库中一颗耀眼的明珠，也成为世界医学之林中一株挺立的雪莲。

三、"藏医学体系"的发展与内涵

西藏最早的苯教传说与文献记载，远古的苯教祖师辛饶米沃制定了苯教的五大明（工巧明、声明、医方明、外明和内明），主要著作有：《十万疾病黑》《除病诊断十万花》《十万药全胜白》《蓝天本十万心》等，并传给了"八大仙人"，创立了系统的藏医学体系（蔡景峰《藏医学通史》第 21～25页）。

（一）独具特色、天人合一的理论体系

到吐蕃时期，以玉妥·云丹贡布为代表的藏医九圣，以《四部医典》为代表的藏医经典，提出了系统的藏医理论。即维持人体健康的三大因素：隆、赤巴、培根，五源：水、土、火、风、空；构成人体的七种物质：乳糜、血、肉、脂、骨、精、髓；三种排泄物：粪便、尿、汗；由无明而产生的贪、嗔、痴，三毒致病；人生产、生命活动的六个季节：初春、后春、夏、秋、初冬、后冬。这三大因素、七种物质、三种废物和三种致病因素平衡失调，所导致的 424 种疾病和人生命的 25 种状态，都生动、具体地体现了天人合一、心身合一和人与自然、人与社会相应相通的理念和思想。

藏医药学认为，人体疾病病因分为远因、近因和具体病因三种。远病因，是根本"无明"，即不明诸法无我而产生的烦恼；近病因，是"贪、嗔、痴"三毒；具体病因，是"隆、赤巴、培根"。三种病因之间的关系，是根本"无明"产生"贪、嗔、痴"三毒，"贪、嗔、痴"依次产生"隆、赤巴、培根"，三者之间，互为因果。藏医药学认为，人体生病的根本原因，就是"无明"引起贪婪、愤怒和痴愚，扰乱体内"隆、赤巴、培根"三种生命活动功能物质的平衡，从而发生各种疾病。

藏医药学认为，"隆、赤巴、培根"三大元素是构成人体的物质基础，也是进行生命活动所不可缺少的能量和基础，它们各有自己的特点，各有自己不同的功能，但它们之间并非各自独立、互不相干，而是互相依存、互相制约的。

在正常生理状态下，三者在人体内保持着生理性协调和平衡的关系，当三者中的任何一个因素或几个因素由于某种原因而出现过于兴盛或衰微的情况时，则出现病理性"隆"的病态、"赤巴"的病态和"培根"的病态，治疗上就需要对三者进行调整，使其恢复到原来的协调状态，达到健康的水平。

（二）内涵深厚、独树一帜的用药特色

藏药学是整个藏医药学体系的重要组成部分，其独特的理论体系和丰富的实践经验，在整个传统医学理论与实践中独树一帜。

根据藏医历史记载，雪域高原的人们在寻找食物的过程中，也逐渐寻找到了解除病痛和缓解疾病的药物。经过历代医家的不断探索和实践，形成了藏医药理学的基础理论和实践方法。

公元 8 世纪，玉妥·云丹贡布著成《四部医典》，成为当时收录藏药材功效最为完整的一部经典著作。该书为之后的《卓玛本草》《玉妥本草》等藏药典籍的编著提供了有效的理论依据。

藏药材因本质和习性等差异，大体可分为八大类型，即珍宝类药物、石类药物、土类药物、木类药物、精华类药物、湿生草类药物和旱生草类药物。

藏医药学认为，一切药物都由"土、水、火、风、空"五大元素生成。土为药物生长的依靠和根本，水为药物生长所需的汁液，火为药物生长的热能，风为药物生长、运行的动力，空为药物生长、发育的空间。

土性药其性重、稳、钝、柔、润、干，能使身体坚实，主要医治龙病；水性药其性稀、凉、重、润、柔、软，能滋润身体，主要能医治赤巴病；火性药其性辛、锐、干、糙、轻、润、动，能生火热，主要医治培根病；风性药物性轻、动、寒、糙、燥、干，能使身体坚实，精气通行，主要医治培根病和赤巴病；空性药物统帅其他四种药物，遍行全身，主要治疗综合性疾病。其中，火性药和风性药是上行药，土性药和水性药是下行药物。

"土、水、火、风、空"五大元素的作用，使药物具有八性、六味、三化味、十七效能等功效。

所谓八性，即重、腻（润）、凉、钝、轻、糙（粗）、热、锐（速）。六味，即甘、酸、苦、辣、咸、涩。三化味，即药物的六味经过胃液的作用，转化为甘、酸、苦三味。十七效能，即药物的柔、重、热、润、稳、寒、钝、凉、软、稀、干、温、轻、锐、糙、动、燥。

舌对药物的感觉就是味。酸味药能生胃火，增长消化能力，使油脂糜烂稀释，还能顺气；咸味药能使身体坚实，有疏通作用，能治闭塞梗阻症，用以罨熨时则产生胃火，有健胃作用；苦味药能开胃、驱虫、止渴、解毒，能医治麻风、眩晕、瘟疫、赤巴病等疾病，有收敛作用，能使溃烂、大小便干燥，使心智敏锐，能治乳房炎症、声音嘶哑等病；辛味药物能医治血病、赤巴病、脂肪增多症，祛腐生肌，愈合伤口，使皮肤滋润光泽。

藏医药学认为，药物服用后，与胃火相遇，这时培根和赤巴被龙消化，甘味、咸味被消化后变为甘味；酸味处于中间阶段，消化后仍为酸味；苦、辛、涩味消化后变为苦味。消化后的每一种药味能医治两种疾病，即藏医的"三化味"理论。

藏医临床应用复方较多，单味药则很少。藏医药学认为，必须基于病的属性以及药的味、性、效来组方配伍。味是主导，性、效是对治关系即因果关系。病有其性，药亦有其性，同性治之，必遭其祸，对性治之，必得其愈。在藏医药学理论中，异性对治是首要原则。同理，温与凉，润与糙，稳与动，轻与重等均互为对治。因此，配方制剂时，要把药味起作用的药物加在一起，全面考虑，把功效起作用的药味加在一起，消化后变化作用的药物加在一起。

（三）辨证诊疗、个性鲜明的疗法疗效

藏医具有独特而完善的理论体系，通过数千年的临床实践，对临床各科常见疾病的诊疗均积累了丰富的经验，特别是在青藏高原的农牧区，藏医以其独特的疗效和经济优势，受到农牧民群众的欢迎，至今仍是许多患者的首选疗法。在国内其他地区，对藏医感兴趣、接受藏医治疗的患者也日益增多。藏医与中医同属于中华民族传统医学的范畴，两者在理论和实践体系中存在诸多共同之处，如整体观念、个体化的辨证（症）论治，是这两种医学的共同特征。故和西医学相比，藏医学与中医学的临床疗效具有更多共性的特征。

藏医学与中医学均采用个体化的辨证治疗方式，治疗措施因人、因病而异，且受到临床医生的主观因素影响，不同医生辨证、诊疗的思路难以达到一致，故临床变异性较大，可重复性也较差。辨证论治所产生的个体化差异，与临床研究所要求的干预措施标准化之间，存在很大的差异。从临床研究的角度来看，藏医与中医的治疗措施，均属于复杂干预。药物疗法是中医和藏医的主要治疗方式，通常由多种药物配伍形成复方，各种药物的质量受产地、采收、炮制、存储、煎煮方法等多因素的影响，其有效成分、量效关系、药理作用等多缺乏明确的现代研究数据，形成复方后则更为复杂。除药物治疗外，藏医、中医均重视饮食起居、心理疏导在治疗中的应用，还有针刺、火灸、放血等外治疗法。因此，藏医、中医的治疗是复杂的药物和非药物的集合干预，以相对固定的药物干预为核心，同时以可变的药物（如中医的辨证加减和藏医的"咔嚓"）和非药物干预作为外延。

仅藏医中的外治疗法就包含放血疗法、火灸法、寒热敷法、药浴法和涂抹法等，凸显了藏医的独特魅力。首先是放血疗法，主要针对"血、赤巴"型病、肿胀、各类疮、痛风等疾病，其中牛角放血法临床使用较广，适宜于各类关节疼痛、肿胀。其次是火灸法，主要针对"龙、培根"型寒病，消化不良、脓肿、疼痛、精神病寒型病的治疗。再次是寒热敷法，主要针对"龙、培根"型寒病，消化不良、急性病及皮肤出痘有效，其中霍尔梅法使用较广。此外，还有药浴法，主要用于"龙、培根"型疾病发作期、四肢僵硬及萎缩、肌肉僵直、黄水、各类皮肤病等。药浴法分为浸浴法、酒浴法、骨汤浴法、袋浴法及蒸汽法，其中袋浴法使用较广。最后是涂抹法，用药水、药物油、脂肪或药膏涂抹身体并适度按摩，适用于体弱、面色苍白、血红蛋白含量低、少精等。

在千百年的医学实践中，藏医总结了大量宝贵的医学经验，其优势病种包括：病毒性乙型肝炎、黄疸型肝炎、肝硬化、高血压病、高原性红细胞增多症、脑出血、强直性脊柱炎、腰椎间盘突出症、强直性脊柱炎、骨性关节炎、类风湿关节炎、娥乃赤觉（类似于盆腔炎）、查凑病（类似于子宫内膜异位症）和隆凑病（类似于更年期综合征）等慢性疾病及疑难杂症等。

与西医学相比，藏医学与中医学的疗效优势，可能更多地是从非特异性的主观疗效指标中得到反映。患者接受藏医或中医治疗后，其主观症状得到改善，但与疾病相关的实验室或影像学检查结果却无明显改变，这种现象在藏医和中医的临床实践中都是比较常见的。因此，如仅用西医学的实验室或影像检查结果等替代结局指标进行疗效评价，难以客观真实地反映藏医和中医的临床疗效。

（四）"藏医曼唐"和"树喻"的教育启示

藏医瑰宝曼唐是具有鲜明民族色彩的一种传统特殊的医学教具，将繁杂深奥的藏医学内容通过彩图的方式展示，风格独特，生动形象。其中尤以藏医经典《四部医典》中的树喻更具特点，它通过树形结构分支图对藏医药体系的内容进行了高度的综合、归纳和总结，是对《四部医典》形象化的补充说明及其具体内容的载体，使学习者更易于理解藏医曼唐和树喻的价值。藏医曼唐历史悠久，作为唐卡艺术史上一枚独特的明珠，在美术绘画作品与医学自然科学领域都具有重要价值。通过美术绘画作品来表现自然科学的内容，这种理性的创作使传统的绘画艺术提升到一个更高的层次，历经岁月，成为世界医学宝库中绝无仅有的瑰宝。80幅曼唐以《四部医典》具体内容为载体，通过彩色连续图画的方式，将《四部医典》156个章节内容用5000多个图示系统描绘，图文并茂地阐释了藏医学理论和实践技术，因此颇具艺术、学术和教学价值。纵观藏医教育历史，无论是传统的师承、寺院教育，还是当前的现代学院教育，作为藏医药学科内容和知识的载体，曼唐和树喻一直是藏医课程教学的重要工具和内容。尤其是对于初学者而言，曼唐能把抽象的理论概括成有形的图形，并赋予一定的色彩，使其更为逼真形象，这是单独的文字理论无法达到的效果。尤其是将树喻应用引入到曼唐之中，类似于计算机 MicrosoftWindows 操作系统中用于存储系统和应用程序设置信息的注册表一般，结构和领属关系明确，读者看到曼唐时，可以直观清晰地看到藏医内部各个理论、内容体系间的相互关系，归纳和总结得条理清楚，提纲挈领，一目了然，有助于初学者理解和掌握所学内容的整体框架，掌握学习内容的要义与主旨，从而加深对所学内容的记忆和理解。因此，曼唐和树喻充分体现了古代藏医医家的智慧。这种方法，在世界范围内的传统医学体系中也是独一无二的。

西藏传统唐卡《雪域原始苯教祖师辛饶米沃》中，祖师居中，八仙相拥，共同沟通天地和无数药物；在唐卡《生命树》中，则用树木的根、干、枝、叶表达人体功能和疾病变化，形象生动地表达了人与自然融为一体的理念和思想。

藏医曼唐和树喻对医学教学很有启示价值，医学挂图作为教学辅助教材，对医学各学科（如解剖学、针灸学等）以及医学教育的发展具有很大的贡献。故除藏医学外，中医学和西医学也均有用图示来展现学科内容的做法，并在医学教学中具有广泛的应用。例如，中医学将图示的方法主要用于经络腧穴学、中医诊断学、中药鉴别学等课程的教学，如人体经络循行图、穴位挂图、舌诊图、耳穴图等；西医学将图示的方法主要用于解剖学、细胞学、分子生物学等，用于展示生命体从宏观到微观的组织结构。

然而，由于医学学科体系的理论深奥，内容浩如烟海，各学科、各内容之间又具有错综复杂的内在关系，现有的医学挂图显然难以展示医学理论体系的主要内容，以及揭示不同内容的内在联系。而藏医曼唐和树喻在这方面则具有明显的优势，其能完整表达藏医药理论体系的总体结构，对于学习者尤其是初学者具有清晰的思路指引功能。因此，藏医树喻和曼唐对于中医学和西医学的医学挂图教育，无疑具有潜在的启发和借鉴意义。

尤其是对于中医学而言，无论是基于哲学思想的医学理论、整体观念、辨证论治等的宏观特征，或者是不同颜色代表的生理病理特征、病因分类、同一疾病的不同治法等细节的学科内容，均与藏医具有诸多相似之处。因此，在中医学的教学中引入藏医曼唐树喻挂图的形式，并借助多媒体的技术把中医基础理论、诊断、治疗、药物等各学科的内容以适当的图示方法来展示，具有良好的可行性，这样可使学生在学习之初便能对中医学术体系有一个宏观的、感性的认识，提高学习中医的兴趣和动力，在继续深入学习的过程中，通过树图等脉络结构的展示，有助于提高学生对所学内容的综合、归纳、总结能力，加深记忆和理解，从而提高了教学效果。同时，这对于中医药文化的发展、丰富和传播，也将起到积极的推动作用。

藏医药学除在西藏发挥重要作用外，在全国和世界也产生了越来越广泛的影响，先后召开了多次国际藏医药研讨会，在藏区形成了完备有效的藏医药服务体系、科研体系，形成了一批有影响力的藏药企业，受到联合国教科文组织和许多国际友人的高度赞扬。

时至今日，党和国家已经把藏医药明确定位为"重要的基本医疗资源、重要的特色经济资源、重要的创新科技资源、重要的优秀文化资源、重要的高原生态资源"。国家和自治区人民政府对藏医药的发展规划了新的宏伟蓝图，古老的藏医药事业必然伴随着中华民族的伟大复兴，迎来创新发展的春天。

第二节　草原长歌——蒙医药学

蒙古医学是蒙古族劳动人民在与疾病的长期斗争过程中积累的经验总结，是祖国医学宝库的重要组成部分，也是东方医学的组成部分。如果说藏医药学可以被誉为"高原明珠"的话，那么在祖国广袤美丽的蒙古草原上，蒙医药学同样以其独特的魅力和风骨卓然于世，福泽着草原儿女的健康身心。

一、从"酸马奶疗法"到"临床对治四施"

蒙古族自古以来以游牧为主，世代居住在高原寒冷干燥的自然环境中，生理体质基本适应了其所处的自然地理环境，同时也易罹患各种寒性疾病。

他们在生产、生活实践中积累了大量适应本民族的生活习俗和医疗保健知识，并在长期的临床实践中逐步形成民族医学体系，包括理论体系、治疗方法和用药理论，并积累了大量的文献资料，这为蒙医药的发展打下了坚实的基础。

（一）美味饮料可以治病——酸马奶疗法

说起蒙古民族，首先想到的就是醇醇的砖茶、香甜的炒米泡制的奶茶，咀嚼起来令人回味无穷。当地人说，常饮奶茶滋阴降火，平补阴阳，对于健康极为有利。而更令人称奇的是，蒙古民族利用最常见的马奶，发明了神奇的——酸马奶疗法。

酸马奶疗法是使用酸马奶对某些疾病进行治疗的方法。酸马奶，是用马奶经过发酵制成的一种健身饮料，也是能治一些疾病的良药。早在 14 世纪，在著名的元代宫廷饮膳太医、蒙古族营养学家忽思慧所著的《饮膳正要》中，记载了大量的蒙古族饮食卫生及饮食疗法的内容。根据现代科学实验分析，确认酸马奶中含有多种有益于人体的有效成分。如糖、蛋白质、脂肪、维生素类，还有氨基酸、乳酸、酶、矿物质以及芳香性物质和微量酒精等。

实践表明，酸马奶疗法对高血压、瘫痪、肺结核、慢性胃炎、十二指肠溃疡、肠结核、细菌性痢疾、糖尿病等疾病有显著疗效，是蒙医"临床对治四施"中饮食治疗内容的典型代表。

（二）基于实践、理论完善的"临床对治四施"

蒙医药学以自然哲学观点解释人体与自然环境之间的关系，以统一、整体、辩证的观点来认识机体生理、病理过程。其理论基础为三根、五元、七素及六基症学说。

蒙医药学治疗强调"求本""扶正祛邪""调理三根"和"因人、因时、因地制宜"等治疗原则，认为三根七素是人体进行生命活动的能量与物质基础，并且也是产生一切疾病的根本因素。人体只要使三根七素保持相对平衡状态，就能进行正常的功能活动，如果三根出现偏盛、偏衰等反常状态而失去平衡，机体就会产生疾病。为了保持这种平衡，平时就必须注意合理调配饮食、起居。因此，蒙医采取以药物、外治、饮食起居等多种疗法相结合的综合性治疗手段，把饮食和起居也列入治疗疾病的四施内容。其思想与中医理论完全统一、如出一辙。

除药物治疗以外，蒙医技术还有灸疗、放血、针刺、正骨、震脑、冷热敷、蒙药浴、马奶酒疗法、天然温泉疗法等。

蒙医药学对疾病进行治疗的方法大约可分为三种，即营养方法、削弱方法和手技方法。所谓"营养法"，就是通过饮食调节，增强病人的体质，使失衡的三根重新得以平衡的一种治疗方法。所谓"削弱法"，就是通过服用泻下、催吐等药物，削弱希拉，使赫依相对得到滋补，从而重建体内三根平衡的一种治疗方法。所谓"手技法"，其实就是用手法技巧治疗器官移位、肢体挫伤和断裂等的一种外治疗法。饮食、药物、外治，再加上起居，这四个方面的治疗方法，在传统蒙医学著作中，又被称为"临床对治四施"。

迄今，蒙医药学已经形成了饱含治病"求本""扶正祛邪""三根调理"和"三因制宜"等治疗思想的民族医学体系。经过千百年的传承发展，已经形成了在诸如脑血管病（如萨病）、血液病、骨伤疾病、脑震荡、妇科疾病、失眠症、慢性疲劳综合征、软组织损伤、消化系统疾病、心血管系统疾病等方面的优势病种。

二、始于游牧、开放发展的蒙医长卷

蒙医药学又称为蒙古医学，从游牧到半农半牧，从思想到理念，从阿拉伯到汉地，从预防到治疗，蒙古医学循着历史的车迹，不断丰富完善，螺旋式发展，逐步构建了蒙古族医药特色鲜明而又严谨完整的医学体系。

（一）蒙古民族传承的民间健康思想

12世纪以前的蒙古族，以游牧为主，狩猎为副，兼营原始手工业，居住分散，社会发展极不平衡，其医药也处于萌芽状态，是蒙医蒙药知识的积累阶段。蒙古族先民们在长期的生产生活实践中逐渐积累了适应当地风俗习惯、气候条件、地理环境的医药卫生及保健知识。蒙古人在讲究环境卫生的同时也特别注意饮食起居。如适当食用奶食、肉食、肉汤之类便可以起到滋补、防病、治病作用；倒垃圾有指定地点；严禁在水井、挤奶场、羊圈附近大小便；出门在外，只用自己携带的碗、筷和刀具，以防止疾病的传染。蒙古族人相信火能净化万物，感觉不洁时便用火加以消毒。蒙古族人还喜欢燃烧香料来对其住宅进行消毒。

在医疗技术与医疗器材方面。从一些被发现的石针及青铜针来推断，蒙古高原上的先民们很早就学会了针刺疗法。据中医学经典《素问·异法方宜论》及《四部医典·本续》等文献相关记载，蒙医灸疗法也是在这个时期被蒙古人所利用。除此之外，受蒙古人从事的畜牧业和狩猎业的影响，积累了丰富的正骨术、推拿术及酸马奶疗法等技术。

蒙古人很早就会利用植物治疗疾病，具有最初的方药知识。有关古典著作中记载了蒙古地区的特产药用寄生植物——肉苁蓉。拉施特的《史籍》中记载居住在鄂毕河上游森林中的"兀剌速惕、帖良古惕和客思的迷，这些部落熟悉蒙古药剂，以蒙古方法很好地治疗疾病而闻名于世"。唐代医学家孙思邈的《备急千金要方》记载了匈奴人用的祛寒丸，这种丸是由桂心、干姜等四味药配制的蜜丸，叫"匈奴露宿丸"，反映了蒙古及蒙古地区的古代北方民族很早就有了相当先进的方剂知识。这个时期的医药学知识，成为后来蒙古医学形成和发展的起源。

（二）蒙古汗国推动了蒙医学的快速发展

13 至 16 世纪随着蒙古汗国的建立和扩张，蒙医也有了很大的发展，其临床经验也进一步丰富。蒙古医学的核心学说——寒热对立统一的辨证学说产生，形成了初步的医疗理论及古代蒙医学。早期的针刺疗法、灸疗法、骨科和外伤治疗、饮食疗法、酸马奶疗法以及药物学知识，都有了新的发展。而且这个时期开始有了尸体解剖方面的研究，开始使用皮疗术、蒙古正脑术等特色疗法，并有饮食营养学专著问世。1330 年元代太医忽思慧用汉文编写了《饮膳正要》，这是我国最早的一部较完整的营养学著作。

药物方剂方面。据史书记载，1226 年蒙古军队中瘟疫流行，曾用大黄治愈。13 世纪开始，随着蒙古族同国内各民族和阿拉伯、中亚及欧洲各国的交往及通商，国内其他地区和国外的一些药物进入蒙古地区。蒙古高原的特产肉苁蓉等药物也输送到国内其他地区和国外。在元代，有大量的药材从波斯和中亚进入蒙古。1292 年，在上都成立了"回回药物院"，其专用的《回回药方》一书共 34 卷，编入了大量的阿拉伯药方和医疗经验。后来蒙古医学家官布扎布著《药方》一书，收载了印度、西藏、回族、汉医药物和一些验方。说明当时蒙古医药学在国内外的交流中得到了丰富和发展。

在这个时期，蒙医药吸收了印度医学理论。14 世纪的著名翻译家希拉布僧格，曾将印度经典《金光经》译成蒙文，传播于蒙古地区。该书第二十四章是对阿尤吠陀医学理论指导——四大元素（土、水、火、风）及气、胆、痰学说的简要论述，这对蒙医理论的发展带来了一定的影响。这个时期，随着蒙古汗国及元代同欧洲各国之间的交往，阿拉伯医学、意大利的医疗经验，也开始传入蒙古地区，蒙古医学从中吸取了适合本民族和本地区特点的医疗经验，丰富了其内容。12世纪时，蒙古族医学也曾受到畏吾医学的影响（回鹘在蒙元朝成为畏吾或畏吾儿）。与此同时，蒙医骨伤科、蒙古灸等医疗经验也传入中原地区和西藏、新疆等地。成吉思汗规定的"扎撒"（法令）里有"免除医生赋税"的条目。1206年前后，蒙古军中设有军医，专门负责战伤外科。由此可见，当时的蒙医不仅在数量上增多了，而且有了很高的社会地位。在这个时期，蒙古族医学成为具有初步医疗理论，具有丰富医疗经验的古代传统蒙医学。

16世纪以后，蒙古族经历了明末到清代的封建社会和1840年以后的半殖民地半封建社会。蒙古地区在经济方面形成了以牧为主，半农半牧并有适当手工业的多种经济的地区。文化方面也由于同许多民族的交流，具有了多元性质。古代蒙医学在这个阶段有了进一步的提高，在大量吸收印度医学和藏汉等兄弟民族的医学理论和经验后，发展成为具有系统理论、丰富经验的独具特色的近代医学。

16世纪末以来，以四大元素（土、水、火、风）学说为指导，气、胆、痰理论为核心的印度医学专著《医经八支》和藏医《四部医典》传入蒙古地区后，蒙古医学得到丰富和提高。在蒙医学发展到现代的过程中，出现了不同的学术派别，各派著术立说进行学术争鸣，涌现出一大批著名的蒙医学家。从学派来讲，主要形成了传统蒙医学派、藏医学派及近代蒙医学派等三个派系。

这个时期是蒙医药学发展史上的极盛时期。医学教育在家传和师承传授方式的同时，也有了专门的蒙医学校和蒙医学院。这些蒙医教学机构大都存在于较大规模的寺院中，通称为"满巴拉仓"。

蒙医学在原有的古代传统蒙医初步理论的基础上，吸收了阴阳学、五大元素（土、水、火、风、空间）学以及印度和藏医理论精华，在长期的医疗实践中不断整理提高，形成了以"气、胆、痰"学说为主要内容的理论体系。有阴阳、五大元素学说、寒热对立统一学说、三素七秽学说、六因辨证学说、脏腑经络学说等内容。其中的六因辨证学说是根据病因进行辨证分析的理论；脏腑经络学说是按病位进行辨证的理论；而寒热对立统一学说是辨证总纲。这些学说不仅是辨证论治的理论基础，也是解释人体生理功能的理论基础。

近代蒙医理论体系的形成和临床经验的总结提高，促进了临床基础分科及专科研究。近代蒙医学的临床分科为内科、骨伤科、瘟病、传染病、妇科、儿科、皮肤科、五种疗法、五官科等。基础分科为理论基础（包括诊断）、药理、方剂学等，各科专著也陆续出现。

16世纪以后的400余年的历史时期，蒙古医学在古代蒙医传统医学的基础上吸收了汉、印、藏等兄弟民族医学精华，并在实践中不断整理提高，发展成为具有系统理论和丰富民族特色的近代蒙医学。

（三）中华人民共和国成立后蒙医药学术发展进入了全新发展时期

中华人民共和国成立以后，在党和政府的亲切关怀和大力支持下蒙医药学得到了应有的地位和重视，1958年在内蒙古医学院中医系开设了蒙医专业。20世纪80年代以来，蒙医有了正式的学术刊物和学术组织，发表了很多有关蒙医药学术论文和出版了多部专著，也组织力量撰写了25门蒙医学科的统编教材。踏入新世纪以来，蒙医学百科全书编委会组织蒙医药学专家学者编写出版了《蒙医学百科全书·医学卷》巨著，组织编写了《蒙医基础理论》《蒙医史》《蒙药学》《蒙医内科学》《蒙医外科学》（正在陆续出版）27门学科的21世纪全国高等医药院校蒙医药（本科）专业教材，使教材建设步入了科学化、规范化、现代化的轨道。此外，蒙医科研水平也得到进一步提升。

到目前为止，全区有内蒙古医科大学、内蒙古民族大学等五所培养蒙医药人才的院校。培养层次有蒙医高职班（专科）、本科（包括蒙医、蒙药、护理）、硕士及博士研究生，已成为完整的蒙医药教学体系。现在在全国各地蒙古族聚居地区都相继建立了蒙医研究机构或蒙医医院，使整个蒙医药学产生了很大的经济效益和社会效益。新中国的蒙医药学已经进入了崭新的发展时期。

三、同根同源、饱含智慧的预防思想

和中医一样，蒙医也有着属于自己的预防医学，预防医学学科的辉煌发展在人类与急性传染性疾病的斗争中体现得最为明显，蒙医经典之一《秘诀宝源》系统记载了传染病的传播过程和具体预防方法。

（一）从饮食习惯开始重视预防

蒙古有"病之始，始于不消，药之源，源于白煎水"之说。《蒙古秘史》记载了蒙古人大量饮用有滋补身体、治疗疾病功效的酸马奶，懂得适当食用奶食、肉食、汤类起到滋补、防病、治病的作用，生动说明了饮食卫生的重要。蒙古族很早以来积累了饮食卫生方面的丰富知识。例如饮食餐具必须放置在高处；严禁跨过摆在地上的餐具和食物；在挤马、牛奶，炼马奶时必须洗手，洗净剩奶桶；如果炼制的奶食品有异味时认为奶桶等器具受污染，就燃烧百里香等芳香植物进行烟熏消毒等。

（二）文化习俗中融合预防思想

早在 2000 多年前，蒙古族就研制使用了蒙古包（毡房），《汉书》称之为"穹庐"。这对改善北方游牧民族的居住条件起到了重要作用。同时也为预防寒性疾病的发生和防止野兽的伤害发挥了积极作用。蒙古包适合游牧生活，蒙古包有较大的圆形天窗，晚上封闭白天打开，首先空气流通非常好，屋内保持新鲜空气；第二阳光照射充足，起到屋内消毒作用，保持屋内清洁；第三屋内外温度差较小，使人耐寒健体，能够很好地预防伤风感冒等疾病。从《蒙古秘史》中"戴一顶貂鼠皮帽""穿一双鹿蹄皮靴子"等记载，可以发现当时的蒙古人就用各种兽皮加工锎做出了比较实用的衣物。这也是防寒保温、预防各种寒性疾病的一大创举。

（三）环境习俗中注重卫生预防

蒙古人非常讲究环境卫生，将生活垃圾必须到在家园的东南方向几十米远的固定地点，妇女在家园的东南方向、男士在西南方向解手方便。严禁在水井周围解手，也不能在饮水井附近建盖牲畜棚圈等。这不仅是当时保持环境卫生的美德，并且也为防治疾病的发生和流行起到了积极作用。

（四）"火"的使用成为预防的关键

火的发明和使用使北方广大游牧民族的饮食习惯产生了巨大变化，即从食生食到食熟食的演变。从而大大减少了消化不良等"寒性疾病"的发生和食物中毒现象。13 世纪普兰·卡尔宾在《蒙古游记》中记载："简单地说，他们相信万事万物都会被火所净化的。因此，使者们或王公们或任何人来到他们那里时，不论是谁，都被带着他们带来的礼物在两堆火中间通过，以便加以净化。"如果认为饮食和器具有污染就用火消毒；亡于传染病者的遗物，甚至一家人死于瘟疫，则将房屋连物品全部火化，这种消毒方法或习俗一直流传至今。

（五）草原文化促进蒙医预防医学

13 世纪就有蒙古医生用大黄、牛黄防治疾病的记载。例如 1226 年蒙古军中发生瘟疫，用大黄治愈；又如酸马奶在蒙医饮食疗法中占有独特而重要的位置，具有催眠、滋补身体、预防疾病的功效；14 世纪《饮膳正要》对蒙药的性味功效方面做了大量记载。

蒙医预防医学是蒙医学中非常重要的部分，也是蒙古民族重要的文化遗产之一。可以看出是草原文化和游牧文化影响了蒙医文化，其独特的地理环境、特殊的气候条件、生产生活方式以及人文民风方面与蒙医有着密切的联系。在漫长的历史发展过程中，蒙古民族在生产、生活实践中发明和积累了大量的适合本民族的生活习俗、生产条件及地理环境特点的医疗保健知识，这对当时人们的防病和保健发挥了重要作用。草原文化和蒙医预防医学的发展有着千丝万缕的联系。草原文化是历史悠久的文化体系，草原文化注重人与自然的和谐发展，这也是蒙医预防医学得以发展的根源。

四、天人合一、诸法合参的治病思维

蒙医治病思维是中华传统文化的重要组成部分，是历代医者长期实践经验的结晶，并逐步形成了完备的医学理论体系，更重要的是其中包含了蒙古民族特有的思想、情感、哲学和文化。蒙医治病思维里充分体现了天人合一的自然法则及整体观念，充分反映了蒙古族朴素的世界观和辩证法。

蒙医学在诊病、治病过程中，非常重视整体观和全身观，通过"望、闻、问、切"四诊采集疾病相关信息，通过汇总和梳理相关信息，辨证分析，确立治疗思路，然后按照治疗思路进行施药施术。这一系列过程中，蒙医学者根据蒙医学理论基础、临床经验进行辨病思维，在短短几分钟内形成治病思维，并在治疗活动中具体实施，这也是指导临床治疗活动的前提和基础。因此，治病思维的正确与否直接影响到临床疗效，同时能充分体现蒙医学的博大精深。

随着现代医学的进步，蒙医学也逐渐发展和丰富，尤其是现代化及标准化研究促使蒙医学的传统临床思维得到了空前拓展。因此，蒙医学的发展史就是不断地发明和改进临床思维及技法的历史。这些不同治病思维转化成不一样的临床疗效，直接或者是间接地体现了其真正的价值。

（一）治病思维是蒙医学诊疗活动的核心

蒙医学者在诊疗工作中，在接触患者、采集疾病信息的同时，根据患者的叙述，充分利用病因、病机、病理等一系列理论辨别疾病的主因、进展、病位、涉病脏器及最终的转归，从而判断和辨别出疾病最有可能性的立体路线，制订相应的控制、消除、治愈为目的的"派兵布阵""调兵遣将"方案，实施治疗。整个过程中治病思维的确立相当于制订合理的"作战计划"，从而达到"知己知彼，百战不殆"的效果。治病思维的正确与否，会影响制订正确的治疗原则，影响正确的施药施术。对于医疗活动来讲，错误的判断和治疗，给患者带来的心身损害及负面影响无法估量。从这种意义上讲，治病思维的严谨和正确是造福广大患者的关键，是整个医疗目标的核心。

（二）治病思维是蒙医学临床多样性和多变性的基础

临床治病思维是蒙医学多样性和独特性的基础，也是蒙医学从纸上谈"病"到现实起效的"魂"所在。是指导整个临床工作的方向，是辨证施治的基础。

治病思维下实施的诊疗方案，因个人经验和观点的不同而千差万别。病因、病机把握的毫厘之差，有可能导致相差万里的疗效。临床上常常见到有经验的医生不用改你的处方，仅把给药时间或者药量稍做调整即可达到药到病除或者是提升疗效的目的。这些都是蒙医治疗思维在蒙医学多样性和多变性方面的具体体现。因此，医者诊疗效果不好往往不是大方向上的错误，而是细节的把握上需要提高。阴阳五行中阴中有阳，阳中有阴，阴阳之间的变化时刻存在。在把握好分寸，确定好正确的治病思维的同时，制订正确的治疗方案也是非常重要的。

（三）治病思维是历史蒙医学者经验和智慧的结晶

一种治疗思路或者是思维的成熟，需要经过几代医者的潜心研究，并且不断地实践、摸索才能逐渐形成一种成熟的治病思维。这些思维是蒙医学基础理论中最宝贵的财富，也是历代蒙医学者的经验和智慧的结晶。

蒙医学者们在长期的临床经验中总结和创造出多种治病思维和法则，丰富和发展了蒙医学的治病思维，形成了多样的治病思维。这些过程中，不仅重新认识了某个疾病的病因、病机，同时对蒙医学的基础理论进行了创新，形成新的理论和核心观点。蒙医学在吸收藏医学基础理论时，将"清浊分泌论"作为蒙医疾病发展的重要理论纳入到蒙医学理论体系中，从而在治疗中以"清浊分泌论"为原则指导临床用药及治疗，这是蒙医学治病最原始的思维模式。从18世纪开始，伊喜巴拉珠尔在《甘露四部》中提出"六基症"

理论，将所有疾病辨证分型为六种基础病，再给予针对性的治疗，该理论是蒙医学临床治病的核心基础思维。

总之，蒙医学治病思维是关系到整个临床疗效的最核心部分，也是关乎保证医疗安全的基石。因此，重视蒙医治病思维的研究，挖掘、整理、发现蒙医独创的治病思维，完善和系统化蒙医临床治病思维，从而推动蒙医学理论的创新发展，具有非常深远的历史意义。

五、种类繁多、品类丰富的蒙药资源

蒙古草原上和森林中生长着丰富多样的药用植物，蒙古族人民在同大自然和疾病做斗争的过程中，用这些药用植物来治疗内科疾病和骨折、外伤，积累了不少的药物学方面的知识。

蒙药种类繁多，资源丰富，分布广。其主要来源于自然界的植物、动物和矿物，且以植物药为主。目前蒙药的品种已多达 2200 余种，较为常用的药为 1300 余种。其中可分为植物种子、果实类、花类、根及根茎类、全草类、茎叶类、皮类，其他动物类及矿石类等种类。据有关文献统计，目前较为常用的蒙药中，蒙医常用药有 450 余种，蒙医专用药 260 余种，内蒙古自治区自产药材占 30%，以清热药、祛巴达干药、抑赫依药、祛黄海水药物为主。还有驱虫药、促使热疾成型的药物、粘药、利尿逐水益肾药、破痞去滞药、止咳化痰药、泻下药、止泻药、滋补强壮药等 17 类。其中植物药占 313 种，动物药占 66 种，矿物药 48 种，其他 23 种。这些药物中有些是动植物的全体，如方海、扁蕾、香青兰；有些只是动植物体的一部分，如狐肺、草乌叶；也有些是动植物分泌或渗出的物质，如牛乳、珊瑚、黑云香；有些是经过加工制得的物质，如灰盐（草木灰水浸汁经过滤蒸发所得结晶物）、马奶酒（鲜马奶经过发酵而酿成）；矿物药中有些是天然矿石，如禹粮土（一种含铁黏土）、青金石等轴晶系或如红铜炭之类的加工品，有的则是诸如龙骨、石燕等动物骨化石。

在众多的蒙药中有不少种药材是蒙药专用品种（即只有蒙医习惯使用的药物），在常用蒙药中约有 140 种。如：广枣，蒙医用于心悸、心绞痛心脏病；沙棘，蒙医用来止咳去痰，活血化瘀；蓝盆花，蒙医用于清肺热和治疗肝热病；文冠木，蒙医用于清热燥湿，治疗风湿、痹证。现代有关科学研究都证实了它们的药效确切，疗效可靠。

蒙成药剂型有 10 种，即汤剂（煮散）、散剂、丸剂、膏剂、酒剂、油剂、灰剂、搅合剂、草药剂及金石合剂。

第三节　西南奇葩——苗医苗药

苗族历史悠久，是中国少数民族的四大民族之一（1000 万人口）。苗族的分布以贵州省为中心（约占苗族总人口人 50%），并向湖南、云南、重庆、广西、湖北、四川等省区辐射。在很多人眼里苗族是一个神秘的民族，受现代电视剧的影响，很多人会对苗族充满好奇，苗族真的有巫蛊之术吗？土司究竟是什么样子呢？苗族还有什么神秘神奇的瑰宝呢？

苗族真确实有神奇的瑰宝，那就是——苗医。发源于祖国西南边陲的苗族医学，以其更加传奇的文化特色、独特的资源优势、卓越的临床疗效著称于世。

一、"千年苗医，万年苗药"的历史美誉

苗医源远流长，发展至今，苗家医药已经有三四千年的历史。苗族的医药常常与神秘、神奇这样的词汇联系在一起，自成体系，尤以其内病外治的疗法闻名中外，成为民族医药的一枝奇葩。苗族民间有"千年苗医，万年苗药"之说。

（一）神话、传说、古歌中的原始苗族医药

由于苗族在历史上没有流传下来本民族统一的文字，因此只能从苗族流传的神话、传说、古歌中探寻苗族医药的起源。从"神农尝百草""蚩尤传神药""药王传医方""祝融传按摩强身术"等神话传说中得知，对苗医药起源及贡献最大的当属传说中的"药王爷爷"。西汉刘向在《说苑·辨物》中记载："吾闻古之为医者曰苗父。苗父之为医也，以营为席，以刍为狗，北面而祝，发十言耳。诸扶之而来者，举而来者，皆平复如故。"这里所指的苗父，就是苗族民间流传的"药王爷爷"。在湘黔边区的苗族民间，流传着一首关于药王爷爷的歌谣："一个药王，身在四方，行走如常，风餐露宿寻找药方。"据说药王爷爷每尝一味药，随着药气在体内的流动与停留，便能相应感应出可以治疗身体哪部位的疾病。药王爷爷是苗族民间世代相传的苗医始祖，创立苗医，为苗医学发展做出了杰出的贡献。

（二）先秦至明清苗医药得到长足发展

1. 先秦及秦汉时的苗族迁徙促进了医药发展

先秦时期，苗族已经被迫迁徙到了五溪、武陵山区，秦汉时期称之为"五溪蛮""武陵蛮"，苗医药也在迁徙中得到发展。这个时期的苗医药开始零星地出现在医药史料之中，而不是简单地只靠口耳相传。由于苗医药经过了古代的原始积累，所以在药物学、治疗学、预防保健等方面都有了较大进步。

苗族药物在诸多书中有相关记载。《神农本草经》是我国最早的本草学专著，据欧氏研究发现，里面用苗语记音的药物占 1/3 左右，有 100 多种与苗药同名同义（《湘西苗药汇编》）。楚国诗人屈原在《离骚》中记载有菖蒲、泽兰、花椒、佩兰、辛夷、白芷等多种苗药，成为后世研究苗药的较早佐证。因楚国是在三苗故土上建立起来的国家，与苗族又属于同源异支的族人，因此有理由相信《离骚》中记载的药物与苗族药物有渊源关系。另外在苗族古歌中一直有"千年苗医，万年苗药"之说，这也进一步表明了苗药的历史要早于苗医，苗医学是从识药逐步开始的。

从治疗学及预防医学方面看，苗医也有很多经验。屈原在《离骚》中记载了"浴兰汤沐芳"，文中的"兰"即现在的泽兰，这是历史上关于苗医熏洗疗法治疗疾病的最早记载。在湘西与黔东北一带是我国传统道地药材辰砂的盛产地，当地苗民习惯将辰砂撒于房屋周围，用以驱虫防病，或将辰砂泡入酒中或涂在皮肤上，预防疱疮，这些都是对"欢兜尚赤"这一民俗的很好延续。另外，在夏秋之际，苗寨蚊虫滋生，苗民都习惯用黄荆叶、土荆芥、艾叶等烟熏以驱蚊虫叮咬。这些习俗都很好地说明了苗族先民已经学会运用苗药进行最早的预防保健。

2. 土司制度的改革带来苗族医药的繁荣与发展

从元代开始，国家开始在部分少数民族地区实行"土司制度"，这在很大程度上使得土司所辖区域与外面的世界相对隔离，限制了苗族经济社会的发展。到了清代，统治者废除了存在已久的土司制度，实行"改土归流"政策。这一政策的推行使得少数民族地区与邻近地区的经济联系日趋紧密，增强了西南地区的经济活力，从而也间接地推动了苗医药的发展。

明代李时珍的《本草纲目》第一册中有 15 种，第二册有 27 种苗族药物记载。其中的菖蒲条引宋代苏颂的话：黔蜀蛮人常将随行，以治卒患心痛。

其生蛮谷中尤佳。入家移植者也堪用，但干后辛香不及蛮人持来者，此皆医方所用菖蒲也。清代吴其睿《植物名实图考》也记载了不少苗药，如"白及根，苗妇取以浣衣……白及为补肺要药"。

黔东南苗族地区，在乾隆前还未入"官籍"，视为生界，有"蛮不入境，汉不入峒"之禁令。而苗医学在当地颇负盛名，"苗地多产药……或吞或敷，奏效甚捷"。19世纪末，松桃厅地甲司苗医龙老二，能为孕妇从腹部取死胎，一月后体愈，传为奇闻。长征时期，贺龙也曾指示"不但要物色好的苗族向导，而且要动员苗医随军前进"。

3. 苗汉医药文化的交流促进了苗医药理论的形成。

"改土归流"之后，越来越多的汉族先进生产技术开始涌入苗族地区。苗族人民开始频繁地与汉族同胞进行贸易往来，其中就包括医药方面的借鉴学习。许多先进的中医药方面的理论知识开始传到苗族地区，使得原先兼职的苗族医开始广泛吸收、借鉴中医先进的理论与技术，并使之成为职业的苗族民间医师。在苗族许多地区也形成了繁荣的药材市场，他们在固定时间进行药材交易，从而渐渐改变了过去药材自采自用的习惯。

职业苗族医师的出现，在一定程度上促进了苗医理论的逐步发展与完善。此时的苗族医师开始广泛吸收、借鉴其他民族优秀的医药知识与经验，使得苗医药由经验医学逐步过渡到具有一定规律性的学科，从而逐步形成了具有苗族特色的医药理论体系。田华咏认为"中国苗族医药由苗族东部、南部、西部三大医药文化圈组成，三大苗族医药文化圈互相融汇，形成了独具特色的中国苗医学"。另外在药材的生产方面，苗族也由过去的单纯采集野生植物向人工引种过渡。许多苗族药农开始建立自己的药园，苗药产量开始大幅增长。在服药剂型方面，苗族也开始广泛借鉴中药的加工炮制方法，引进了膏、丹、丸、水、酒等剂型。这些剂型的成功应用增强了苗药的疗效，延长了苗药的保存时间。在用药方法，苗医为了适应临床各科的需要相应地应用了捣泥外敷法、捣药取汁法、磨药汁法等方法。

4. "改土归流"促进了苗医养生预防保健的进步。

"改土归流"之后，苗族人民在生活习俗方面也发生很大的变化，苗族渐渐学会了将苗医药方面的理论知识运用到现实生活中。过去苗族人民对个人卫生、环境卫生、饮食、饮水卫生等没有加以相应的重视，因此常常因为卫生问题饱受疾病的困扰。后来有些苗乡约定俗成地形成了对带病串门、乱倒垃圾、污染水源等陋习的处罚制度，并且得到了令人满意的结果。

在疾病预防方面，苗族会每天傍晚在家中烧熏具有芳香味的苗药用来驱散蚊虫，如黄荆条、辣蓼草、香芳草等。在饮食养生方面，苗家也非常注重食疗养生。如苗家人有一年四季喜喝"酸汤"的习惯，酸汤具有性寒、味酸，有退热、降火、祛暑的功效，还有开胃、健脾、收敛、止泻之功效。

（三）近现代苗族医药时期

近代是苗医药发展较快的历史时期。主要体现在苗医药从原生态的"田野文化"及"口碑"文献，开始出现在地方各种志书中，苗族医药理论框架开始逐渐显现出来。这一时期西医开始传入中国及广大苗族地区，苗医对疾病的认识得到进一步提高，苗医"三十六症"促使"七十二疾"的疾病分类方法更加系统化，基本形成了"纲、经、症、疾"的理论模式。与此同时，苗医药在治疗学、卫生保健、武术养生等方面也取得了较大突破。

在妇产科及外科手术方面，苗族已经出现了剖腹取胎、化水安胎等治疗方法。其中，苗族还创造性地发明了相对科学的"坐式分娩法"。在预防医学方面，苗族已经非常注重环境卫生的保护，防止病从口入，并且把疾病预防分成未病先防和已病防变两个部分。如凤凰县苗族群众为保证饮用水的安全，把井建成"三连井"，用以区分开日常饮用水、洗菜水、洗衣水。当地苗家还有口含药物的习俗，如在苗族某些传统节日中，所有的苗族同胞都要口含一种叫作"苦藤"的苗药，这是当地苗医常用来治疗关节疼痛的药物；苗家人出远门或出门劳作时，他们常身带盐巴、大蒜、白味莲、薄荷等以防暴病、急病的发生。另外，在这一历史时期，苗家人非常注重武术强身，创制了较多的武术套路，开创了一条"武医结合"的新的医学模式。在湘西苗族民间流传有"七十二手拳术秘诀""三十六拳术秘诀""神拳十二套"等几十种武术套路。这些强身健体的体育活动，对于增强身体素质、预防疾病起到了关键作用。

（四）现代苗族医药时期

新中国成立后，国家开始高度重视中医学和少数民族医学的发展，苗医药再一次迎来了新的发展契机。

在中华人民共和国成立之后改革开放之前，主要开展的是苗医药的挖掘整理工作。政府组织了大量的专家对湘黔等地的苗族居住地开展民族医药的调查工作，搜集了大量的苗族民间方。在 20 世纪六七十年代，全国掀起了对中草药的研究整理热潮。其中贵州省也开展了中草药的调查和研究工作，相继出版了《贵州中草药验方选》《贵州民间方药集》《贵州草药》《贵州中草药验方选》《贵州中草药制剂》等著作。

20世纪50年代中期，由于西南各地刚解放不久，政府医疗机构才建立，缺医少药现象普遍严重，这一时期苗族医药和其他民族医药一样发展很快，走村串乡郎中络绎不绝，极大地补充了当时缺医少药状况。20世纪60年代后期，国家大搞中草药运动，掀起合作医疗浪潮，一夜间，举国上下村村都有了合作医疗，一根针、一把草突出了广大农村治病求药特色。苗家山寨，医农合一，人人都有一技之长，个个都有疗病的药。如治上腹痛的"铁板症""铁蛇钻心"，肚痛的"乌鸦症""肚脐翻花症"等，莫不是以苗药外敷兼内服治疗，效果良好。这一时期苗族民间医药得到了长足发展，民间有"贵州苗药走天下，湘西苗药治跌打，川东苗药疗咳嗽，鄂西苗药理百疾，路遇苗医，长寿顺利"的说法。进入20世纪80年代后期，国家加强了对民族医药调查研究的政策指引，同时随着世界环保意识的提高，以当地丰富的药物资源为主的民族药等同于绿色药物的理念逐步增强，使我国广大苗乡的苗医苗药发展极快。苗医药的发展以贵州省最为突出，开发部颁苗药制剂154个，成为贵州民族药品牌，并形成了以丰富的药物资源为基础，以苗药为代表的贵州民族药产业，从药材种植、加工以及制剂生产到药品销售的产业链，成为发展迅猛的朝阳产业。

改革开放之后，发展传统医药更是被写入我国《宪法》，民族医药开始迎来高速发展期。为了更好地发展民族医药，贵州省成立了大量的民族医药研究所和医疗机构。如贵州中医研究所成立民族医药研究室、黔东南苗侗自治州和黔南布依族苗族自治州民族医药研究所等。近年来苗医药研究更是取得了可喜的成就，出版了相应的苗医药著作。《苗族医药学》和《贵州苗族医药研究与开发》的出版，标志着贵州省苗族医药学的理论研究，已上升到一个新的高度。此外，贵阳中医学院还设立了苗药专业，组织专家出版了《苗族文化》《苗医基础》《苗族药物学》《中国苗医史》等教材。另外，随着一大批相关学术论文的问世，苗医药也开始被更多的人接受和熟知。

二、特色医理、魅力独具的奇葩瑰宝

苗族创造了本民族丰富多彩的文化，其中的医药文化以天然绿色、方法奇特、简练实用和疗效确切而著称，又因同时具有文化价值、实用价值和经济价值而成为最具魅力的文化之一。苗医药也是我国民族医药中的一朵奇葩，被誉为"大山深处的瑰宝"。

苗族医药与其他民族医药一样，有着极其广泛的民众意识、突出的实践基础与地域特色，并顽强地维持着本民族文化特质的传统科学文化体系。随着社会的发展，逐步形成并发展成为内容丰富而独特的苗族医药学。

（一）内容丰富、严谨、系统的苗医药学

苗族医药是拥有自身理论指导的医学体系，包含了本民族的基本观念、思维方式、哲学思想、民族习惯、经验积累和特殊发现等，其总结的医药理论是指导用药的纲要。如"两纲两病理论""苗医生成哲学""五基成物学说""三界九架理论""交环理论""四大筋脉理论""苗药质征理论"等，无不是长期实践积累的升华和无数医学发现的结晶。

苗医认为气（苯）、血（象）、水（沃）是构成人体的基本物质和重要组成部分，人的生、老、病、死与气、血、水有密切关系。将疾病分为症和疾，辨证分类上有"两纲"，即冷病、热病，也包括"五经"，即冷经、热经、半边经、快经（包括碰经）和慢经。疾病的归类分三十六大症、七十二疾，合称一百单八症。也可归纳为纲、经、症、疾、翻、龟、小儿胎病、新生儿抽病、疔、癀、花、搭、丹、杂病等类。

致病原因主要为内损和外因。毒、亏、伤、积、菌、虫是导致人体生病的六种因素，简称六因。而六因归根结底都要用产生毒害力的方式才能导致人体生病，所以苗医素有"无毒不生病"之说。生病，外为水毒、气毒、火毒所犯，内有情感、信念所动，亦因劳累损伤所致。

在诊断方法上，苗医采用望、听、问、脉四位一体的方法诊断疾病，以望、脉二诊为主，望可知其表，脉可知其里，表里结合。论及望诊，中医只看头发，而苗医还认为眉毛不乱而光泽正常，病不重；眉毛散乱，皱眉时眉不举，汗毛直立则说明病重。此外，还包括指纹诊和甲诊。其中指纹诊用于小儿疾病的诊疗，如苗医看大拇指颜色，黑为失水，红为受惊，绿色为损伤。而指甲诊多用于妇科诊断。按住妇女的中、小指甲，放开后淡红色者为口干舌燥，黄色者为月经紊乱。

论及治疗，苗医以"冷病热治""热病冷治"两大治法为体系，采用内治法和外治法。在药物的分类上，分类热药、冷药两大类，或称公药、母药。苗药药性分七味，即酸、甜、辣、麻、辛、涩、淡。药物归经，味甜、麻、香、辣的热性药，可归为冷经；味酸、苦、湿的冷性药，可归为热经。药物组方原则，由母药（主药）、子药（辅药或副药）组成。苗医用药基本规律为冷药治热病，热药治冷病，以色治色（以红治红，以白治白，以黄治黄，以黑治黑），以形定用（以节治节，以藤治通，以刺治积，以花开滞，以形解形），以毒攻毒，以克为治，以脏补脏的用药规律。

其中外治法特别丰富，大体上分为七大类：针类有瓦针、温针、油针、硫黄针、糖药针、植物刺针疗法；灸类有药灸、姜灸、蒜灸、盐灸、辣椒灸、火酒灸、鹿麻灸、烧灯火、烧药火等灸法；拔筒类有火拔筒、纸媒筒、气角筒等；推擦类有推拿、按摩、拍水、拍醋、拍酒、滚蛋、刮铜钱、刮脊抽腿疗法等；敷熨类有外敷、机贴、热赞、发泡疗法等；熏洗类有熏蒸、烟熏、外洗、沐浴疗法等；放血割脂类有放血、针挑疗法，以及精神疗法、体育疗法等一系列特色疗法。

（二）苗药资源生态多样丰富特有

贵州特殊的生态环境及复杂多样的自然条件，孕育着无比丰富而特有的药用动、植物资源与矿物资源，为中国著名的四大道地药材产区之一，也是我国著名的苗乡，蕴藏着极其丰富的苗药资源。

贵州现有药用资源 4802 种，其中植物药 3436 种（隶属于 275 科，1384属。如蕨类 30 科，200 种；裸子植物 11 科，25 种；被子植物 196 科，2577种），占 91.5%；动物药 289 种（隶属于 126 科），占 6.7%；矿物药 77 种（隶属于 10 类），占 1.8%。在全国统一普查的 363 种重点药材品种中，贵州有资源的达 326 种，占 89.6%。

苗药资源属于天然药物资源范畴，涉及植物药、动物药和矿物药。据调查，贵州苗药资源在 4000 种左右，正如贵州毕节地区的老苗医所言：（苗医）病有 108 症，药有 3800 种，有苗者（泛指高等植物）3000 种，无苗者（泛指低等植物、动物、矿物及其他类）800 种。如别具特色的苗药观音草、米槁、艾纳香、八爪金龙、仙桃草、旱莲草、活血丹、大丁草、重楼等。据目前不完全统计，常见苗药约有 2000 种，最常用的约达 400 种，并有不少苗药已收载于全国性或地方性民族医药等的有关专著中。

三、苗族医药的基本特征

中国苗族医药基本特征体现在中国苗族医药三大文化圈之中，经过湖

南、贵州、云南、湖北、重庆等地的专家学者20多年的深入调查和文献整
理研究，编著出版了近20余部苗族医药专著，发表苗族医药学术论文300
余篇，苗医论著构建了中国苗医学理论体系，使中国苗医学成为祖国传统医
药学的重要组成部分。中国苗医学基本特征在《苗族医药学》《苗族药物
集》《湘西苗医史考》《湘西苗药汇编》《贵州苗族医药研究与开发》《中华
本草苗药卷》《苗家养生秘录》《苗族医学》《苗家实用药方》等专著中得以
体现。综合东部、中部、西部各区域苗医药特点，中国苗医药基本特征体现
在以下几个方面。

（一）中国苗医药有悠久历史

苗族医药是从远古原始神话、苗族古歌等口碑形式中传承下来的。有神
农"尝百草，识药效，除病痛，始创医学""蚩尤传神药，医治百病""祝
融传熟食，传按摩强身健体术""欢兜传丹砂，消疫除瘟""苗父药到病除，
神传疾解""药王风餐露宿寻找药方，传承'三千苗药，八百单方'"的苗
医医药历史。

（二）苗巫文化传衍的巫医一家特征

苗族先民是既重巫也重医的民族，千百年来苗家流传的苗族古歌中有巫
和巫医的内容，真实地反映了苗族医药文化是巫文化传衍出来的，具有巫文
化、医巫文化特征。

（三）在哲学思想指导下的苗医学的特征

苗医学一直受哲学思想指导，根据流派不同，主要体现也不同：湖南花
垣苗医学在苗族生存哲学指导下形成了一定的医学基础及临床实践。黔东南
苗医则在一分为二的主要哲学思想指导下，不断完善医学基础，有"两纲"
"两经""两病""药物的两性"等。如两纲即冷病、热病；两种药性即冷
药、热药；病因分为两因，即内损和外因；治疗原则分为冷病热药治，热病
冷药治。

四、苗医对人类医学的贡献

（一）对药物学的贡献

从远古苗族医药的"蚩尤传神药，医治疾病"、到"一个药王，身在四
方，行走如常，风餐露宿，寻找药方"，形成了"三千苗药，八百单方"，
"千年苗医，万年苗药"的苗族药物学。苗族药物学从早期没有文字记载的

口传发展至今，拥有非常悠久的历史，苗族医药及对人类医学最为重要的贡献就在这个闪光点上。

（二）对传统外治疗法的贡献

苗医的传统外治疗法可追溯到远古的祝融时代。是祝融将上天广寿子传授给他的《按摩通精经》书中介绍的按摩方技传给黎民百姓，百姓用按摩术来健体强身和医治疾病。其二是屈原在沅湘民间收集的药浴法。屈原在流放沅湘时在著名篇章《离骚》中记录了药物汤沐浴的方法。"浴兰汤兮沐芳"，用兰（秋兰，现代的泽兰）煎汤沐浴，即浴疗，治疗疾病。这是我国传统药浴疗法最早的记载。

（三）对医学理论的贡献

苗族医学理论与传统中医理论在文化背景上存在差异，苗医学的理论基础是遵循自身的文化而发展起来的。苗族居住在南方的崇山峻岭，苗族根据季节的变化和生产生活的需要，结合气象的特点，一年分为冷季和热季。苗医将疾病发生的原因、治疗与转归遵循气象学的特点诊治疾病。从而苗医理论有"两纲""两经""两病""药物的两性"等，由两因而构建的苗族医学理论，是独具人文特色和气象特色的医学理论。

在医学哲学层面上，苗医用一分为三的哲理指导医学实践，是对人类医学哲学认识上的又一重要贡献。将人体、疾病、药物有机地联系起来，用物质、能量、结构来认识人体，认识疾病，丰富了祖国传统医学理论。

（四）对预防医学的贡献

苗族的预防医学始于欢兜。"欢兜尚赤"，是欢兜时代用朱砂消除瘟疫，防治疾病的真实记载。欢兜族人在舞蹈祭神中喜用赤土涂脸，在生活中将朱砂碾末撒室内外驱虫杀毒。黔东南一带，女子喜用朱砂抹擦在额和唇上，以表示吉祥和祭祀祖先。"欢兜尚赤"为苗族预防医学史上写书了最先的一笔，也为人类预防医学做出了贡献。

苗医学作为我国传统医药宝库的文化瑰宝，在漫长的历史长河里，经历了各种各样的发展，为本民族的生存繁衍及健康长寿做出了巨大的贡献。虽然苗族医学在近年来取得了长足的发展，但不可否认的是，现在的苗医药的研究仍然存在"重药轻医"的问题。大部分的研究工作集中在苗药的功效及应用方面，忽视了苗医药理论体系的深入研究。因此，在国家大力扶持民族医药的大背景下，要加快建立一套完善的苗医药理论体系，这是促进苗医学可持续发展的科学基础。

第四节　大山金凤——瑶族医药

瑶医，被誉为飞出大瑶山的金凤凰。

瑶医学是发源于我国西南瑶族地区的一种民族医学，是瑶族人民长期社会生活实践的结晶，为千百年来瑶族人们的繁衍生息、卫生保健等事业做出了巨大的贡献。瑶医的形成与我国亚热带地区高温多雨的气候和瑶族人们深山居住的生活环境有着密切的关系。瑶医常见的预防疾病的一些方法对现代疾病的预防具有重要的意义。虽然目前瑶医在预防疾病方面有了一定的成就，但瑶医学的一些常见的、行之有效的预防保健方法，还有待进一步深入挖掘、整理和研究。

中华人民共和国成立前，绝大多数瑶族同胞世代居住在深山老林里，瑶族地区长期处于封闭自守的状态中，受其他民族文化的影响较少，更没有中医或西医的传入。瑶族医药正是在这种独特的环境条件下，以师传徒、父传子、母传女的口传方式代代相传，经过瑶医药工作者的不懈挖掘整理，形成了独特的理论体系。瑶族医学民族特色浓郁，医学理论独特，实践证明它是有效的。

一、奇趣有效的"蛋滚疗法"

用鸡蛋在患者身上来回滚动，可以治疗疾病。这就是瑶医的蛋滚疗法，用这种方法治病，不仅疗效好，而且患者感觉舒适，没有痛苦，深受群众欢迎，所以至今仍在民间流传、应用。

民间应用的蛋滚疗法有两种：一种是热滚法，一种是冷滚法，其中以热滚法应用较为普遍。首先，我们先介绍热滚法是如何操作的。

首先，在瓦罐中加水 750ml，放入鸡蛋 2 个，同时加入生姜（捣碎）30g，葱白 15g，艾叶 15g，共同煎煮 1 小时，鸡蛋外壳变成褐色，然后在此药液中保温备用。

其次，取煮制好的温热鸡蛋 1 个，趁热在患者头部、额部、颈部、胸部、背部、四肢、手足心依次反复滚动热熨。此蛋凉后放入药液中继续加热，马上换另一只在上述部位滚动。这样轮番使用，直至患者微汗出，停止操作，令患者覆被静卧即可，若鸡蛋在煎煮和滚动过程中蛋壳破裂，可将蛋白取出（去掉蛋黄），将蛋白与葱、姜及银首饰1只共包在纱布内，放在原砂锅内煮热，取出挤去多余的药液，在患者上述部位依次擦搓，至令汗出，停止操作。

还有一种冷滚法，也颇有特色。用生鸡蛋在患处反复滚动，每日3～5次，连续多日。在用此法治疗3日后，将滚动所用的鸡蛋煮熟，剥壳检查，可见蛋白蛋黄已缩成硬块。根据蛋白蛋黄收缩程度，可以判断病证轻重的程度，从而判定是否仍需继续治疗。在经过多次治疗后，如果滚动的鸡蛋煮熟后蛋白蛋黄逐渐分明，则是疾病将愈的征兆。

二、"让癌症患者活下去"

瑶医治癌的根本目的，是让癌症患者活下去！

在长期的实践和经验积累过程当中，瑶医学对于恶性肿瘤的防治形成了独有的特色，发挥着独特的魅力。在恶性肿瘤的防治过程中，形成了用"三元和谐论"认识，"盈亏平衡论"指导，"时间医学辅助"治疗的整体体系。

首先，瑶医以"三元和谐"为医道之理论纲纪，来认识恶性肿瘤形成因素。在新的医学模式下，瑶医非常重视和强调心理、社会、环境等因素。"三元和谐"就是天地人和谐会通。道有天道、地道、人道。天道、地道为自然之道。人道包括生命之道与社会之道。医道是生命之道，而生命与自然、社会之道是相通的。瑶医认识到社会之道即社会因素、心理因素等是恶性肿瘤形成的因素，故而重视消除这些因素，而不只是单纯的治疗。

其次，瑶医用"盈亏平衡论"来指导治疗。人体脏器之间、人体脏器与外界环境正邪两种趋势之间，既对立又统一，相对平衡才能有正常的生理活动。各种内外因素使平衡处于不稳定的运动状态，过盈过亏均可导致疾病，一旦平衡被打破，人体就有盈亏的不同病理表现。瑶医把恶性肿瘤分成四种证型：①盈不盛而亏不衰。恶性肿瘤早期，瘤体不大，为盈不显，患者素来身体健壮，为亏不著，宜轻用打药攻毒。②不盛而亏衰。这是恶性肿瘤早期的另一种证型表现，患者素来体虚，恶性肿瘤更易发展到中、晚期，宜重用风药，轻施打药，风打兼施。③盈过盛而亏不衰。此种证型出现在恶性肿瘤中期，蛊毒炽盛，但机体正气并未亏虚，能够和毒邪抗衡，表现出盈过盛而亏不著的状态，应重用打药。④盈过盛而亏衰。随着蛊毒不断侵蚀机体，正气亏虚，毒邪不退，此证型一般出现在肿瘤晚期，要重用风打药物。盈亏平衡理论指导瑶医治疗恶性肿瘤，提高了治愈率。

再次，瑶医用时间医学辅助治疗。瑶族很早就有使用时间医学辅助治疗疾病的经验，现在也将时间医学应用于治疗恶性肿瘤。比如肺癌，瑶医选择在五月初五端午节的午时，火盛之际进行治疗，因为侵入肺的邪毒为金邪，炽火方能克顽金，如此，肿瘤邪毒更易祛除。

那么瑶医在肿瘤治疗方面又发挥了哪些优势？

首先就是预防优势。瑶医注重恶性肿瘤的预防，预防一直在临床实践中占有重要地位。避免可能发生肿瘤的各种致病因素，同时合理使用药物佩戴、传统药浴等方法防止肿瘤的发生。在肿瘤的早期或亚临床期加以瑶药干预，可以提高治愈率。

第二就是防转移优势。转移是恶性肿瘤的基本特征之一，远处转移是导致肿瘤患者治疗失败和死亡的主要原因之一，控制转移是决定癌症患者预后的关键因素。在巩固期与康复期，瑶医药可以通过进一步提高机体免疫功能，消除体内致癌的内环境异常，调节内外环境的生态平衡状态，全面改善机体各器官功能，同时抓住肿瘤间歇期和缓解期的有利时机进行治疗或调整，扶正祛邪，防止再度发作。

最后还包括价格优势。瑶医使用的药物都是大瑶山野生药物，比之人工培植的药物效力更强，成本更低。

瑶医药在治疗恶性肿瘤方面有着明显的特色与优势。对恶性肿瘤有独到的认识、治疗原则和治疗方法。其应用前景广阔，适合我国国情，具有较好的社会效益和经济效益，应该继续发掘散落民间的经验方，从中筛取有效的处方，通过临床观察结合现代医学的技术手段，按照严格的科研设计、评价方法进行研究，明确其机制和药理作用，并进行推广，从而提高恶性肿瘤的疗效。

中华人民共和国成立以后在发掘整理传统医学的大背景下，对治恶性肿瘤领域开展了长期研究和探索，虽然取得了可喜的成就，但还存在基础研究不足、跨学科研究不足等问题。因此，充分发挥瑶医药的优势和特色，注重引进国际崭新研究思路，将为瑶医药走向世界提供新的历史机遇。

三、从自然存在到繁荣昌盛

瑶族医药的起源，是瑶族先民与自然环境、疾病、创伤、饥饿做斗争的必然结果。瑶医药最早的文字记载，见于西汉的《五十二病方》。此后历代医药文献或地方志中，不时出现瑶医药相关信息。在瑶族地区原始时代文化遗址中的考古发现，亦可佐证瑶医药历史源远流长。

瑶医药历史大体上分为三个阶段：自然存在阶段（远古～1949年）、迅速发展阶段（1949～1985年）和繁荣昌盛阶段（1985年至今）。近年来，经过瑶医药工作者艰苦卓绝的挖掘整理，瑶医药——大瑶山的金凤凰，终于飞出深山瑶寨，融入祖国传统医药的大家庭中。

（一）自然存在阶段

瑶族人民对医药的认识过程和其他少数民族一样，是从以迷信鬼神开始到医药鬼神共存即巫医结合，进而到医药占主导地位的发展过程，即是由形成雏形信仰疗法、医巫结合到形成体系的经验医药及实验医药的逐步发展过程。几千年来，瑶族医药的演变发展也是遵循这一规律。在长期与疾病做斗争的实践中，瑶族先民逐步总结积累了丰富的经验，这些掌握治疗疾病的方法和经验的人，被人们称之为瑶医，所用的药物称为瑶药，并以师传徒，父传子，母传女的口传方式代代相传，同时又不断地吸收其他民族的经验来提高自己的医术，这就逐步形成了如今具有本民族特色的一套医药理论，为本民族的健康做出了贡献。

随着历史的推移，一方面，瑶族先民在长期的实践中不断发现，人患病后，有的请巫送神，病不见好转，而有时还没来得及送鬼，病却好了；另一方面，在生产生活过程中发现有时候误吃某些动植物可使疾病好转或被治愈，这一切不得不引起瑶族先民的思考。对于原始医药经验的了解和应用的先行者是巫师，因为他们是患者希望的寄托，有广泛的社会基础及接触病人的机会。巫师掌握了患者的心理状态，又吸收了原始的经验，他们不但在心理上，而且在症状及病原体上利用其掌握的经验，利用某些植物的根、茎、叶具有的消炎抗菌和止血止痛作用等，对患者进行治疗，使疗效大大提高。当时这些方法更加受到广大患者的欢迎，从而使他们开始对用动植物治疗疾病有了初步了解。任何先进事物的产生，总是先依附于旧的事物之上，借其势力而发展，最后才能脱颖而出，取而代之，这就是巫、医相结合的最初阶段。随着人类社会的进步，瑶族先民对自然环境不断了解，对动植物的一些作用有了更深的认识，作为先知的巫师自然有条件得到更多的经验知识为本民族的生存服务。

在历史上，瑶医对预防医学也很有研究。瑶族先民很早就认识到某些疾病是可以互相传染而又可以预防的，并采取了一些有效的措施，如《开建县志》有"惧患痘，有出而染者，不得复人"及"有疫殁，则并焚其尸徙居焉"的记载。产后药浴是古今中外瑶族人民独有的保健医疗方法；在漫长的历史长河中，瑶族特别是盘瑶人民，由于频繁的迁徙，刀耕火种，广种薄收，因此妇女产后不待满月即要参加生产劳动，为了除移防病，加速产妇康复，他们研究总结并推广了"产后月子药浴"的经验，凡妇女产后第一天、第十五天和满月时都要请瑶医来用煎药水洗浴一次，这样产妇产后数天即可参加劳动，对健康毫无影响。此法至今不仅在瑶族中广泛应用，而且在瑶族地区内及周围的其他民族，也已逐步推广起来。五月初五洗药浴、饮雄黄酒、吃药粑等都带有预防疾病的重大意义。

综上所述，在清代西方医药还未步入中华大地之前，独具一格的瑶族医学、药学已被纳入民族医药之林。

（二）迅速发展阶段

中华人民共和国成立后，党中央执行民族平等政策，使少数民族的文化科学素质不断提高。党和国家鼓励继承和发扬民族医药，非常重视包括瑶族医药在内的各少数民族医药的发展，使得瑶族人民的医药卫生事业得到了前所未有的飞跃发展。几十年来，在广西壮族自治区卫生厅等有关部门和领导的鼓励支持下，不少关心民族医药的人士，投身于瑶族医药的调查、整理、研究等方面的工作。

例如对一些值得推广应用的秘方、验方进行了部分病例的追踪调查，编著了《瑶医效方选编》，介绍了瑶医治疗110多个病证的效方，基本弄清了瑶族聚居区药物资源情况，翻译了多种瑶医常用药的瑶文名称，并按"以病统方"的方式，收集药方，并组织临床验证，对瑶医民间治疗疾病在理论和实践上进行了全面的总结整理。

有关瑶医药的论文，在多种杂志上刊出，并有许多论文在国际、国内学术会议上进行交流，扩大了瑶族医药的影响。瑶医在治疗妇科病、跌打骨折、风湿病及毒蛇咬伤等病方面的效果，历来得到广大患者的公认。大量的临床验证还表明，瑶医药对精神分裂症、癫痫、乙肝、肾炎、糖尿病、中风后遗症等疑难杂症疗效显著，对肝胆及泌尿系统结石的溶石治疗更受到患者的青睐。

在瑶药学研究方面，经过科研人员深入调查、整理、研究，已取得很大成果。他们翻译了 1000 多种瑶医常用药的瑶文名称，为了解瑶药资源提供了可贵的第一手材料，并在此基础上，查清了 104 种瑶医传统常用药物"五虎、九牛、十八钻、七十二风"的原植物，为临床用药的安全有效提供了保障，同时发现了瑶族民间药用植物 31 种，扩大了瑶药资源。所编著的《广西瑶药选编》收入瑶医常用的药物 980 余种，基本弄清了广西金秀瑶族自治县药物资源情况；对瑶药药理、药化研究也取得长足进展，对多种瑶药进行了有效成分提取分析及药理作用研究，以确定其功能疗效，为提高临床疗效和开发利用提供了依据，如冬心葳、山慈菇、东破石珠、五指毛桃、苦菜公、石吊兰、麻骨风等具有抗菌消炎作用；走血风、黄藤、金不换、麻骨风、绞股蓝等具有镇痛消炎作用；矮地茶、罗汉果等具有止咳平喘作用；青万具有抗炎及退热作用。有关人员还对瑶药治疗风心病、妇女痛经进行了系统的疗效观察。此外，金秀瑶族自治县制药厂推出了金秀甜茶和金秀绞股蓝茶等产品，其中绞股蓝茶素有"南方人参"美称，在国内外享有盛誉。独具一格的瑶医药体系和其他民族医药一样，为人类的健康做出了贡献。

（三）繁荣昌盛阶段

1985 年以后，相继成立了各种瑶医门诊部及瑶医研究所、医院，在各级政府的大力支持下，有关科研人员进行了大量扎实的基础工作，基本查清了包括"五虎、九牛、十八钻、七十二风"等瑶族传统常用药物的原植物。先后压制植物标本 1000 种，共 2000 余份，分别存于广西中医药研究所和广西民族医药研究所。此外，还开展了瑶药的研制工作，对临床疗效好的成药如红枫片、圣堂山风湿跌打药酒、止血消炎生肌散、蛇伤丸、白带丸、疳积散等组织人力物力进行深入研究开发，并在临床推广应用，取得了一定的效果。这些工作扩大了瑶族医药的影响，在医药界引起了强烈反响。这表明传统的瑶医学开始与现代科学技术相结合，瑶医学一个崭新的纪元开始了。

尽管由于种种原因，瑶医的发掘整理研究仍处于起步阶段，其研究还落后于其他民族医药，但瑶医以其顽强的生命力和独具特色的技法与奇效，越来越受到人们的欢迎。诚然，在不断深化改革开放的今天，瑶医药必须依靠自身特有的优势，加速自我完善与发展，要利用传统医药与现代科学技术相结合的方法，进一步加强基础理论研究和临床观察，对具有疗效的单方、验方尽快研制新药，增强在国内外医药市场上的竞争力。各级政府和卫生行政部门要增强对瑶医药研究及其产品开发的投入，加强对名老瑶医宝贵经验的总结和年轻瑶医师的培养，在开办瑶医门诊的政策上给予倾斜，使其合法权利受到应有的保护；还要加强瑶医药资源的保护及合理开发利用，以保障瑶医临床用药的需要；要加速瑶药的质量标准研究及其颁布应用，以保证临床用药准确、安全、有效，促进瑶医药向科学化、标准化方向发展。展望未来，充满信心，我们相信在不远的将来，瑶族医药学必将以完整的具有本民族特色的理论体系和具有较高学术水平的薪新面貌立足于祖国的传统民药之林。

四、精深博大的瑶医特色医理

瑶医学经过了千百年的发展和传承，构建了博大精深的瑶医理论体系和特色。

（一）丰富多彩、特色鲜明的病机理论

三元和谐论。三元即天、人、地。人存在于天地之间，天地的各种因素对人体的生命和健康、疾病的发生都会有影响，只有三元和谐，气候变化不太过或不及，地质成分不过多或缺乏，地理环境不过分恶劣，这样人才能健康地生存；如果三元失谐，则可导致疾病的发生。

盈亏平衡论。人体内脏之间、人体内脏与外界环境之间，既对立又统一，从而维持相对盈亏平衡和正常的生理活动。当这种动态盈亏平衡因外界或人体内部某些原因遭到破坏而又不能完全自行调节得以恢复时，人体就会发生疾病。

气一万化论。受"元气论"的影响，瑶族先民认为自然界的一切物质都是气的变形，是气运动、变化的结果。万物的生成、变化、强盛、衰落都取决于气的运动。

心肾生死论。人的生理病理最根本的就是一个生和死的问题，生由肾主，肾有病则人体或生长发育不好，或不生育；死由心主，不管疾病如何严重，只要未伤到心神人就不死。

鼻关总窍论。顾名思义，即鼻是人体最重要的孔窍，是各个孔窍的总领。人体在睡眠和休息状态下，唯有鼻因为具有特殊的生理功能和作用而昼夜不能停止其功能活动，无时无刻都与外界保持着气体交换，因此说"鼻关总窍"。

诸病入脉论。脉，指筋脉，瑶医所认识的筋脉与中医的经络有相似之处，但理论远不如中医的"经络学说"完备。瑶医学认为筋脉可运行"气"和其他生命物质，并能发挥沟通人体内外、联系各个器官功能活动的作用，人体内外无处不有筋脉。无论何种疾病，不论从外而病，还是从内而病，病邪都是通过全身的筋脉播散、传变，从而侵犯人体各处。

百体相寓论。人体的某一部位器官都是人体多个部位的集中反映，在该部位上按照一定的规律排列着身体各部位的对应点，如人的瞳孔、鼻子、耳朵、舌头、手、足、掌等，都集中有整个人体的对应部位。

症同疾异论。瑶医的症与疾的关系，相当于症和病的关系问题。以症释病、以症统疾，将一大类的病统称为症，在症的基础上再分疾。

（二）综合丰富、特征鲜明的治则理论

瑶医的发展，凝练出了"祛因为要、风亏打盈、治求专方、恶病不补、擒母捉子"等治则理论。在临床过程中都占有非常重要的地位和作用。

一是祛因为要。在治疗疾病时，必须针对病名病类，寻找引起疾病的根本原因，然后运用药物或其他手段，祛除致病因素或致病物质，使邪去正安。

二是风亏打盈。盈亏平衡理论，揭示了机体是一个统一的整体，它认为人体要保持健康的生理状态，机体内外环境的盈亏平衡是关键，不但要求机体自身各脏腑之间的相互平衡，亦要求机体与周围环境之间的相互平衡。

三是治求专方。瑶医治病着眼于疾病变化的基本规律，在治疗上注重寻找每个病的主方，即一疾病一主方，专病专方，使之更好地趋近疾病本质。

四是恶病不补。所谓"恶病"，指的是病情重、发展快、难治疗、预后不良的一类疾病。病邪久恋不去，消耗人体使之日衰，虽然内在邪气盛实，但外在证候表现却是一派虚象。此时治疗，往往多用补药，很少会使用大剂攻伐之品。然而正由于此，多使正气未见其复，反使邪毒日盛一日以至于不可遏制。

五是捉母擒子。实际上就是抓主要矛盾、画龙点睛之法。由于疾病在发生、发展、转变过程中，不可避免地会出现主要病证与次要病证，因此在临床治疗时，应先抓主症。主症是指占主导地位的证候。次要症状主要包括兼症、变症、夹杂症等。

（三）资源丰富、功效独特的瑶药特色

瑶族属山地民族，多居住在我国南方南亚热带、中亚热带或热带季风气候区的崇山峻岭之中，这些地区地形复杂多样，适宜的自然条件造就了丰富的动植物和矿物资源，也形成了许多传统的地道药材。

大瑶山是广西生物分布的中心，物种十分丰富。据 20 世纪 80 年代初对大瑶山自然资源的综合考察报告，其区系植物约有 2335 种，其中药用植物 1324 种，药用真菌 28 种，有动物 283 种，稀有科类很多，不少被列为国家保护的珍稀物种，如桫椤、银杉、大鲵、鳄蜥等。大瑶山成为我国仅次于云南西双版纳的第二大物种基因库，是一个药用植物种类资源丰富的天然植物园。大瑶山中草药有四个特点：一是特有物种多，共有 18 种，占大瑶山植物区系特有种 38 种的 47.4%；二是传统出口药物多，共 12 种，如紫背天葵、瑶山金耳环等；三是抗癌药物多，已鉴定投产的抗癌中草药 15 种，大瑶山有 3 种，喜树、粗榧、肿节风等；其他有天花粉、粗毛败酱、黔桂千斤藤等；四是民族药物丰富。

五气八味，指温、热、寒、凉、平；甘、苦、酸、咸、涩、辛、淡、锥。

风打分类，指风类药、打类药、风打相兼药。"风类药"有清热解毒、祛风除湿、活血散瘀、补气补血、健脾胃、益肝肾的作用；"打类药"具有散瘀消肿止痛作用；"风打相兼药"既具风类药的功能，又具打类药的特性。

瑶药命名很有特色。瑶医将一些传统常用药物根据其形态、性味功能及临床应用特点归纳为"五虎""九牛""十八钻""七十二风"，这些传统瑶药（共 104 味）被后人称为"老班药"（即祖上传下的药物之意）。"虎"类药物性能峻猛，见效快，多为消肿止痛类药，有一定毒性；"牛"类药物性能强劲有力而持久，多为舒筋通络、强筋壮骨补肾要药；"钻"类药物性能强劲攒透，通达经络，透利关节，多为行气止痛、散瘀消肿药；"风"类药物性能多样，多为清热解毒、祛风利湿、活血调经类药。

瑶药有多种用药方法，包括煎煮法、炖蒸法、磨汁法、酒泡法、碾末法、烧灰法、鲜生含服法、外敷法、外洗法、熏洗法、调搽（敷）法、坐浴法、含漱法、脐药法、握药法、佩挂法。

五、内容丰富、特色独到的瑶医外治法

瑶医诊疗技术内容丰富，而且具有鲜明的民族特色，特别是传统外治法，临床效果好，是瑶医的适宜医疗技术。传统瑶医适宜医疗技术包括：鲜

生含服法、磨药疗法、食疗法、竹筒梅花针法、火针疗法、烧针疗法、刺血疗法、油针疗法、杉刺疗法、火攻疗法、神火灸法、药物灸法、梳乳疗法、滚蛋疗法、发泡药罐疗法、刮痧疗法、药推疗法、庞桶药浴疗法、熏蒸疗法、熨法、鼻药疗法、脐药疗法、握药疗法、佩药疗法等。现将几种瑶医特色疗法分享如下。

药物灸法：利用采制的药物，如小钻、杜仲、制断肠草等直接对穴位进行灸疗，通过热力及药力的作用，达到治疗疾病的效果。如风湿痹痛一类疾病就选择有较强祛风通络作用的小钻藤或制断肠草进行施灸，对肝肾虚、筋骨痿软者则选用能补肝肾、强筋骨的杜仲藤施灸，随症取药，功效更加明显。临床上多用灸法治疗感冒、胃痛、痛经、急性腰扭伤、踝关节扭伤、半身不遂、肩周炎、坐骨神经痛等病症。

刺血疗法：又名刺络放血疗法、放血术等。刺血疗法是用三棱针刺入络脉，使之溢出一定量的血液，从而达到治疗疾病目的的一种疗法。它具有泻热祛邪、通络止痛、祛瘀消肿、调和气血及镇静等多种功能。针刺穴位放血疗法，具有疏通经络、化瘀活血、解毒清热、止痛消肿、开窍醒脑、泻热救急等功效。放血疗法能治疗上呼吸道炎症、高血压、心脏病、肝炎、胆石症、三叉神经痛、疖肿、痛经、不孕症、癫痫、耳聋、眩晕等近百种疾病。

佩药疗法：佩带为瑶族同胞系挂于衣带或身上的饰物，药佩则为含有芳香性、挥发性药物的香囊、香袋等服饰。佩药法就是让病者系挂药物香囊、香袋等以治疗疾病的方法。

六、从生到育、药食兼容的疾病预防理论

瑶医非常重视三元和谐、盈亏平衡、气一万化、心肾生死等预防疾病理论，在预防疾病的实践中这些理论十分重要。

（一）优生优育

优生优育是瑶族一种优良的传统，为瑶族人们的身体健康打下了坚实的基础。以巴马瑶族自治县为例，瑶族禁止婚前性行为，禁止同姓结婚，尽管巴马瑶族人民 18 岁以后可以谈情说爱，但真正要结婚则需在 23 岁之后，新婚当夜不能同房，不能同枕，婚后女方不落入男方家，直到想要小孩后方入住夫家。这些朴素的行为，说明瑶族具有一定的优生优育观。首先，瑶族人们主张在男女双方年龄达到成熟时再进行婚配，此时男女双方体魄强健，若

男女结合，则所生婴儿相对较为健康，体质较好；其次，瑶族人们禁止近亲结婚，很好地避免了畸形儿的出现；另外，瑶医重视妇女孕期的保健，对于促进胎儿的正常生长发育有很好的作用。瑶医认为，肾气的逐渐旺盛，促进了全身的发育成长，乃至成熟的顶峰。通过以上各种预防保健方法，使出生的婴儿先天肾气充足，长大后一般来说较为健康，不易罹患各种疾病，这体现了瑶医对肾气的重视。

（二）药膳防病

药膳是中华民族医学的一大优势，是瑶医的一大特色，也是瑶医防治疾病的一种常用手段。瑶医根据三元和谐理论，主张人们应当根据四时气候的变化和人体的体质特点来对人体进行调养，在一些饮食习惯中体现了其预防疾病的思想。在饮食方面，瑶医主张，春夏之季宜清淡，忌食油腻生冷；秋冬宜多食温性食品，忌黏硬生冷。此外，还善于运用药膳来防病，这在瑶族流传下来的养生山歌中有比较好的体现，如"常服菖蒲骨坚颜面艳，延年益寿百年长"，"二月鸡矢糕，可预防四肢湿痹；三月清明黄花饭，可防治肝炎目赤；四月的糯米饭同韭菜炒，预防湿气与岚瘴；五月端午饮用雄黄酒，可防癣鼠瘘痔疽疮"。

（三）药浴防病

药浴防病法是瑶医预防疾病的又一常用方法。特别是神奇的瑶族月子药浴更是瑶医药浴防病的典型代表。在瑶族民间，瑶族妇女产后进行"瑶族月子药浴"后，三天便可下地劳动，上山砍柴，不怕风吹日晒，而且形体保持苗条，肤色红润，很少有妇科并发症的发生。瑶医药浴防病所选择的药物大多是药性比较缓和的药物，药浴所用之方药通常是由几十种甚至上百种新鲜草药配制而成，选择的药物一般遵循一定的原则。如治疗风湿性关节炎、类风湿关节炎类多采用具有疏通筋脉、祛风除湿、活血止痛功效的药物，来达到畅通筋脉以除痹痛之效；产妇强身健体通常采用能活血通络、化瘀止痛、畅通筋脉的药物煎水洗浴。常用的药物有益母草、野艾、络石藤、血防藤、水蜡烛等。如端午节时，由于天气炎热多雨，容易诱发一些风湿性疾病，可以用大风艾、小占、五加皮、杜仲、穿破石、走马胎、当归藤、钩藤、大血藤等药物煎汤熏洗全身，有舒筋活络、祛湿祛痛之功。另外，还可以用菖蒲、艾叶、八角枫、地风藤等煎汤来预防一些毒疮。瑶医的这些药浴防治疾病的方法，体现了瑶医注重防治"诸病入脉"的防病思想，对于一些特定疾病的预防和治疗都有良好的效果。

（四）民俗防病

瑶医根据不同的季节气候特点以及季节性流行病多发病的发病特点，针对性地选用一些药物来预防一些疾病的发生。如在惊蛰节前，瑶族人们常常会把家里彻底清理一次，然后用石灰撒地，可以祛除毒虫，预防毒虫伤人。因为惊蛰处于冬春交替时期，气温变化大，易出现倒春寒，容易诱发一些疾病，要注意预防感冒、流感和心脑血管疾病的发生。在进行体力劳动时，瑶族人们多带一些大蒜、薄荷等，以预防暴病、急病的发生。大蒜、薄荷有杀菌作用，另外，在炎热的天气服用薄荷可以使人神清气爽。这些与瑶族地处亚热带地区高温多雨的季节气候有很大的关系。端午节时候，人们要饮雄黄酒，在厕所、墙角等阴暗潮湿的地方撒上雄黄或生石灰、马桑叶、槐柳叶等，有杀虫消毒，防止蚊蝇滋生等作用。这些防病措施在一定程度上对预防一些季节性流行病的发生有着积极的作用。

第五节　南疆神话——壮医壮药

壮族作为祖国南疆一个人口众多的土著民族，是我国最早种植水稻和最先培植棉花的民族之一，高山畜牧业也较为发达。与这种物质生产活动相应的是，壮医药的逐步形成和发展。从柳州、桂林、南宁等处发掘的旧石器时代和新石器时代的遗物中可以看出，壮族先民们所使用的工具先后有砍砸器、刮削器、尖状器、石片、骨器、骨针以及陶器等，并有捕获生物及用火的遗迹。这些原始工具中，就有可供医疗用的砭石、陶针、骨针。原始时代穴居野处，由能取火进而制作陶器，渔猎熟食，有利于人体各器官特别是大脑的发育，并减少了胃肠病的发生。在生产活动中，由采集食物进而识别百药，并制造了简单的医疗工具。随着壮族地区社会经济、政治、文化的发展，壮医药逐步形成自己的特色并有所发展。

一、蜚声海内外的"壮医三宝"

壮医学作为古老而新兴的学科，经过30多年的挖掘整理研究，壮医理论体系已基本构建完成并有效地指导临床实践，得到了越来越多民族医药专家的认同。从研究现状来看，壮医基础理论的研究主要集中在国内，尤其是广西。近年来，出版的壮医学术专著及论文都从一定的角度对壮医基础理论进行了研究和表述，推动着壮医理论逐步完善。但壮医基础理论的研究起步较晚，其理论的完整性、成熟度及对实践的指导应用等还有很大的完善空间。同时，近年来，壮医临床发展较快，壮医专家在临床上积累了丰富的诊疗经验，也出版了相关著作。"药线点灸疗法""壮医针刺疗法""莲花针拔罐逐瘀法"被称为壮医三宝具有鲜明的壮医特色。

（一）药线点灸疗法

所谓药线点灸疗法，就是以壮医理论为指导，采用经过多种壮药制备的直径是0.7mm的苎麻线，取出后将其一段在灯火上点燃，然后迅速将炭火灼灸在人体特定的穴位，以达到预防或治疗疾病的一种特效疗法。

本疗法最具壮医特色，临床应用具有简、便、廉、验、捷等显著特点。简指所需设备简单，一盏灯，一根药线，即可防病治病；便指使用方便；廉指价格低廉，每次点灸治疗所费药线成本只有几角钱；验指对许多疾病都有确切疗效；捷是指有些病见效快捷，如头痛患者，往往能点灸后痛即止。

（二）壮医针刺疗法

本疗法和壮医药线点灸一样，也是最具特色的壮医疗法之一。壮医针法长期流传于壮族民间，有特定的理论和行之有效的腧穴。特别是壮医针法的补泻手法，更是出神入化。体质有强弱，病邪有轻重。对体质强壮，病邪严重的疾患，采用泻法，患者可以产生全身寒冷的感觉，有利把病邪祛除。对体质较弱者，则用补法，提高抗病力，可达到扶正祛邪的目的。

如对心肾不交导致的失眠，一般施针后患者当晚即可安然入眠。对色斑、痤疮等皮肤病，也有较好疗效。特别是一些不喜欢服药或难以坚持长期服药的病友，针灸疗法就是最佳选择。针灸还能提高女性卵子的质量，所以能治疗不孕症。

（三）莲花针拔罐逐瘀法

莲花针拔罐逐瘀法是流传于广西壮族地区的一种独特的医疗技法。其主要功效为疏通经络、宣通气血、活血化瘀、除湿散寒、消肿止痛、吸脓排毒、扶正祛邪、防病治病。

莲花针拔罐逐瘀法对如风寒湿邪痹阻经脉关节所致四肢痹痛、腰膝酸软、手足麻木等症有较好的效果。对风湿性关节炎、类风湿关节炎、骨质增生、肩周炎、颈椎病、跌打损伤等病症同样有独特疗效。

二、"三界公"——壮医起源的美丽神话

关于壮医的起源，有一个传奇的神话传说。传说古代壮乡有一位神医，人们都称他为三界或三界公。三界本姓李，幼即丧父，随母再嫁到冯家。靠卖柴度日，家境贫寒。他心地善良，乐于助人，有一次在梦中得仙人指点，要他不畏一切险阻，攀登高耸入天的须眉山，去接受八仙赠送的宝物。三界遵照梦中仙人的话，第二天一早就出发。一路上，三界不贪图强盗分给的赃物，在和一只猛虎的搏斗中，紧抓虎尾巴不放松，结果虎尾化成了一条彩带，虎负痛而逃窜。他继续攀登悬崖，上了第一峰、第二峰。在向最高峰攀登时，忽然听到草丛中沙沙作响，一条水桶般粗大的蟒蛇，张开血盆大口向三界扑来。三界用扁担、柴刀奋力与大蟒搏斗，终被大蟒紧紧绞住，人蛇打滚，昏迷过去。待他醒过来的时候，已经不见了大蟒的踪影，手中却握着一条奇棒，棒上写着"须眉棒"三字。三界持彩带和须眉棒继续前进，又翻过了几个大坳，终于来到了云雾缭绕的最顶峰。在这远离人间烟火的仙境洞府，他得到八仙的礼遇和点化，告诉他一路上与虎、蟒搏斗中所得的五彩如意带和须眉棒，都是能治病的宝物。并要他用这些宝物为乡亲们治病。仙人们又送给他一个大仙桃，让他吃了脱胎通仙气。再送给他一本金字天书，嘱其临危念动真言，可以逢凶化吉，甚至起死回生。

三界从此成为壮乡的神医。他每天手持五彩如意带和须眉棒，怀揣金书，走村串户为病人治疗。不管是恶疗毒疮，还是骨折筋断，只要用五彩如意带包扎，并照金书念动咒语，再用须眉棒轻轻敲三下，立即就复原痊愈。不少弓背破脚、眼瞎浮肿的病人，都被三界治好了，他因而很快就远近闻名。

土司老爷得知三界有这么好的法宝，又天天为百姓治病，深得民心，十分害怕，便以谋反罪奏请皇帝派出三千兵马，浩浩荡荡开赴壮乡，不容分说，给三界上枷锁押到京城，关入大牢。老百姓知道三界被官兵抓走，都纷纷到京城为他求情。但老皇帝硬是说三界妖法惑众，图谋造反，将三界带到市曹问斩。三界在刑场上拒不下跪，并暗中念动金书咒语，刽子手们的大刀利斧，都无法伤他的一根毫毛。一刀砍下，三界头冒火星，刽子手反而跌到三丈外。皇帝闻讯，又传旨用一个大铜钟罩住三界，弄来三百担桐油，几千斤柴火，在钟外烧起烈火，以为这样就可以烧死三界。哪知三界在钟内闭目

念咒，件件法宝显神通，白天在钟内坐着，夜晚却能潜回家中治疗病人。皇帝又叫烧红铁棒，令三界吞下，三界竟能像啃甘蔗一样，把烧红的铁棒啃掉一半。皇帝和文臣武将们无奈，加上听说许多州府瘟疫流行，百姓病死无数，大片田园已荒芜，于是转而下令，释放三界，让他到疫区为百姓治病。同时也想看看他的法宝是否真的那么灵验。三界来到瘟疫流行的州府，立即念动咒语，向四海龙王求得龙涎水，又进深山采集百种草药共制成驱瘟神丹。病人服下这种仙药后，吐出了肚里的恶臭的瘟毒黑痰，顷刻浑身清爽，健壮如初。三界为穷人治病，亲自登门，不避臭秽，连诊药费也不收一分，更加受到人们的崇敬。瘟疫很快就平复了。皇帝念三界治病有功，本想封他为国师，但是一班奸臣死党又出来阻拦，诬蔑三界与州府勾结，共同作弊欺骗皇帝。昏庸的皇帝听信奸臣谗言，又把三界囚禁起来。三界一气之下，决定用他的法宝和法力，惩治这帮坏人。他念起咒语，只见金銮殿上的文臣武将们，全都各长出了一条三尺多长的尾巴，个个吓得大惊失色。皇帝只好请三界为众大臣除尾巴。三界让他们轮流摸他的须眉棒。十个大臣摸须眉棒后，有九个的尾巴消失了。有一个最坏的家伙，无论怎么摸也去不了这条难看的尾巴。三界乘机对老皇帝说因为他是奸臣，作恶太多，残害忠良，鱼肉百姓，天怒人怨，所以法力对他也没有用了。皇帝此时也不得不听三界的话了，立即传旨将这个大奸臣斩首，大快人心。三界辞去皇帝给他封的官，带着仙人赠他的几件法宝，又回到壮乡老家，为群众防病治病，一辈子做救死扶伤的好事善事，百岁无疾而终，并被八仙超度而去。壮乡千山万水，为三界公立庙宇，香火不绝，祈求三界公保佑，除病消灾，福寿双全。壮族聚居的忻城县土司衙署旁边，现在仍保留有一座三界庙，据说建于明代，是专门供奉三界公的。

　　故事带有传奇色彩，当然不能引为确证，但它至少能说明，靖西医药形成的年代相当久远，说明这里的壮族群众，有利用草药同疾病做斗争的传统和习惯，而且可能涌现过类似的高明壮医。壮医药是壮族人民在长期与恶劣自然环境以及疾病、创伤、饥饿做斗争的过程中，逐渐形成和发展起来的民族传统医药。壮医药也是壮族传统文化的重要组成部分。

三、壮医发展的历史脉络与经验

　　壮医药诊疗技法方药经验积累时期，从先秦开始一直延续到 20 世纪 80

年代初。其间又可以分为先秦时期和秦以后两个阶段。先秦时期虽然已有针刺及药物的使用，但尚属起源时期，技法方药比较简单，古墓出土的青铜针是较短的，只能作浅刺使用，出土的药材品种还不多。秦始皇统一岭南后，壮医使用的技法方药更为丰富多彩。特别是唐宋以后，对岭南常见病、多发病及其特点有了进一步的认识，不仅技法成熟，使用的药物也增加到百种以上。医书分类中出现了《岭南方》，特别是明代以后，在地方志上出现不少各地名医的记载。

在漫长的诊疗技法方药积累时期，壮医药虽然发展比较缓慢，但因地广人众和防治需要，整体来看还是达到了一定的发展水平。其中尤以创用针刺疗法和制造金属针具，对毒药和解毒药的认识和应用，以及对痧、瘴、蛊、毒、风、湿等病证的丰富防治经验，成为壮医药发展水平的标志和特色。壮乡武鸣县马头镇元龙坡 101 号西周古墓出土的医用青铜针，为《素问·异法方宜论》的"九针亦从南方来"提供了实物例证，迄今为止是我国出土年代最早的医用青铜针具。

（一）先秦时期的壮医药

《素问·异法方宜论》谓："南方者，天地所长养，阳之盛处也，雾露之所聚也。其民嗜酸而食，故其皆致理而赤色，其病挛痹，其治宜微针。故九针者，亦从南方来。"这是汉族中医经典著作关于针刺疗法来源的直接记载。诚然，这里的"南方"不一定特指壮族地区，但应当包括壮族地区。对现存的壮医陶针的考证说明，其针型与《黄帝内经》中的九针之首镵针最为相似，二者又与砭石最为相近。"九针"已是金属医疗工具，按人类历史发展的规律，于石器时代与铜器时代之间，曾有一段灿烂的陶器文化，陶针当是陶器时代的产物。可知在汉族中医"九针"形成齐备之前，出于壮族地区的地理环境、人民体质和地方病、多发病的防治需要，壮族先民已经知道在砭石的基础上，敲击陶片，使之比砭石更锋利，有目的地进行针刺治疗。陶针在壮族地区的使用，至少在战国之前就已经非常流行了。

1985 年 10 月，考古工作者在广西武鸣县马头乡（壮族聚居地区）西周末年古墓中，出土了两枚青铜浅刺针（其中一枚出土时已残断）。针体通长2.7cm，针柄长 2.2cm，宽 0.6cm，厚 0.1cm，呈扁的长方形。针身短小，长仅 0.5cm，直径仅 0.1cm，锋锐利。经考证认为是两枚浅刺用的医疗用针。其锋微细，与古人对"微针"描述是一致的。广西"微针"是迄今为止在我国范围内唯一见诸报道的、年代最早的"微针"。它为研究壮医的历史提供了可靠的实物依据。事实说明：壮族先民是最早创用针刺疗法的民族之一。

对壮族聚居的左、右江地区的古代大型岩壁画——花山岩壁画的考察表明：先秦时期壮族先民已经广泛应用气功导引、引舞疗疾的防治方法。在宁明县的一处面积约 6000 平方米的岩壁画上，绘制了 1370 多个人像。这些人像正面的多为两手上举，肘部弯曲成 90°～110°，半蹲状，两膝关节亦弯成 90°～110°。侧身的人像多排列成行，两腿向后弯曲，两手向上伸张。可以说，不管是正面还是侧面图，都是一种典型的舞蹈动作或功夫动作形象，且似有首领示教。人们对于这些舞蹈动作间接表现的社会生活内容，当然可以做出种种猜测和分析，但决不能忽视它的直接效果——却病强身，特别是对腰、膝、肩、肘关节肌肉的锻炼，是显然而且肯定的。岩画所用的赭红色颜料经鉴定主要为氧化铁。专家们已经有比较充分的证据证明，花山岩壁画基本上是战国时期的作品。此外，在壮族地区出土的铜鼓饰纹上，也有大量的舞蹈气功的图案。

先秦时期壮医除了针刺疗疾、舞蹈导引、按跷治病方法外，对药物也已有所认识，并积累了一些临床知识。如知道用蒿苏（即紫苏）煮螺蚌以解毒去腥；佩带某些草木母根以防病治病；某些草药内服可以减轻疲劳；某些植物有大毒不可内服，等等。但总的来说，这时的壮医药还处于萌芽和草创阶段。

（二）壮族医药的形成和发展

壮医药于先秦时期开始草创萌芽，经过汉魏六朝的发展，约略于唐宋之际，已大抵形成了草药内服、外洗、熏蒸、敷贴、佩药、骨刮、角疗、灸法、挑针、金针等 10 多种壮医疗法，并逐步具有理论的雏形。

1. 对岭南及壮族地区常见和多发的瘴、毒、蛊、痧等病证，逐步有所认识

《后汉书·马援传》载："出征交趾，土多瘴气。""军吏经瘴疫死者十四五。"可见岭南瘴气为害之烈。宋·周去非的《岭外代答》中不仅较为详细地记述了瘴疾的壮医治疗方法，而且指出了瘴的病因病机："盖天气郁蒸，阳多宣泄，冬不闭藏，草木水泉皆禀恶气，人生其间，日受其毒，元气不固，发为瘴疾。"范成大《桂海虞衡志》称："两江（指左、右江）水土尤

恶，一岁无时无瘴：春曰青草瘴；夏曰黄梅瘴；六七月曰新禾瘴；八九月曰黄茅瘴。土人以黄茅瘴为尤毒。"两江流域是壮族聚居的地方。这些记载虽然不是直接出自壮医之手，但作者是在广西为官多年，对当地风土人情有所了解的人物，因而其内容是具有参考价值的。所称"土人"，当是指民间壮医。可知这时的壮医，已经知道按发病季节对瘴疾进行分类，并从实践中得知，发作于八九月的黄茅瘴，病情最重。这和壮族地区民谚"青草黄茅瘴，不死成和尚"的说法也是一致的。对于蛊毒、痧症、瘿瘤等病证，民间壮医分类也甚详。一些方志杂说有壮妇蓄蛊放蛊说，这当然是诬蔑之词，但从另一个角度考虑，也反证了壮族民间对蛊毒的病因和解毒治疗方法，有较多的认识。

2. 对解剖及生理病理的认识

北宋庆历年间，在壮族聚居的广西宜州，曾经发生了一次壮族农民起义。统治者以诱捕的方法，捕获了区希范、蒙干等义军首领 56 人，全部杀害，并命宜州推官吴简及一些医人，对尸体进行解剖，绘下《区希范五脏图》。这是有记载的我国医史上第一张实绘的人体解剖图。在解剖的过程中，还从医学角度进行了一些观察，如"蒙干多病嗽，则肺胆俱黑；区全少得目疾，肝有白点"等。这次解剖事件，虽然是以镇压农民起义为背景，说明北宋王朝的极端残忍，但在我国医史上具有一定地位。它在一定程度上说明壮族民间对于尸体解剖或多或少是能接受的。如果像中世纪的欧洲宗教对尸体解剖绝对禁止那样，统治阶级即使捕获义军首领，也不会便在当地逐一解剖。联系到壮族民间有拾骨迁葬（二次葬）的习俗，如《宁明县志》记载：该县壮族"于殡葬三五载后，挖开坟墓，仔细拾出枯骨，俗称'拾金'，把拾出的枯骨抹拭干净，再用香火熏干，然后按一定的规则纳于一瓦坛中……"更能说明壮族民间对人体解剖是有一定认识的。民间老壮医们大都能用壮语说出人体各部骨骼的名称，对气血及五脏六腑都有壮语的叫法，亦可佐证这一结论。对人体生理病理及病因病机的认识也有所进步。大约自宋代以后，壮医已引进阴阳的概念，作为说理工具解释人体生理病理现象及疾病的病因病机。并逐步形成天地人"三所同步"以及"三道""两路""毒虚致病"理论，从而使壮医药临床诊疗水平得以进一步发展和提高。

3. 土司制度对壮医药发展的影响

广西地区的土司制度，渊源于秦汉的土官土吏，开始于唐宋羁縻制度，全盛于明代，没落于清代，消亡于民国时期，延续了一千多年。这个相当漫长的历史阶段，也正是广西民族医药特别是壮医药的形成和发展时期。广西各少数民族大多未能形成本民族的规范化文字，然而民族医药特别是壮医药居然能够通过口授心传和部分汉文资料得以流传下来，这不能不认为是与土司制度有一定的关系的，其积极作用的一面不应抹杀。

首先，在土司制度下，官方设有医药机构，官方和民间有一定数量的专职医药人员。地方志对此有明确的记载。如土司管辖的庆远府、思恩县、天河县、武缘县、永淳县、南宁府等（均为壮族聚居地方），均设有医学署。据不完全统计，明代嘉靖十年，广西壮族聚居的 40 多个州府县土司均设有医学署。而且这些医学署的医官"本为土人"，即由当地少数民族担任，这对于壮医药的发展，当然是一个促进的因素。事实上，在土司家属中，亦有直接从事医药工作的人。据有关史料记载，宋代羁广源州壮族首领侬智高的母亲阿侬，就是一位医术颇精的女壮医，擅长骨伤科。侬智高起兵反宋，兵败于大理，阿侬还把壮医医术传播到云南。广西忻城县莫氏土司家庭中，也出现了专职医生。如清道光年间，在忻城县土司衙署（现仍保存完好）西侧曾建起一栋"大夫第"，莫氏土司第十九代孙莫述经（号软明）就是大夫第里的专职医生，主管土司衙署大小官员及其眷属的保健事务，同时也兼理一些民间疾患。莫述经的诊室、药房设在"大夫第"头堂，诊室在左，药房在右，专用本地的民族药和中药防病治病。土司的亲属亦从事医疗工作，说明在土司制度下壮医药是有一定社会地位的。

其次，对名医、神医、药王的崇拜和纪念，反映在土司制度下，壮医药是受到社会重视的。如《宁明州志》载："医灵庙在东门外附近城脚。"《邕宁县志》谓："药王庙在北门大街，东岳庙左侧。"《柳州县志》称："药王庙，在西门内。"清代以前，壮族地区基本上没有西医，中医也为数不多，这些被立庙纪念的神医药王，尽管多数没有标出姓名，但在很大程度上可以说是民间名医，因为他们的高明医术和高尚医德而受到群众的敬仰。忻城土司衙署附近现仍保存有一座"三界庙"，前文讲到，据民间传说三界就是壮族的一位神医，他得仙人传授异术和法宝，专门为穷苦村民诊疗疾病，药到病除，起死回生，名气很大，得以立庙享受百姓香火。三界庙能修到土司衙门旁边，亦可以从侧面反映这位传说中的神医在土官土民心目中的崇高形象。

（三）壮族医药的快速发展时期

壮医理论体系、医教研体系形成和快速发展时期，是在 1984 年第一次全国民族医药工作会议以后。以阴阳为本，三气同步，脏腑气血、筋骨肌肉、毒虚致病和调气解毒补虚治疗原则的壮医理论体系，于 2002 年 2 月通过广西科技厅、卫生厅组织的科研成果鉴定，并获得广西科技进步二等奖和中华中医药科技奖；以《壮族医学史》《中国壮医学》《中国壮药学》《中国壮医内科学》《中国壮医针灸学》等为代表的多部壮医药理论及临床专著相继出版发行。《壮族医学史》专著荣获中国民族图书奖一等奖、国家图书奖提名奖、国家科技进步三等奖（科技著作），被医史学家蔡景峰教授誉为壮医史上的里程碑。基于壮医理论体系的形成，古老的壮医药终于上升为一门学科——壮医学。

对壮医基础理论的提升研究，总的说来，即是对现有的壮医基础理论进行细化、量化、规范化研究，包括一是对阴阳为本、三气同步、三道两路理论等在内涵上的充实和细化；二是借助现代医学技术，用可量化数值对壮医理论进行表述，如壮医毒虚致病的"虚"，借助血常规值及临床生化检验值来做部分参考；三是对壮医病名、症名等名词术语、治法方药理论等在表述及应用上的进一步规范统一；四是对部分壮医药理论，如养生保健及护理理论等的创新。通过对壮医基础理论进行提升研究，将壮医理、法、方、药、护连成体系，使壮医理论能有效指导临床，并促进壮医学学科的发展。

四、壮医壮药发展的理论核心

壮医则以阴阳为本，以三气同步为核心理论。壮医认为大自然及人体的各种正常和异常的现象及其变化，都是阴阳对立、阴阳互根、阴阳消长、阴阳平衡、阴阳转化的反映和结果。在阴阳的关系中，壮医特别强调阳气的主导作用，认为人体之所以具有生命的特征，是阳气的存在和作用的体现。人体阳气经常耗散，因而临床上阳虚的征象比较常见，重阳、调阳、壮阳成为壮医防治疾病的重要理念。壮医同时认为阴阳必须经常处于相对协调平衡的状态，维持在一定的常度上，否则无论是大自然还是人类，都是会出现灾变或病态。

壮医称气为"嘘"，气充斥于天地和人体之中，表现为阳、为动力、为动能，人体的生长壮老死生命周期，赖天地之气涵养和制约。人气与天地之气息息相通，同步运行。人作为万物之灵，对天地气的变化有一定主动适应能力。人体也是一个小天地，人体内的天地人三部之气也必须同步运行，制约化生，才能维持健康状态。"三气同步"的意义在于"同步"，即协调统一、互相制约，从而维持阴阳的动态平衡。

壮医理论认为，脏腑气血、筋肉肌肤是人体的基本结构和各种功能的物质基础，"巧坞"（大脑）主神，是维持阴阳动态平衡的调控中枢。

在壮族聚居的宜州，早在北宋时期就有人体解剖的记载，并实绘了我国第一张人体解剖图——《欧希范五脏图》。大部分壮族地区民间还有"二次葬"的习俗。因而壮医对人体脏腑及筋骨肌肤的实体和功能是较早有所了解的。壮医对人体气血精津液及心肝肺肾肠胃等脏腑实体及功能的认识，与中医所述基本一致。需要特别指出的是，壮族民间在屠宰禽畜及解剖中，一再发现脾脏（壮族称味隆）内藏血较多，且人生气时称"发脾气"，因而逐渐领悟到脾脏除了中医所说的运化功能外，还应是人体气血的贮藏和调节库。补气血与补脾有密切的联系。

壮医对"巧坞"（大脑）的认识历来比较明确，认为人的精神活动，语言及思维能力以及协调脏腑五官的能力，都是"巧坞"的功能，从而形成了"巧坞"主神明的理论。"巧坞"位于人体上部（即天部），位高权重，是名副其实的人体总指导部。临床所见，因"巧坞乱"或"巧坞坏"，指挥失灵或失误，人体各种功能就会紊乱，导致三气不能同步运行，阴阳失调易疾病丛生。

三道两路理论。"三道"即谷道、水道、气道；"两路"为龙路、火路。壮医虽然也部分引进中医经络理论（如经筋理论），但作为主体和特色的是三道两路理论。

壮族及其先民骆越人，是我国和世界上最早引种栽培水稻的民族之一，知道稻谷禀天地之气以生长，赖天地之气以收藏，得天地之气以滋养人体。故将其进入人体得以消化吸收之通道，称之为谷道（壮语称之为"条根埃"），主要指食道和胃脾，其化生的枢纽在肝胆胰脾。水为生命之源，故人体有水道进出水液，与大自然发生最直接的联系。水道与谷道进同出异，在吸收水谷精微营养物质之后，谷道排出粪便，水道排出汗尿涕唾。水道的调节枢纽在肾与膀胱。气道是人体之气与大自然之气相互交换补充的通道，进出于口鼻，其交换的枢纽之脏为肺脏。"三道"的特征是与大自然直接相通，是大自然与人体物质三态（固态、液态、气态）进出交换，实现新陈代谢的通道。"三道"阻塞或调节失度，就会直接影响"三气"同步而致病。

"两路"是壮医对人体内维持与大自然直接相通，但都是维持人体生机和反映疾病动态的两条极为重要的体内封闭循环通路。壮族传统文化认为龙是制水的，龙路在人体内即是血液、体液和精津的通路，其功能主要是为脏腑及筋骨肌肤输送水和营养物质。龙路有干线，有网络，遍布体内，循环往来，其枢纽在心脏。火为升发之物，其性迅速（火速之谓）。壮医认为火路在人体内为传感之路，用现代语言来说也可称为"信息通路"。相当于西医学的神经系统。火路同龙路一样，有干线及网络，四通八达，使正常人体能在极短的时间内感受外界多种信息和刺激，并经其中枢"巧坞"的处理，迅速做出反应，以此来主动适应外界的各种变化，维持生理常度，实现"三气同步"。

三道、两路关系密切，具体作用虽然不同，但相辅相成，共同维持人体正常协调的生理功能。"三道两路"的核心是一个"通"字。人体的许多疾病，就其病理来说，都是由于道路阻滞甚至阻断所造成。通调"三道两路"，可以防治多种常见病、多发病甚至疑难急重病症。

毒虚致病及调气解毒补虚理论。壮医认为，毒之所以致病，一是因为毒性本身与人体正气势不两立，正气可以祛邪毒，邪毒也可以损伤正气。两者争斗，如正不胜毒，则影响"三气同步"和阴阳协调。二是某些邪毒在人体内阻滞"三道两路"（如瘀毒），直接影响脏腑及筋骨肌肤的正常功能。虚即正气虚，它既是致病的重要原因，也是病态的综合反映。因为虚，机体的运化能力和防卫功能相应下降，特别容易受到外毒侵袭和导致内毒滋生。毒有内毒、外毒，虚有先天、后天，临床当加以细辨。

壮医针对毒虚致病而总结提出的调气解毒补虚治疗原则，一是通过技法或方药调理气机补虚，调动和增强人体自身的运化能力及防卫能力，以达到防毒祛毒的目的。二是使用各种有解毒功能的药物，通过药物的性味之偏，进入体内后直接中和化解毒物或通过三道加快排出毒物。调气解毒补虚不仅是壮医对疾病的治疗原则，同时也是壮医预防疾病和养生保健的基本理念，对治未病也有重要的指导意义。

五、千年锤炼传承的特色方药

广西独特的地理环境气候，盛产中草药。肉桂、田七、薏苡仁、罗汉果、山银花、山豆根、铁冬青、牛大力等都是沿用已久的壮药。著名靖西壮乡药市，已有上千年的历史。在壮医的经验积累时期，早已形成了大量经过千年传承的专方专药。

（一）药物分公药、母药两大类

壮医将药性分为寒、热、温、凉、平缓五种；药味有酸、甜、苦、辣、咸、麻、淡、涩八种，并据此分为公药、母药两大类。公药多为温热滋补调气之药，诸如肉桂、生姜、紫苏、砂仁、荆芥、土黄芪等；母药多为寒凉清热解毒利导之药，如铁冬青、青牛胆、地苦胆，山豆根、山艮花、土黄连等。公药母药对应着阴证和阳证。壮医组方讲究主帮带的配伍原则。主药针对主病主症，帮药协同和加强主药的功效，或协助治疗兼症，或减轻主药的毒副作用；带药引诸药直达病所。

（二）壮医善用鲜药和单方

这是壮医用药的重要特色。壮族地区草树繁茂，四季常青，为壮医使用鲜药提供了必要的环境和条件。壮医常用的鲜药上百种，如罗裙带、蒲公英、雷公根、鲜芦根、鲜石斛、鲜紫苏等。内服鲜药多取其滋阴清热之功，外敷鲜药多赖其拔毒解毒之功。鲜蛤蚧、鲜壁虎、鲜毒蛇、鲜蜈蚣等这些动物药，单用或配伍其他壮药，临床实践表明对多种恶性肿瘤及一些疑难痼疾有较好的疗效。壮医治疗筋骨损伤，虫蛇咬伤之类的疾病，用的几乎都是鲜药，而且多数是单方使用。

（三）壮医善用毒药和解毒药

这与壮族所处的多毒物、多解物的环境有关。已知的壮医常用毒药、解毒药近百种，广泛用于内、外、妇、儿、五官、皮肤科多种疾病。曼陀罗、丁公藤、断肠草、羊角扭、水田七、紫茉莉、商陆等，以及矿物药硫黄、朱砂、砒石，动物药水蛭、蜈蚣、斑蝥、毒蛇等，虽有毒性，但如使用得当，效果非同凡响。

六、全方位发展、特色鲜明的特色技术

壮医的临床实践体系当中，已经形成了"壮医针刺疗法""药线点灸疗法""药物竹筒拔罐""推拿按摩疗法"，较为全面的彰显了壮医的特色技术。

（一）壮医针刺疗法

名老壮医罗家安所著的《痧症针方图解》（手抄本），记载了数十种痧

症的针挑治疗方法。壮医针刺治疗有体针、耳针、掌针、跖针、火针、针挑、刺血、金针、陶针等多种技法，根据临床需要灵法选用。黄瑾明、林辰等出版《中国壮医针灸学》《中国壮医针刺学》等专著，形成了"黄氏壮医针灸流派"，壮医针刺疗法得到进一步推广。

（二）壮医药线点灸疗法

该疗法原流传于柳江县壮族民间龙氏家族，秘不外传。经黄瑾明、黄汉儒、黄鼎坚整理成《壮医药线点灸疗法》一书，1986 年公开出版。该疗法具有通痹止痛、止痒祛风、活血化瘀、消肿散结等作用，对常见病、多发病疗效显著。2011 年，壮医药线点灸疗法列入国家级非物质文化遗产。

（三）壮医药物竹筒拔罐疗法

该疗法系名老壮医岑利族整理出来的，是用多种壮药煮沸加热特制的竹罐，乘热吸拔于患者体表的治疗部位上。通过药力、热力和负压吸拔力，发挥拔毒行气、散寒止痛、祛风除湿、活血舒筋的功能。目前是国家临床重点专科风湿病科的主打疗法之一。

（四）壮医推拿按摩疗法

以三道两筋和经筋理论为指导，总结和吸取壮族民间推拿按摩、理筋正骨的丰富经验，形成以"查灶诊病"和"消灶解结治病"为特色的推拿方法，对各种痛证疗效显著。目前，特色推拿方法已经被确定为广西壮医医院的国家临床重点专科诊疗技术。

壮医的优势病种为南方地区常见病，如风湿、痧瘴蛊毒类疾病。具体而言，壮医优势病种主要是痧病、痹病、哮喘、胃痛、淋证、水肿、急性白血病、中风、高血压病、痛证、癫狂、糖尿病等数十种病症。

壮医在发展中大量吸收、改造、融合了其他民族医药的成果。诚然，受生产力水平和认识水平的影响，历史上有一些错误、唯心的观点对壮医的发展造成了负面的影响，比如道教医学的符咒、祈禳与壮族的原始宗教结合后产生了广泛的影响力，在很长一段历史内阻碍了壮医前行的脚步。但是从壮医的整个发展轨迹来看，外来医学文化与壮医文化的结合，还是极大地丰富和发展了壮医本身。此外，壮医文化在发展的过程中由于文化的不自信，容易在吸收外来文化过程中迷失自我，从而逐渐湮没自身的优势和特色。在大量中原汉人南迁后，壮族的一部分人接触了先进的中原文化，深感敬仰，一方面积极学习传播中原文化，一方面受中原汉文化中心论的影响，对自身民族文化习俗失去自信。壮族历史上缺乏统一的文字，各地语言差异很大，传播和发展本来就具有很大的困难，因此，民间的一些医方医术在其他医药文化的强势渗入下逐渐失传，许多医方医术除了零星记载于其他民族的记载中之外，已无从考查。当然有一些治疗方法和手段不能适应社会的发展，已不能为群众服务的例外，比如古代壮医用陶针和箭猪毛作为针刺用具，现在已被先进的器具所代替；壮医喜用野生血肉之品如山瑞、蛇、穿山甲等入药，现在已不符合国家动物保护政策要求。因此，正确认识壮医的发展历史以及在整个医学体系中的地位，辩证地看待壮医与其他民族医药文化的关系，应该是每一位壮医人应有的思想认识。

第六章
拾起民间洒落的珍珠：
传承有效验的国医瑰宝

中医药学来自中华大地，数千年来，融合民族文化诞生了数不清的民间优秀的医学智慧，他们就像珍珠一样洒落在九州大地，惠泽群生、熠熠生辉。这些民间疗法是滋育百姓的奇葩，其形式多样、内涵丰富，往往令人拍手叫绝。发掘这些宝库也是我们当代学人的责任和使命。也是发现中医宝藏、促进学科发展、提升中医临床水平的重要内容。

第一节　从江湖郎中的"虎撑"说起

说起民间疗法，首先让人们想到的就是走街串巷的"走方医"，手握摇铃。这些医生虽然貌似并不具备高深的理论水平，但面对很多疑难病症却往往可以出奇制胜、一招制敌，令人刮目相看。这些医生又被称为"铃医"，成为中国古代民间一大风景，也形成了一定的风格，自成特色。

一、虎撑——"铃医"的秘密

老北京一年四季都有吆喝声，生动风趣让人爱听。可是也有一些买卖不吆喝，号称"八不语"，分别是：卖掸子的、修脚的、缂鞋的、劁猪的、镯碗的、行医的、剃头的和粘扇子的。"八不语"里面还有一些虽然不吆喝，但它带有敲打的响器（也叫"报君知"），让人一听就知道。像行医的郎中，手里就拿着串铃，又称为虎撑。

（一）什么是"虎撑"

虎撑又叫虎衔，俗称药铃或串铃。它是形状酷似一个面包圈的空心物件，向外的一面中间开一狭长的缝隙，内置弹丸，摇晃起来发出清脆悦耳的声音。古时，中医除坐堂行医外，还有走街串巷为民看病者。他们身背药箱，肩搭褡裢，右手举"积德行善"或"妙手回春"的幌子，左手摇一响器，人们称之为游医郎中，手中的响器称"虎撑"，又称药铃。那么到底这个虎撑是怎么来的呢？又有什么样的故事呢？

（二）"虎撑"的历史由来

过去的行医卖药者都视"虎撑"为护身符。相传"药王"孙思邈有一次进山为人治病时，被一只猛虎挡住了去路。当时他要逃跑已经来不及了，拿起挑草药的扁担准备搏斗。这时，他发现老虎俯伏在地上，并不追扑他，只是张开大口。孙思邈发现，老虎眼里露出哀求的神色，并不住地向他点头，像是在向他求助。出于职业的敏感，孙思邈带着惊奇，走近老虎细看，只见老虎喉咙里横着一根白色的东西，原来是一根很大的兽骨卡住了老虎的喉咙。他想为老虎掏出兽骨，却又怕虎性发作咬断他的手臂。忽然他想起药担子上有只铜圈，就取来放进虎口撑住老虎的上下腭。在老虎衔着铜圈时伸手从铜圈中取出兽骨并为老虎的伤处敷上药物，然后再取出铜圈。治愈的老虎摇尾点头，似乎表示感谢，随后转身而去。

此事传出后，江湖行医的人们纷纷效仿孙思邈，铜圈便成了外出时的必备之物，后人逐渐将铜圈改成手摇的响器，一来可以作为行医的标志，表示自己是能医龙治虎的药王弟子；二来是因为孙思邈用这只铜圈救了老虎而没被吃掉，郎中便把它作为保护自己行医的护身符了。

（三）"虎撑"的使用规矩

民间医生，使用虎撑是有规矩的。使用时将食指和中指插入响器中，借助拇指的力量，快速晃动的同时，手臂上下浮动，使虎撑中间的弹丸在其中间来回撞击发出清脆震耳的响声。

摇晃虎撑也有"潜规则"，如果是刚刚入门的一般郎中，因其资历浅，医术未精，那要把虎撑放在胸前摇动；如果他属"资深"郎中，可以与肩齐平摇动；如果他的医术高人一等，可以把虎撑举过头顶摇动，象征其医术非常高明。人们一看郎中摇晃虎撑的姿态，便知其医术如何。但有一些庸医也会把虎撑举过头顶，滥竽充数。

但不管在什么位置，在经过药店门口时都不能摇晃虎撑，因为药店里都供奉着药王孙思邈的牌位，倘若摇动，便有欺师灭祖之嫌，药店的人可以上前没收游医郎中的虎撑和药篮，同时还要求他必须向孙思邈的牌位进香赔礼。

二、《串雅》与走方医的"顶串截"

铃医即是古代之走方医，也即今之民间医生，其行走江湖大多有自己的生存技能。一般把扁鹊当作铃医之始祖。扁鹊、华佗均为古代有名的游医。唐宋以后儒医盛行，多世医、师承相传，他们明医理、有医术，大都有固定的场所行医。一些功底不足又难以变通或者精进的中医，便因生活所迫沦落草泽以行医糊口。当然，走方医中既藏龙卧虎，也有卑劣之徒。清代名医赵学敏在《串雅内编·序》中评价说："人每贱薄之，谓其游食江湖，货药吮舐……诚有是焉，亦不可概论也。"

江取之阔，海取之深，走方医同行之间又称为"老海"。用药胆大，皆以剧毒之药，故世常称之谓霸道。考道门丹药与铃医对比，丹药运用多以炉火炼制，并以金石之剂为主，丹药通过炉火炼制之后毒性已灭尽，故运用时伤人较小。而铃医无法掌握丹药之火候，故虽用剧毒之药，但没有通过炉火炼制，并多以动物植物类毒药运用繁多，主要是取其截药之特点，中病即止。虽然又不少流弊，但对于疾病还是有相当疗效的。

（一）走方医的三字诀

用药三字诀《串雅内编·绪论》曰："走医有三字诀：一曰贱，药物不取贵也；二曰验，以下咽即能去病也；三曰便，山林僻邑仓卒即有。能守三字之要者，便是此中之杰出者矣。"正因为用药大都是廉价易得之品，走方医才得以在民间生存。

然而走方医良莠不齐，其间不乏制伪药牟取厚利者，比如一些走方医卖的虎骨、麝香、冰片等贵重药品，很多都是伪药。走方医所造的这些伪药，大多是为了追求形似，没什么效用。但也有些特殊药品能够起到很好的替代作用，比如假象皮膏治疗跌打损伤的出血，效果就很好。总之，于走方医而言，"心正药自真"。

（二）治病三大法

顶、串、截，是走方医的三大法。"药上行者曰顶，下行者曰串，故顶药多吐，串药多泻。顶、串而外，则曰截。截，绝也，使其病截然而止。"顶、串相当于吐、下法，其不言吐、下，似乎是受医行"市语"的影响。截法范围很广，顶、串法之外，都可以称为截法，包括内治法、外治法，体现了走方医手法"速验"的特点。

（三）医技四验

走方医各有自己的医技特长。《串雅内编·绪论》曰："走医有四验，以坚信流俗：一取牙；二点痣；三去翳；四捉虫。四者皆凭药力。手法有四要：用针要知补泻；推拿要识虚实；揉拉在缓而不痛；钳取在速而不乱。"当然，这其中有真本事，有的也掺杂着一些"小把戏"。

三、走方医的"小道和医术"

走方医虽曰小道，但也传承着医之大道。值得思考与学习。

（一）说辞和市语

走方医除了靠医技之外，重要的手段就是靠说话来取得病人的信任。是故，有俗语曰："卖药算卦，全凭说话。"走方医的说辞是有套路的，常是朗朗上口的歌赋形式。

如走方医流传下来的著作《医龙治虎》中有各地走方医最普遍的说词，如"血走如长江，一处不到一处伤""不怕吐痰，只怕吐血""日后痰中带血，不怕一大片，就怕一条线"等。

另外，走方医为秘其术常常用"市语"，也就是市井隐语、行话。如在医药行业，宋·周密的《志雅堂杂钞·医药》曰："俞老医云：医家怕四子：口，痞子；疟，顿子；嗽，癫子；痢，市子，或作世子。此皆医行市语也。"

（二）医技

走方医多有一技之长，他们靠着师授或祖传的医技、偏方行医治病。同时，因为他们游走四方，所以见多识广，能够"上以疗君亲之疾，下以救贫贱之厄"。下面举几个例子：

1. 高深的"望诊"

扁鹊，可以说是走方医的鼻祖了。"扁鹊见蔡桓公"（《韩非子·喻老》）的故事大家都很熟悉。扁鹊四次见蔡桓公，判断疾病依次在腠理、肌肤、肠胃、骨髓，用的就是他高深莫测的望诊功力。中医有"望而知之谓之神，闻而知之谓之圣，问而知之谓之工，切而知之谓之巧"的说法。望诊之功，可以彰显医生的实力。

扁鹊的故事，或许有一点传奇色彩。但类似的案例，在现实中实实在在地发生过。如《对山医话·卷三》中，载有这样一则案例：

走方医卖药市中，或曰一日必疗一病，虽未必然，而亦时有验者。邑有李跂开鱼行于东门外，自言幼时足背生细疮数颗，无甚痛苦，绝不为意，夏月赤足坐门首，有走方医目之曰：此非癣疥疾也，毒发阳明已久，亟宜外达，不治当发肠疽，此足废矣。

伊父怒其妄而叱之，遂去，不逾月病发，医药半年始愈，而足果废。可见走方祝由之类，虽多以小术惑人，讹取财物，而于方药所不能疗之痼疾，往往以符咒草药取效，即此亦见其非全妄也。

这种望诊的功力，恐怕在坐堂医中也不多见了。故曰：医之小道莫卑视，藏龙卧虎未可知。

2. 便捷的"单方"

走方医行走在医疗资源有限的民间，通常采用常见物品入药，贱、验、便的特点十分突出。其用药多秘，但也有一些简便单方治病的事例流传出来。

全浙夫人，忽一日面上生黑斑数点，数日后，满面俱黑，遍医治不效。忽过一草泽医云：夫人中食毒，治之一月平复。后校其方，止用生姜汁服之。问其故，云：夫人日食斑鸠，盖此物常食半夏苗耳，是以中毒，故用生姜以解之。（《奇症汇·卷之三·面》）

盛启东明初为御医，晨值御药房，忽昏眩欲死，募人疗之莫能应。一草泽医人应之，一服而愈。帝问状，其人曰：盛空心入药房，猝中药毒，能和解诸药者，甘草也。帝问盛，果空心入，乃厚赐草泽医人。（《明史》。雄按：御药房所贮，岂尽大毒之品？审如是，则药肆中人将何以处之？）（《续名医类案·卷二十二·中毒》）

黄履素曰：予家有仆妇，患小便不通之症，时师药以丸节汤，腹渐满而终不通，几殆矣。有草泽医人，以白萝卜子炒香，白汤吞下数钱，小便立通。此予亲见之者。（《续名医类案·卷二十·小便秘》）

这是三则用生姜、甘草、萝卜子治病的例子。前二则属奇症，本不常见，但生姜解半夏毒、甘草和解诸药是确实的功效，可姑且听之。后一则用炒萝卜子降气通小便，治疗的应该是气秘证，疗效确切可信。

3. 神奇的"针刺"

用针治病，在古代很是廉价，在缺医少药的贫苦阶层是很受欢迎的。因此，针刺疗法也是民间走方医的特长。或许是司空见惯的缘故，这些事迹少有流传。反而为人们所津津乐道的，却是走方医为皇帝、皇亲国戚和高官治病的事迹。

嘉祐初仁宗寝疾，药未验。间召草泽医，始用针自脑后刺入，针方出，

开眼曰：好惺惺，翼日圣体良已。自尔以穴目为之惺惺穴，经初无此名，或曰即风府也。（《续名医类案·卷十六·头》）

李王公主患喉痈数日，肿痛，饮食不下。才召到医官，言须针刀开口，方得溃破。公主闻用针刀，哭不肯治，痛逼水谷不入。忽有一草泽医曰：某不使刀针，只用笔头蘸药痈上，霎时便溃。公主喜，遂令召之。方两次上药，遂溃出脓血一盏余，便觉痛减，两日疮无事。今传其方：医云乃以针系笔心中，轻轻画破肿处，乃溃散耳。（《续名医类案·卷十八·咽喉》）

"草泽医"大多是在御医、医官束手无策的情况下登上"大雅之堂"，并以治愈皇帝疑难杂病等经典病例，被记录流传下来。这些走方医四处游历，见多识广，经验丰富，确有一定的实力；另外，他们阅人无数，深谙病人的心理，也是国手所不及之处。

也有反例，如《冷庐医话·卷一·医鉴》谓："吾里有走方医人治某哮病，以针贯胸，伤其心，立时殒命，医即日遁去。"这是，走方医中的"粗工"，未守"胆欲大而心欲小"之戒。

4. 用药"善攻"

走方医擅长攻治一些实证，用药也偏于峻猛，多以吐、泄为法，见效比较快，而其"取其速验，不计万全"（赵学敏）的弊端也是显而易见的。

同邑张梦庐学博千里，医名隆赫。道光间，应闽浙总督无锡孙文靖公之聘，至闽时，公患水胀已剧，犹笃信草泽医，服攻水之药，自谓可痊。张乃详论病情，反复数千言，劝其止药。私谓其僚属曰：元气已竭，难延至旬日矣。越七日果卒。（《冷庐医话·补编·医范·张梦庐》）

走医不辨疾病的浅深、病人身体的虚实，只以峻下的药重伤虚体，药反为贼，以致害人性命。此类事件，在鱼龙混杂的走方医的群体中并不罕见。再加上其中有卖假药的，更有以江湖小道惑人的，"江湖郎中"的招牌也因此受累。

《中国医学源流论·铃医秘方》评价说："所谓草泽铃医者，其格曰卑，其技亦曰劣，盖此辈大都不通文义，罕能著书，仅恃师授，无复发明。师说传之岁久，必不免于讹谬亡失；其技愈劣，则世视之也愈卑，则其人益不自重，而技日以劣，二者实相因也。"

四、走方医的归宿

走方医，走四方，各有不同的归宿。有的在漂泊中，一代代地重复着先辈人的生活。随着经济水平和医疗条件的改善，走方医的行当逐渐走向没落了。尤其在新中国，由于行医资格的限定，走方医的行当也就消失了。然而，在走方医中还有一部分人，在医疗经验和经济基础有了一定的积累后，往往会结束走方的生涯，自己开设药铺或者去坐堂行医了。

摇铃负笈走南北，各承医技救贫厄。多闻博识非虚幌，鱼龙混杂奈若何。这正是走方医的真实写照。

第二节　让人挤破门槛的"三伏天灸"

每年夏季入伏之际，各大医院门口都排起了长龙，形形色色的人士简直要踏破门槛。仔细一打听，原来大多是为了排队贴"三伏贴"。这种奇观在世界各国殊为难见，是什么样的魅力如此吸引百姓呢？现做一介绍。

一、道法自然——三伏灸的冬病夏治

三伏贴又称"三伏天灸"，是一种源于清代的中医疗法。它以"冬病夏治"为原理，在一年中最炎热的三天（"三伏天"）将中药敷贴在特定穴位上治疗秋冬发作的疾病。

三伏天是以农历推算，于夏至后的第三个庚日为初伏，第四个庚日（十天后）为中伏，第五个庚日（再十天后）为末伏，均为一年内最炎热的日子，也是人体阳气最为旺盛的一段时间。

敷贴季节性疗法对时间有一定要求，根据中医理论，每伏第一天是开穴的日子，此时敷贴疗法效果最佳。有专家建议最好每伏第一天来进行三伏贴治疗，当然也不必过分拘泥于此，错过了第一天也会有满意的疗效。敷贴对象为6个月以上儿童及成人，敷贴期间禁食生冷、油腻、辛辣之品。选择在三伏天贴敷，是根据中医"冬病夏治"的理论，对支气管哮喘、过敏性鼻炎等冬天易发作的宿疾，在一年中最热的三伏天（这段时间是人体阳气最盛的），以辛温祛寒药物贴在背部不同穴位治疗，可以减轻冬季哮喘发作的症状。

最早提出冬病夏治理论的典籍可追溯到《黄帝内经》。《素问·四气调神大论》曰："夫四时阴阳者，万物之根本也，所以圣人春夏养阳，秋冬养阴，以从其根，故与万物浮沉于生辰之门。"这是指顺应四时之气，遵循生

命的原始规律，万物方可吐故纳新，周而复始。"春夏养阳，秋冬养阴"的意义在于利用自然界四时阴阳来调整、充实人体之阴阳，使之恢复阴阳的动态平衡。冬病夏治是指对于一些在冬季容易发生、复发或者加重的疾病，在夏季给予针对性的治疗，提高机体的抗病能力，从而使在冬季易发、复发或加重的病症减轻或者消失的一种治疗方法。冬病夏治是中医学"天人合一"的整体观和"治未病"的疾病预防观的具体表现，体现了哲学上的天、地、人三才统一的理念。冬病夏治以阴阳对立和阴阳互根的理论为依据，冬至来临时，阳气生发，阴气消退，至夏至日时，阳气达于顶峰，阴气消退趋于尽头；夏至来临时，阴气生发，阳气消退，至冬至日时，阴气达于顶峰，阳气消退趋于尽头。由于阴阳之间的对立制约关系，三伏天是机体阳气最盛之时，也是体内阴寒之邪易解之时，此时正是扶阳益气、祛除阴寒的最佳时机。

二、三伏天灸与穴位贴敷

"三伏贴"是中医学中最能体现冬病夏治理念的治疗方案，也叫作"三伏灸"。贴敷疗法最早见于医方专著《五十二病方》，书中记载用白芥子捣碎成泥贴敷于百会穴，使局部皮肤发红，从而治疗毒蛇咬伤的病症。三伏贴也是古代天灸疗法之一，而天灸疗法最早记载于南北朝的《荆楚岁时记》。宋时王执中的《针灸资生经》记载："乡居人用旱莲草椎碎，置在手掌上一夫，当两筋中，以古文钱压之，系之以故帛，未久即起小泡，谓之天灸，尚能愈疟。"即用旱莲草外敷治疟。是天灸疗法用于临床的最早记载。

三伏穴位贴敷疗法发展的黄金时代是在明清时期，清代张璐的《张氏医通·喘门》中曰："夏月三伏中用白芥子涂法，往往获效。方用净白芥子一两，延胡索一两，甘遂半两，细辛半两，共为细末入麝香半钱杵匀姜汁调，敷肺俞、膏肓、百劳等穴。涂后麻瞀痛疼，切勿便去，候三炷香足，方可去之。十日后涂一次加此三次病根去矣。"这就是"三伏贴"疗法，也是现在盛行的三伏贴防治肺系疾病的理论源流。

《素问》中提出："天地之间六合之内，其气九州九窍、五脏十二节，皆通乎天气。"说明人与自然界是有机的整体，人是自然界的一部分，与自然界相互关联，人在自然界中生活，自然要受到自然界的制约，这就是"天人相应"。冬病夏治三伏贴充分体现了"天人相应"和"治未病"的理念。

三、三伏灸的效应与治疗特点

"冬养三九补品旺，夏治三伏行针忙。"这是古时中医养生的场景，讲的是对于身体虚弱者来说，三伏天针灸、拔罐能起到与冬天吃补品一样的效果。三伏天灸治未病，冬病夏治，对呼吸系统疾病效果最佳。

可见，除了穴位贴敷，冬病夏治还有很多手段。在临床上，冬病夏治的方法以穴位贴敷（即三伏贴）最为普遍，此外还有针刺、艾灸、理疗、按摩、泡洗，以及内服温养阳气的中药和食物等方法。其原理归结起来只有两条：一是针对寒邪，二是针对虚寒体质。

中医认为，冬病主要指人体受寒气侵袭容易发作或加重的疾病，常见的如反复感冒、慢性阻塞性肺病、哮喘、鼻炎、关节炎等。这些疾病呈明显的季节性，秋冬季加重，夏季有所减轻。

从入伏第一天起，就意味着一年中气温最高、天气最热的三伏天正式登场。这时，利用夏季阳气旺盛，人体阳气随之生发渐旺，体内凝寒之气易解的状态，运用补虚助阳药或温里散寒药物，天人合击，最容易把冬病的病根拔除，这也是中医强调"春夏养阳"的原因。夏季人体气血流通旺盛，药物最容易吸收，而三伏期间是一年中阳气最旺盛的时候，此时进行贴敷治疗，最易恢复和扶助人体的阳气，加强防卫功能，提高机体的抵抗力。

三伏天灸主要是通过穴位、药物和综合作用发挥疗效。首先是穴位作用：运用敷贴疗法刺激体表穴位，通过经络的传导和调整，可纠正脏腑阴阳的偏衰，改善经络气血的运行，对五脏六腑的生理功能和病理状态，产生良好的、温和的治疗和调整作用，从而达到以肤固表、以表托毒、以经通脏、以穴祛邪和扶正强身的目的。其次是药效作用：药物直接敷贴于体表穴位上，药性透过皮毛腠理由表入里，渗透达皮下组织，一方面在局部产生药物达到一定浓度的相对优势；另一方面可通过经络的贯通运行，直达脏腑失调、经气失调的病所，发挥药物"归经"和功能效应，从而发挥最大的全身药理效应。第三是综合作用：敷贴疗法是传统针灸疗法和药物疗法的有机结合，其实质是一种融经络、穴位、药物于一体的复合性治疗方法，既有药物对穴位的刺激作用，又有药物本身的作用，几种治疗因素之间相互影响、相互作用和相互补充，共同发挥整体作用。

直到现在，三伏天灸已经成为国家认可的常规诊疗方法，已经进入了医保的诊疗范畴，成为惠及民生护佑健康的名片和典范。

第三节 洗涤五脏的民间绝技

三伏天灸带给我们很多重要的启示，把握中医诊疗的最佳时间成为此法之枢纽，经络和药物的透皮吸收成为起效的核心。然而透过现象看本质，如果"时间"是中医诊疗的一个基本维度的话，那么"空间"也同样是解决疑难杂病问题的另一个维度。"无药中医罐疗术"就是这样一种神奇的民间疗法。

一、绿色安全的无药中医

发现"无药中医"是一个偶然，也是一个必然。一次偶然的机会，笔者结识了北京非物质文化遗产"醉鬼张三门"的当代传人张晓航，一起拍摄一个评论性谈话节目，论武谈医，颇为投缘！攀谈之际，现场北京电视台的工作人员基于对中医的兴趣，谈起一件奇事，陡然引起了笔者的关注和兴趣。有民间医家通过拔罐术，可以在人体特殊的穴位"库门"上吸出诸多污浊秽物，进而达到疏通经络、清洗五脏的效果。因这种疗法不用药物，又被称为"无药中医"，同时因为其操作简单、使用安全，广受青睐。那么这到底是一种什么样的疗法呢？

二、库门穴的秘密

怀揣着疑惑，带着家人叩开了这位"无药中医罐疗术"发明人的家门，一是求证，二是也想和专家进行深度的交流。

见到的是一位蔼然可亲的长者，面容慈祥、精神抖擞。轻松地谈起了这个疗法发明的经历和心得，并为我的家人直接做起了手法。只见他撩开肩头处的衣服，将一个柔软的硅胶罐挤压后吸拔在了锁骨下窝的凹陷中。大约过了半小时后即看到罐内壁上可见湿漉漉的水液颗粒，再过半小时只见罐内底部析出了淡黄色晶莹的液体，又过了半小时后馆内蓄积的液体越来越多，颜色也呈现淡红色，几乎达到半罐的容积。其中还仿佛飘着不同形态的絮状物。长者笑着说，很多患者来调理，均可通过罐吸本穴位达到清洗相关脏腑的效果。他在长期的实践中，发现从罐中析出的物质颜色不同、形态各异，有红色、有黄色、有白色，甚至还有绿色，有絮状、有条状、有球状，甚至还有不规则状。而不同的颜色恰与人体的疾病直接关联，五色不同，所对应的五脏也完全不同。

"库门穴"有何神奇之处？又有何特点呢？应当如何解析？一系列问题萦绕在心头。长者说，此穴乃气血出入之门户，是通过长期的养生实践得来，此名称也是意会而称，并非书中早有记载。

望着深深的罐印，笔者陷入了深深的沉思。回到学校，望着经络模型人，突然有所心悟，原来如此！

静观模型人，库门穴所在位置并非是一个穴位，而是一个穴区，在这个穴区当中覆盖了两个穴位，一个是足阳明胃经的库房穴，另一个是手太阴肺经的云门穴。此二穴一个主管水谷精微的摄纳，另一个主司气血的出入运行。都是人体运行当中具有代表性的重要穴位。二穴相合，各从名称中取一字，合称为"库门"。中医认为"肺朝百脉"，是水之上源，主气、司呼吸。因此，此穴主要可以发挥肺脏的宣、肃之功能。观其位置，库门穴所在胸中之上方，正是气化旺盛之所。通过肺气通调全身之气脉，通过库房通调机体之水谷津液之道。《黄帝内经》认为：上焦如雾，中焦如沤，下焦如渎。"库门"穴所在之处恰是上焦气化蒸发变化之所，是人体气化功能反应最为鲜明的地方。因此，库门穴正是人体经气出入之门户，也是痰湿瘀浊的最大出口。打开"库门"穴，就算是找到了打开人体脏腑经络功能的"金钥匙"。

透过长者深邃而又柔和的眼神，我们交谈了起来。他说，这种安全绿色的无药中医罐疗术已经为很多人带来了健康和福音。有治肺病的、有治心病的、有治肝病的……那个罐子就好像一个独一无二的笼子，预警和指示着人体恢复健康。长者把这种方法简称为"洗五脏"。老先生说，调理不同的脏腑从穴位析出的液体颜色都不同，肝胆病多为绿色、心脏病多为赤色、脾胃病多为黄色、肾病则多为深色，实践当中，着实让人惊叹。这种洗五脏的方法，真是前所未见，闻所未闻！但"洗五脏"的内涵，还并不明晰透彻。见我疑惑，长者随即告诉我，还需要有手法，只有配合手法才能把浊气打出来。

三、吸拔加导气的绝妙组合

在"无药罐疗"的操作过程中，并非仅仅吸拔一个硅胶罐就好了，在诊疗过程中，医者还需运用独特的手法经过一段时间的间隔为患者调气和催气。长者名叫王天冬，他为病家的调理通过两种路径。首先是拔罐，把硅胶罐吸拔到"库门"穴上，之后再请患者取俯卧位，双手紧紧贴住相应的部位，意在催动内气，将手掌所贴敷的相关脏腑组织之浊气推送到罐具部位，进而逐渐从库门穴部位慢慢析出，排出体外。惊叹之余，不由得佩服王先生的高超医术，融功法、经络、拔罐于一体的治疗策略，为广大患者解决了很多的疑难重病。

攀谈中了解到，王先生所用的按摩推导法的基本功乃得之于师之传授。王先生原来得到过意拳第二代传人、著名书画家李见宇先生的传授。将武学功夫的精华融会贯通，运用于中医经络推拿拔罐技术上，着实使人心生敬仰。

李见宇自幼文武双修，文通武备。6 岁开始就研读《三字经》《百家姓》等蒙学经典，以及《论语》等传统经典，有着深厚的国学基础。同样在 6 岁那年，他开始学习书画，师从著名书法家魏旭东先生学习书法，1936 年，师从著名画家林实馨先生学国画。年纪轻轻就成为一位著名书画家，其书作气势磅礴，神飞天外，让人叹为观止。毛泽东主席 60 周年诞辰庆祝之时，毛主席亲自挑选了 100 幅著名书画家的作品收藏，其中就包括李见宇的画作。人民大会堂至今还悬挂着李见宇的作品。李见宇多才多艺，国学功底深厚，不仅文武双全，还擅长中医、针灸、按摩，气功造诣很深，擅长已经濒临失传的上古医术——祝由十三科。人们都将他当作"国宝级"的人物！难怪王先生能够继承先师遗志，有所创新和发挥，取得满意的疗效和口碑。

四、无药中医的前景

"无药中医罐疗术"已经得到多方印证，以其技术安全、确有疗效得到了越来越多同道的青睐。对五脏病证均可起到积极调理作用。据不完全统计，运用该法调摄并已积累了确切疗效案例的病症有哮喘、肝硬化、冠心病等，均发挥了较好的作用。这种由时代罐疗与传统功法有机结合的民间技法，有非常巨大的诊疗挖掘空间。"无药中医罐疗术"目前已经得到了有关部门的重视，正在积极通过多种手段开展研究、临床推广，具有广阔的挖掘前景。

第四节　火热蒸腾的"脐火疗法"

库门穴之神奇，出乎意料，成了五脏六腑内外通达的总出口，可谓"邪去以助养正"。然而扶正更可祛邪，在中医疗法中，"火"一直备受重视，艾灸就是温通经脉、温阳化气的常用重要疗法，然而这里说的火是明火，是燃烧且跳动的"火"，这个"火"的疗法一直少有人识、少有人用。从历史中走来，不断传承的"脐火疗法"就是这样一种看得见的，极具魅力、极富神奇色彩的特色疗法。

一、"脐火疗法"是古中医脐疗法的发展

膏药脐火疗法简称"脐火疗法"，是基于扶阳化湿理论，在临床上行之有效的外治疗法，多用于寒湿为患的疾病。"脐火疗法"属中医学"脐疗"的范畴，是将药物做成圆饼形置于脐部神阙穴，再把蜡筒插入药饼上，在上端点燃，自然燃尽，以治疗疾病的方法。

脐疗法属中医外治法范畴，中医外治法源远流长，历史悠久，起源于秦汉，发展于唐宋，成熟于明清。历代医家在长期医疗实践中发现肚脐是外治法施加部位之一，随着经验积累，敷脐治疗疾病范围逐渐增大，最终形成了具有中医特色的敷脐疗法，堪称中医一绝。概括而言，系指作用于脐部的一切治疗方法，亦即将药物做成适当剂型施于脐部，或在脐部给予某些物理刺激（如热熨、按摩、拔罐、敷贴等）以治疗疾病的方法。殷商时期，巫医盛行，有彭祖用蒸脐法和太乙真人用熏脐法防病、治病的传说。长沙马王堆汉墓出土的《五十二病方》中，外治法达各种疗法的一半以上，如以药末或药汁外敷、以盐炒热温熨局部等，其中就包括在肚脐填药、敷药、涂药。《五十二病方》记载为"治齐（脐）"。在当时应用的脐疗方法较为简朴。概括而言，系指作用于脐部的一切治疗方法，亦即将药物做成适当剂型施于脐部，或在脐部给予某些物理刺激（如热熨、按摩、拔罐、敷贴等）以治疗疾病的方法。

二、"脐火疗法"之"脐""火""药"

脐火疗法是脐疗与火疗相结合的方法，是将中药调和成药饼，敷于脐

部，药饼上放置蜡筒，点燃蜡筒，通过火的温热作用、药物的吸收及对腧穴的刺激，共同达到治疗疾病的一种方法。古籍中未见脐火疗法的记载，《理瀹骈文》中记载："治疗黄疸，以湿而为饼穿孔簇脐上，以黄蜡纸为筒长六寸，插孔内，点燃，至根剪断另换，此为隔面饼灸。"现代医家由此改良发展为脐火疗法，并将其应用于临床治疗黄疸、急慢性肝炎、肝硬化腹水，结果证实安全有效。其治疗作用的发挥，主要聚焦在"脐""火""药"三个方面。

（一）紧紧抓住"脐"这个牛鼻子

脐是人体经脉的特殊部位，又称"维会""气舍""脐中""神阙"等，为任脉神阙穴所在之部位，又为冲脉经过部位。任脉统全身阴液，督脉司周身阳气，任督经气相通，与冲脉一源三歧，内连五脏六腑，外合筋骨皮毛，故有"脐为五脏六腑之体，元气归藏之根"之说，乃先天之命蒂，后天之气会。脐疗既有药物对穴位的刺激作用，又有药物本身的作用，还有脐部刺灸法，物理疗法的刺激作用，往往是经络、穴位、刺灸法、物理疗法与药物的综合调节作用，发挥作用的各个途径之间可产生相须配伍、相互促进、相互激发、叠加的效果，起到了生理上、治疗上的放大效应，因此，脐疗可以疏通十二经脉、奇经八脉的经气，调整十二经脉、奇经八脉的气血，平衡各脏腑的功能，对全身多种疾病具有较好的疗效。如清代著名外治学家吴师机认为："则知药物由脐而入，无异于入口也，切药可逐日变换。"现代解剖学认为，胎儿出生，脐带剪断之后，脐静脉闭锁成为肝圆韧带，再者脐部皮肤菲薄，不同性味的药物可有部分透入静脉进入肝内，并对腹膜、脏器的神经分支引起反射性作用，以调节机体防御功能，其疗效是不言而喻的。在西医学中，此法已广泛应用于临床各科。

肚脐是一个特殊的治疗部位。脐对应穴位"神阙"。神阙穴位于任脉循行路线上，与众多脏腑经络均有紧密联系，为经络之总枢，经气之会海。脐部是人体腹壁比较薄弱的地方，有丰富的动静脉网，渗透性极佳。从解剖学形态层次来划分：浅部主要是皮肤、结缔组织及腹膜浅层血管、神经，深层主要是腹腔及周围的血管、神经丛等。正因为血管、交感及迷走神经的密集分布，使得脐部对于药物刺激或温度改变、手法干预等各种物理因素的敏感度较高，有利于信息的传导。由此可见，在神阙穴施治，有利于使经络得以疏通，脏腑得以通达，进而激发人体正气，使"正气存内，邪不可干。"

（二）轻轻点好"火"这个发动机

火是燃烧物体过程中产生的光和焰，并散发热量，中医中的火，其性炎上，具有温热、上升等作用，可以说是激发人体生命功能的发动机。"脐火疗法"中蜡筒燃烧产生的温热作用，可以直接作用于机体，可振奋阳气、提升正气。气血运行具有"热则疏通，寒则凝滞"的特点，火疗的温热使气血运行通畅；火性炎上，通过火的温热升腾作用，可使体内的寒湿之邪向上、向外发散以达到温化寒湿的作用。脐火疗法中的火作用于人体，可产生温阳化气、温化寒湿、行气活血、扶正祛邪的作用。

（三）细细配好"药"这个主力军

药物在脐火疗法当中发挥核心作用，《理瀹骈文》提出："外治之理，即内治之理……所异者法耳。"说明外治法与内治法有着相同的作用机理，区别在于治疗途径的差异。将药物放置于脐部，经过皮肤的吸收同样能起到治疗疾病的目的。西医学证实：药物可通过皮肤吸收。表皮为皮肤的最外层结构，向内依次为真皮、皮下组织，表皮的最外层为角质层。"脐火疗法"之药饼，并非一成不变，需要根据患者病机病情认真调配，要做到"病药相投"，唯如此，将之置于脐中才会通过脐这个枢纽，通过透皮吸收作用、性味合化渗透作用等多种途径直达脏腑，在蜡管火力的催发之下，源源不断地发挥扶阳固本、健脾利水、逐瘀生新的主力军作用，才取得了治疗肝系疑难病的卓然疗效！

以治疗阴黄之茵陈术附汤加减为例分析。药饼所用药物黄芪具有扶正补气的功效，《神农本草经》载其"主痈疽久败疮，排脓止痛，大风癞疾，五痔鼠瘘，补虚"；白术健脾益气，燥湿利水，和黄芪配伍能够增强黄芪的作用；党参益气生津；附子"大辛大热，气厚味薄，可升可降，阳中之阴，浮中有沉，无所不至""外则达皮毛而除表寒，里则达下元而温痼冷，彻内彻外，凡三焦经络，诸脏诸腑，果有真寒，无不可治"，《章次公医案》中亦有附子治疗黄疸的记载；茵陈是治疗黄疸要药，具有利湿退黄的作用。西医学研究表明：黄芪具有利胆退黄、提高免疫力、保护肝脏的作用，在肝炎疾病的治疗中应用广泛，同时对肝癌细胞具有明显的抑制作用，可以预防黄疸进一步发展。

三、"脐火疗法"治疗肝系疑难病有卓效

征诸实践与报道，脐火疗法最擅长治疗"黄疸"等肝系疾病，按照现代

疾病分类法即包含：甲肝、乙肝等急慢性肝炎，以及脂肪肝、肝硬化腹水、部分肝癌等。

中医黄疸一病，有阴黄、阳黄之分。阴黄之人，阴盛寒重，肝脾两虚，偏于肝阳不足，疏泄不及，影响于脾，脾气虚弱，运化无力，湿邪内生，湿从寒化而致寒湿为患，壅阻肝胆，胆汁外溢，身目皆黄，黄色灰暗，脘痞食少，腹胀便溏，舌淡不渴，苔白腻，脉细。治疗多以扶阳化湿为主，辅以健脾。《素问·生气通天论》曰："阳气者，若天与日，失其所则折寿而不彰，故天运当以日光明。"强调了阳气的重要性，这是扶阳的理论基础。脐火在肝病的治疗中主要起到了祛湿行气活血、振奋阳气的作用，可通过刺激机体激发自身潜能。

肝硬化腹水属重症，肝硬化腹水患者病机复杂，病程长，反复发作，并发症多，截至目前没有特效疗法。陕西省中医医院肝病科专项开展了脐火疗法对108例肝硬化腹患者的临床指标和生活质量的影响的研究，结果显示治疗组总有效率、腹水治疗平均消退时间、生活质量以及身体功能、心理功能、社会功能、环境功能等，均发生了显著性变化。说明在常规治疗的基础上加用脐火疗法不仅可以提高肝硬化腹水患者的治疗效果，还可以减轻患者的临床症状，控制腹水的复发，提高患者的生活质量，促进患者早日康复。

脐火疗法可扶正祛邪、健脾利水除湿、行气活血消瘀。"见肝之病、知肝传脾"。中医讲脾主运化，脾虚则不运，使水湿内停，湿邪是肝病缠绵难愈的主要致病因素。脐火疗法可以温健脾阳、温化湿浊，使湿去热无所附则病易愈；气滞血瘀，脉络不畅是慢性肝病的重要病机，脐火疗法则利用药物的蒸腾，通过血液循环到达全身，起到保肝护肾、调理脏腑功能的作用。同时也起到排水、理气、通调水道的作用，可短期内消除腹水，缓解腹胀，解除痛苦，控制复发。

总之脐火疗法具有给药方便的优点。因其操作简便，治疗有效，毒副作用小，安全可靠，无痛苦，费用低廉，患者乐于接受。有着中药内服及西药疗法所不具备的特点，在提高治疗效果、改善临床症状、降低复发率、提高病人的生存质量方面具有重要的作用，值得应用。

第五节 "浙江平湖"的治喘法门

"脐火"之"火"乃明火，能温煦推动、蒸腾气化、培元固本、调和肝脾。同样，艾灸之火也可以治大病、起沉疴，源自浙江平湖严氏家族的"化脓灸法"可谓独具一格，别开生面。

一、千里云集不为风景只为健康

浙江平湖风景如画，游人如织。然而平湖地方名医严家每年都有数千名患者从全国各地云集而至，请求诊治。当地严家的化脓灸法，自承前启后的严肃容先生已有五代历史，治病强身，疗效显著。严先生在群众中享有很高威信，每年暑天都有数以千计的病人，从各地来到平湖灸治。

让我们随着严肃容先生的足迹翻开历史的尘封到平湖去看个究竟。

1962年，一位陆姓的老者叩开了严家诊所的大门，和严肃容先生攀谈起来，一位名叫边根松的青年垂手侍立，听着他们在交谈。原来这位老者已经67岁，家住江苏吴江县度区万民公社七小队。自幼即患支气管哮喘病，症状较轻，至30岁以后症状加重，发作次数增多，发时不能平卧，经中西医多次治疗，不能根除，在40岁时到平湖先生处求治，自灸治后至今已历25年，但身体强健，哮喘病迄未再发。严老颔首微笑，侍诊青年迫不及待记录下当年历经三年灸治的具体过程——第一年：灸天突、灵台、肺俞（双），灸后症状减轻大半；第二年：灸风门（双）、大椎，灸后不到一年哮喘即未再发，身体日臻强壮，因遵医嘱又至平湖灸第三次；第三年：灸大杼（双）、膻中，以巩固疗效。谈罢，老者作揖健步离去。

古云：内不治喘，外不治癣。又说临床有"风、劳、臌、膈"四大症。如果说肝病的诊疗以脐火疗法为上，那么所谓"内不治喘"的这个词在浙江平湖严氏家族传承的医学字典中早已改为"重灸治喘"了。

二、"化脓灸"起沉疴之方法规矩

"火有拔山之力"，"化脓灸"确可起沉疴，然而要取得疗效，必须有方法规矩。

（一）灸治时间是首功

从灸治范围上来说，可以大致分为两类：一类是健康灸，另一类是疾病灸。据初步统计，健康灸与哮喘病的灸治，约占灸治总人数的90%以上，其疗效也尤为显著。但灸治时间则有严格要求，每年只在农历小暑起到白露止这个时期内施灸，不在这个时期内来的病人，也要劝其等到此期间再来灸治。

（二）穴位壮数有要求

论及灸治穴位及壮数则有不同。健康灸多用大椎（九壮），膏肓（九壮）双。而哮喘灸的方法则相对复杂：10～15岁的只灸一次，即大椎（九壮）、肺俞（九壮）双。成人一般分三年灸：第一年：天突（五壮）、灵台（九壮）、肺俞（九壮，双）；第二年：风门（九壮，双）、大椎（九壮）；第三年：大杼（九壮，双）、膻中（七壮）。以上排列次序，均按灸治穴位先后为序，凡分三年灸治的，必须是连续三年才能收到确效。

（三）操作摄护很讲究

操作时，艾炷用上等陈艾绒填入金属艾灶器压制而成，为大小均匀、底直径0.6cm、高0.8cm、坚紧的圆锥体，每天一点（穴），将蒜汁涂敷在固定的穴位上，将艾灶贴上点燃施灸，道至艾灶燃尽自熄，另按一壮，重燃艾灶，灸完所需壮数。每灸一壮，即涂蒜汁一次。每天一穴，连续灸完为止，一般不予中断或隔日。施灸时为减轻患者痛楚，艾炷燃至三分之二以下时，即由专人拍打灸穴周围皮肤。

在灸后摄护过程中，要求每穴灸毕，必须贴上膏药，膏药每天换一次，化脓后如脓汁过多，则每天换二三次，直到收疤后停用膏药。灸完后以肉类等发物佐餐，以促使灸处化脓。约十天焦痂脱落，这时起忌食一切发物，以期早日收疤，需40多天，化脓及恢复期内须绝对停止体力劳动与长途行步（休息两个月）。注意睡眠姿态以防灸处损伤。灸后需忌食虾、蟹、姜三物3个月。

三、突破界限长身高

在健康灸的适用范围中，严家的灸法明确指出适用于10～25岁的身体矮小、先天或后天不足致成发育不良的病人，及初期肺痨、童痨瘦弱等患者。其艾灸穴位多用大椎（九壮），膏肓（九壮，双）。

此处描述简要，其语不详，更无实践经验可以借鉴。可巧的是，在一次学术交流会上，当代针灸名家郭廷英先生谈起浙江平湖的灸法，并饶有兴味地谈起他运用这个灸法治疗两例佝偻症的病案。笔者自己做了临床实证，在身高基本确定的患者中化脓灸大椎、膏肓穴，凡用此法者皆不同程度地长高，分别有2～3cm的变化。

大椎为诸阳之会，膏肓为气血之根。艾灸此两穴极好地调动了机体功能，促进了生长发育，不仅有利于青少年疾病的防控，更能促进其健康成长，是值得深度探究的有效方法。应当引起高度重视！

四、学术的启迪，小艾炷直接灸法的诞生

化脓直接灸因其直接灼烧皮肤，虽可治大病，但直径 0.8cm 的宽度，直接置于皮肤上必然会疼痛难忍，因此才有了需要助手在旁边拍打皮肤的特殊场景。当代名医灸法泰斗谢锡亮先生有感于此，创新性地发明了"小艾炷直接灸法"，将艾炷的大小和直径缩小为麦粒大小。大大减轻了皮肉之痛，也创造了极为相当的疗效。在"灸法泰斗"谢锡亮的带动引领下，小艾炷直接灸法已经成为临床中非常重要的一种疗法，该法已经在"血液相关疾病"以及"癌症"的临床和研究方面产生了积极意义，在很多疑难病的临床治疗方面已经展现了巨大的潜力。

第六节　神奇独特的"蜂疗法"

中医可用"火"疗，乃自然之理之法。伟大的自然界孕育着无限的生灵，这些生灵同样和人生活在天地间，一起和谐、自然地生长，它们甚至可以为人诊病。"蜂疗"即是这样一种神奇而独特的疗法。

一、东西方的"古老宠儿"

说起"蜜蜂"，除了甘甜的蜂蜜、辛勤的工蜂以外，映入脑海的还有蜜蜂犀利的尾刺。这些在空中飞舞的小将军，竟然成了东西方共同的古老的宠儿。

"蜂疗"是"蜂刺疗法"与蜂产品治疗疾病的总称，集药、针、灸为一体，具有扶正祛邪、调节阴阳、疏肝健脾、活血祛瘀、通经活络的药理特点，对临床特殊病证具有独特的疗效。

不知何时何地？"蜂疗"走入了人类的健康世界。无论东方还是西方？早期文献中都有丰富记载。西方医学之父希波克拉底曾用蜂毒治疗风湿病和一些关节疾病，埃及妖后克里奥帕特拉也曾用蜂王浆美容，在 18 世纪以前埃及、印度和叙利亚率先采用活蜂蜇刺治病。中国古代医家将蜂蜜、蜂蜡、

蜂房、蜂针、花粉等广泛用于临床，并有将蜂房、蜂针入药的记载。明末方以智所著的《物理小识》第五卷中有蜂针的用法："取黄蜂之尾针，合硫炼加水麝，为药置疮疡之头以火点而灸之，先以温纸覆疮疡，其易干者即疮之顶也。"

我国将蜂产品用于人类医疗保健的历史悠久，《神农本草经》中记载的365味药材当中，就将蜂蜜、蜂蜡和蜂子列为上品，其后历代医学典籍中多有论述，各代文人的大量著名诗文中也记载着民间应用蜂产品于医疗、养生、保健的实践。国外利用蜂产品也很早，据载1700年前古罗马及西欧的查理曼帝国、俄国沙皇等，均有将蜂产品用于医疗保健的实践。蜂刺疗法，其有据可考的历史，可追溯到古代的希腊、中国和埃及，但受到西医学的关注与重视则是近现代的事。

二、勤劳的蜜蜂全身都是宝

"蜂疗"是指利用蜜蜂及其采集物、分泌物供人体医疗保健的方法。资料显示，在汗牛充栋的医药经典中，涉及蜂蜜、花粉、蜂蜡、蜂毒和蜂子（蛹）的医疗保健功能的记载不少，蜜炙的中药片、中药丸和中药膏等广为流传，至今不衰。

最早记载在周幽王的宫廷宴席上，就用上了蜜酒。到了汉代，有用蜜酿造的黄酒。至宋代，民间就流行用花粉制化妆品，供优伶（唱戏演员）和贵族女子美容用。至明清时，就有蜜饼和花粉糕之类的保健食品面世。

战国时期名医扁鹊的弟子子仪和子明，他们用蜂尾针（毒）蜇刺患者关节疼痛处，收到奇效，其著作中，略有记述。唐代诗人李商隐有"足病蹒跚行路难，招蜂刺我获平安"的诗句。明代方以智著的《物理小识》卷五中有"蜂药针"（即蜂毒）的记载。

云南的苗医有用蜂王浆治病疗伤的记录，二战时，美国派飞行大队帮中国运物资。在飞机失事时，飞行员跳伞落入丛林，往往受伤，当时既无法运走伤员，又缺医少药，当地苗医就用蜂王浆为伤员敷伤口，治愈了许多伤员。蜂王浆中含有多种营养成分，有镇痛、消炎、生肌的作用。

用蜂胶疗病应用较晚。清末，我国民间才有用"黑蜡"（今称原始蜂胶）治病的传闻，多为养蜂人所为。

更为奇特的是在蜂场住宿也能治病，中国蜂农早有体验，清代文人熊志清在其《流年纪实》一书中说："房中养蜂十四箱（指中蜂，当时意蜂未引进中国），环墙开洞于东、西、南三个方向，蜂可自由出入。蜂房内日夜气味醒人头脑，宽人心脑，提人精神，增人力量。"这比国外利用蜂场疗病的报道要早几百年。另据俄国研究长寿的专家预测，养蜂人平均寿命比常人一般多5岁。

三、蜂疗养生是"健康中国"的助推器

从人类诞生开始养生作为一种文化现象，也就随之问世了，在旧石器时代，我们的祖先出自生存需要，采集天然植物与捕猎动物的同时，就从树洞、岩洞里的野生蜂的蜂巢中猎取蜂蜜、蜂幼虫、蜂蛹果腹。最初是捣毁蜂窝，烧死蜜蜂，掠食蜂巢、蜂子。其后，人们有意利用蜂群再生能力，学会用烟熏驱蜂，保留部分蜂蜜和蜂子，同时也治好了关节炎、风湿病等多种疾病疼痛。就这样，人们逐渐发现了蜜蜂、蜂蜡与蜂针的神奇功效，蜂疗也因此产生，人类开始有意识地观察、研究、饲养与保护蜜蜂，养蜂因此不断兴起，在千万年的人类文明中占据一席之地。

秦汉至隋唐千余年间，堪称中国养生文化繁荣的鼎盛期。从殷商开始，我国的养生文化有了确切的文字记载。甲骨文记录了早期的医疗活动。西汉初年开始，由于当时的最高统治者大多热衷于追求长生不老之术，从而在客观上促进了养生文化的兴盛。英国学者李约瑟曾说："在世界文化当中，唯独中国人的养生学是其他民族所没有的。"

秦汉时期的《黄帝内经》总结和体现了中国古代哲学在医学养生学领域中的进一步阐述，这部医学养生学经典之作，把养生防病放在了第一位，明确提出"治未病"的观点，对预防疾病、保健延年有极其重要的意义。《黄帝内经》既有蜂蜜治病的记载，也有蜂毒可疗疾的记载。

成书于两千年前汉代的《神农本草经》收载药材365种。其中蜂蜜、蜂蜡和蜂子均列为上品，兼有治病和保健的功效。

南朝道教思想家、著名的医学家、炼丹家和文学家陶弘景十分重视道教养生学的研究，他在医药方面的最大贡献，是对《神农本草经》的科学整理，成《神农本草经集注》一书，书中不仅将蜜区别为"石蜜""木蜜""土蜜"及"白蜜"（家养蜂产的蜜，而且对蜂蜜、蜂蜡和蜂子的药用多有创新，指出蜂子酒渍敷面令人悦白）。他擅用蜂产品保健和导引之法，年逾

八十而壮容。

唐代的医学家、养生家孙思邈所著《千金方》是我国现存最早的医学类书。书中治咳嗽（白蜜一斤，生姜二斤，取汁），治喘（蜜姜及杏仁）和治痢的（胶蜡汤）药方中，均有蜂产品，开创了营养食疗之先河。

唐慎微《经史证类备急本草》32 卷，又详述了刘禹锡著的《传信方》中蜂蜡疗法。以此治疗局部和全身疾病，比法国萨脱福倡导的石蜡疗法早一千多年。

宋代由太医院编辑的《太平圣惠方》中收载了使用蜜、蜡和蜂巢于食疗养生抗衰老的多个配方。

明代的李时珍花费了 30 多年的心血完成的巨著《本草纲目》第 39 卷中收载蜂蜜、蜂蜡和蜂子、蜂房词条，并扩展了治疗附方。

蜂疗养生在我国养生文化中具有悠久的历史，只不过没有单独列为一章而已。然而，在近百年中，由于各国学者的努力，已形成了一支具有独特风格的自立体系。我国陈伟在《蜂刺疗法》中这样写道："祖国医学，是广大劳动人民在长期生活与疾病做斗争中逐步发展起来的。"他们很早就懂得把蜂蜜、蜂乳、花粉、蜂胶、蜂毒等蜂产品应用于医学卫生事业。有一年夏天，中国台北蒋永昌在《中国文化的神奇———蜂毒与针灸》中总结出：数千年前就有人用蜂毒治疗。

当代蜂疗兴起于 20 世纪 50 年代，最初是在北京协和医院与连云港盐务工人医院进行临床实验。1979 年，中国养蜂学会蜂疗保健专业委员会成立以后，对促进我国蜂疗医学的发展壮大起到了积极的推动作用，进入 90 年代，由中国中医蜂疗学会主办了七届全国学术交流会。

1990 年全国首届中医蜂疗学术大会在北京顺义召开，大会统一了全国中医蜂疗的认识，确定了中医蜂疗的大方向。1992 年全国第二届中医蜂疗学术大会在辽宁沈阳召开，健全了全国中医蜂疗组织，确立"十大病种，10 万病例"研究课题。

1994 年全国第三届中医蜂疗学术大会在湖北武汉召开，卫生界领导及新闻媒体莅临，验收中医蜂疗归口归队，确立中医蜂疗为"特色医疗"。1996 年全国第四届中医蜂疗学术大会在山东济南召开，验收"十大病种，10 万病例"课题进展情况。

1998 年全国第五届中医蜂疗学术大会在江西九江召开，大会传达国家中医药管理局李振吉副局长"关于中医生物医疗发展"报告，确定中医蜂疗攻克疑难杂症大方向。

2002 年全国第六届中医蜂疗学术大会在北京顺义召开，大会传达了吕炳奎教授"关于中医蜂疗的指示"。确立中医蜂疗以高品牌进入医疗市场大方向。

2004 年全国第七届中医蜂疗学术论坛大会在北京中医药大学召开，专家专题论坛确立了医改新形势下中医蜂疗发展方向。

2007 年全国中医蜂疗学术论坛大会在北京召开，此次大会为国家中医药管理局召开的首届中医蜂疗纳入国家医疗管理体系进行的庆祝大会，标志着中医蜂疗在国家卫生管理部门领导下规范发展。2009 年全国中医蜂疗学术交流会在北京召开，此次大会的目的是国家中医药管理局验收全国中医蜂疗进展情况，布置中医蜂疗在全国普及推广。

为适应新形势下，中医蜂疗健康有序发展，中国民族医药学会蜂疗分会和中国蜂产品协会蜂业医疗专业委员会分别于 2016 年 4 月和 2016 年 10 月相继成立。

"蜂疗"一定会以其独特的魅力和助力健康的特点而长盛不衰。

第七节　沐芳华的"中药药浴"

中药药浴，在中国已有几千年的历史。据记载自周朝开始，就流行香汤浴。所谓香汤，就是用中药佩兰煎的药水。其气味芬芳馥郁，有解暑祛湿、醒神爽脑的功效。伟大爱国诗人屈原在《云中君》里记述："浴兰汤兮沐芳华。"其弟子宋玉在《神女赋》中亦说："沐兰泽，含若芳。"从清代开始，药浴就作为一种防病治病的有效方法受到历代中医的推崇。

一、古已有之的"绿色疗法"

中药药浴，古已有之。我国最早的医书《五十二病方》中就有治婴儿癫痫的药浴方。《礼记》中讲"头有疮则沐，身有疡则浴"，《黄帝内经》中有"其受外邪者，渍形以为汗"的记载，可以说，药浴的历史源远流长，奠基于秦代，发展于汉唐，充实于宋明，成熟于清代。

中药药浴属于传统中医疗法中的外治法之一，它是将水盛于器皿内，浸泡身体的某些部位或全身，利用水温本身对皮肤、经络、穴位的刺激和药物的透皮吸收，达到治疗疾病、养生保健的目的，它不同于一般的洗浴、温泉浴等，而是按照中医辨证施治的原则，根据不同的疾病，加入不同的药物，进行治疗，因药物不经胃肠破坏，直接作用于皮肤，并通过透皮肤吸收进入血液，故较之内服药见疗效快，舒适，无毒副作用的优点，也不会增加肝脏负担，因此被医学界誉为"绿色疗法"，越来越受到患者的青睐。

二、"澡浴熏烫"各司其属

在中医中，药浴法是外治法之一，即用一定浓度的药液洗浴全身或局部的一种方法，其形式多种多样：洗全身浴称"药水澡"；局部洗浴又有"烫洗""熏洗""坐浴""足浴"之分，尤其烫洗最为常用。药浴用药与内服药一样，亦需遵循处方原则，辨病辨证选药。即根据各自的体质、时间、地点、病情等因素，选用不同的方药，各司其属。煎药和洗浴的具体方法也有讲究：将药物粉碎后用纱布包好（或直接把药物放在锅内加水煎取亦可）。制作时，加清水适量，浸泡 20 分钟，然后再煮 30 分钟，将药液倒进盆内，待温度适度时即可洗浴。在洗浴中，其方法有先熏后浴之熏洗法，也有边擦边浴之擦浴法。

药浴又分为局部药浴和全身药浴两种，局部药浴多选用足部、小腿为浸泡部位，足部乃运行气血、联系脏腑、沟通内外上下经络的重要起止部位，足三阳与足三阴经均交接于此，足部有内脏及全身反射区，有 52 块骨头，60 余条肌肉，被誉为"人体的第二心脏"，而小腿的角质层较薄，且血管、神经、肌肉丰富，更利于药物透皮吸收。全身药浴可浸泡和熏蒸除头颈部外全身其他部位，作用面积更大，药物利用度更高，适合用病变部位广泛的全身性疾患。

三、通过人体全身最大的器官疗疾祛病

药浴作用机理概言之，系药物作用于全身肌表、局部、患处，并经吸收，循行于经络血脉，内达脏腑，由表及里，因而产生效应。药浴洗浴，可起到疏通经络、活血化瘀、祛风散寒、清热解毒、消肿止痛、调整阴阳、协调脏腑、通行气血、濡养全身等养生功效。现代药理也证实，药浴后能提高血液中某些免疫球蛋白的含量，增强肌肤的弹性和活力。

皮肤是人体最大的器官，除有抵御外邪侵袭的保护作用外，还有分泌、吸收、渗透、排泄、感觉等多种功能。药浴疗法就是利用皮肤这一生理特性，起到治疗疾病的目的，其机理不外乎局部作用和整体作用两个方面。局部作用是通过药物直接作用于肌表，以及肌肉、关节，改善皮肤、肌肉、关节的代谢，恢复其功能，直接针对病位、病因发挥治疗作用；整体治疗是通过药物透皮吸收进入血液，通过调整全身阴阳气血，调整脏腑功能。

现代研究表明，药浴液中的药物离子通过皮肤、黏膜的吸收、扩散、辐射等途径进入体内，避免了肝脏首过效应，增加了病灶局部有效药物的浓度，直接针对病因、病位发挥治疗作用。同时湿热刺激能引起局部的血管扩张，促进局部和周身的血液循环和淋巴循环，使新陈代谢旺盛，局部组织营养和全身机能得以改善，从而使疾病向愈。

药浴疗法通过药物作用、水的温热效应以及磁疗效应，能够到达调和气血、平衡阴阳、疏通经脉、透达腠理、祛邪和中、温经散寒、祛风除湿、清热解毒、消肿散结、通络止痛、养荣生肌、美容保健等作用，不但可以治疗硬皮病、牛皮癣、湿疹、多发性肌炎、风湿性关节炎等风湿顽症，而且对失眠、便秘、骨折等疾病有确切疗效，为患此类顽疾的患者带来福音，取得了疗效的突破，深受广大患者的喜爱。

第八节　启脉疗血的"砭仓疗法"

中华文明博大精深，中医药宝库深邃奥秘。天地之间、六合之内，花草虫鱼、山石树木皆可疗疾，就连"石头"都可以治病。有这样一种疗法，散落于民间，经过千年风霜，仍然闪闪发光，竟然在治疗血液病的临床过程中，发挥了令人不可思议的效果，这种疗法就被称为——"砭仓疗法"。

一、中医古经脉医术的"活化石"

砭仓疗法是山东烟台张朝阁家祖传的一种疗法，它使用一种特制的砭石工具对人体上一些称作"仓"的部位进行砭刺，将砭石刺入皮肤后立刻抽回，然后用手从刺出的孔道处挤出一些黄白色的黏稠物质，最后用棉花胶布将孔道压住，整个过程不流血。用此疗法结合中药治疗血液病特别是再生障碍性贫血有很好的疗效。

"砭仓疗法"是代代相传下来的一种系列治疗疾病的方法，一直应用于民间，以解除百姓疾苦。该疗法可以追溯到张氏家族的祖上七代，再往上则难以考察。应用砭石破皮启脉治疗血液病等危重疾病，绝不是近代人的发明，它在古中医治疗史上已有记载，有着悠久的历史，是我们先医救治急重病人最为常用的有效医术。

砭仓疗法是古砭石疗法的一种，在马王堆帛书《脉法》篇中就有用砭石启脉的记载，即"用砭启脉必如是，臃肿有脓，则称其大小而为之砭"，在《脉法》中还有"臂之太阴、少阴，氏（是）主〔动，疾〕则〔病〕……"的描述，另外《脉法》中所用的"喂辰"（脉）字与马王堆帛书中另一篇经络著作《阴阳十一脉灸经》中所用的脉字完全相同，因此可以判定，《脉法》中可以被砭石所开启的"脉"就是中医最早的经脉。也正是因为古砭术的运用，成为中医经脉理论发展的重要源头。

近60年临床应用极具中医特色的张氏"砭仓综合疗法"，从实践中创造总结出有效治疗血液病的"五型五期法"和"三度三精法"，共治愈血液病患者2000余人，遍布全国各地。先后有《中国中医药报》《中国针灸》《中国日报》《工人日报》《大众日报》《烟台日报》《投医问药何处去》等多家媒体、书刊给予多次报道。2003年中国中医研究院、中国针灸学会的十多位专家召开专题鉴定会，一致确认该张氏"砭仓综合疗法"为中医古经脉疗法的"活化石"，有着重要的医史文献价值和医学实用价值，对中医治疗血液病意义深远，对振兴中医具有积极的意义。

二、砭石治"血液病"震惊神州大地

古"砭仓疗法"治疗血液病的技术传承到今天，在张朝阁、张茂文父子二人的手中得以发扬光大。几十年来，已经治愈了数千例血液病的患者。而再生障碍性贫血就是最具代表性的一种类型。

（一）重型再生障碍性贫血创奇迹

史荣禄，一个朴实厚道、年届三十的男子，在1983年就查出身患重型"再障"，住过几家医院病情均不见好转。后在301医院确诊为重型再生障碍性贫血（SAA），检查后住院治疗了一段时间，患者病危，专家老大夫摇头了，劝他回家"养养吧"。他哭着回来了，他才30岁，不愿意离开亲人。他找到了民间传承古砭术疗法的张朝阁先生，张先生用祖传的"砭仓综合疗法"把它的病彻底治好了。1998年，他的妹妹和妹夫回家探亲，妹夫是301医院的医生，他们进家后没见到病人，便认定姐夫"过去了"。谁知说话间史荣禄兴冲冲地进了屋，使妹夫、妹妹大惊，直到"病人"拿出医院的检查结果，他们方信大病真的治好了，宋大夫只是觉得这事"不可思议"，他说道："祖国传统古医术真神奇。"

（二）"砭仓综合疗法"的四大内涵

说到治疗血液病，张氏父子所实践并推崇的是"砭仓综合疗法"。这种疗法包含"五型启髓疗法、砭仓启脉疗法、免疫平衡疗法、俞穴透药疗法"四大绝活。

1. 五型启髓疗法

五型启髓疗法是指通过祖传中药方剂，对症分型选配，治疗分五期，先清热排毒，后健髓扶正，同时刺激气血经络，益肾充髓，按照先治标后治本，并要标本兼治和疏通经脉、启动骨髓造血的原则进行治疗，对治愈疾病和愈后防止复发起着关键性的作用。

2. 砭仓启脉疗法

砭仓启脉疗法是运用张氏启脉疗法和奇生药物共同作用于人体经络感受器，以引起内部感受器性反射来调节造血机能，通过启脉排脓的手段，疏通经脉，清除影响骨髓造血的不利机制，达到机体平衡，使气血畅通，促进血细胞再生，达到造血恢复正常。

3. 免疫平衡疗法

免疫反应机制是人体生理反应的重要环节，受控于神经系统，通过经脉理疗和服用中药方剂，强烈刺激神经系统和骨髓脉络，不断改善自身微循环，调整失衡的内分泌系统，特别是运用砭刺理疗等手段，针对不同的临床症状选方配穴。以达到各脏腑的阴阳平衡，增强抵御外邪的能力，促进免疫力的迅速恢复。

4. 腧穴透药疗法

将中药离子透入剂与生物全息疗法相结合，选用具有托毒透邪、填精益髓、祛瘀活血的渗透力强的中药，通过对人体经络腧穴的刺激和药物涂布于某些穴位以激活骨髓造血，促进血细胞的正常再生，达到真正的内病外治、综合调理的目的。

这四种疗法相互配合，共奏平衡阴阳、化生血脉的功效。

临床表明，通过运用以上四大绝活的特色治疗，可以使兴奋血液病患者骨髓，进而刺激骨髓神经，扩张骨髓微血管，以改造骨髓造血微环境。四大绝活疗法也可平衡人体自身机能，提高自身免疫功能，加强人体免疫的三道防线，增强抵御外来邪气的能力，恢复完整健康机体。

（三）"砭仓综合疗法"怎样彻底治愈血液病

西汉学者司马迁在我国第一部纪传体通史《史记》中的《扁鹊仓公列传》里，对神医扁鹊做过较为详尽的记载，其通文多处对砭术的应用和功效进行过描述。如书中记载：扁鹊过虢国，闻听虢太子死，欲自荐前往救治，一位喜好医学的中庶子说："我听说上古之时有叫俞跗的医生，治病时不以服用汤液醴醴、砭石导引、按摩及药物熨贴来治疗疾病，他一诊察患者，就知道疾病的所在，其依照五脏腧穴，来割皮解肌，疏通脉络，连接筋脉，按动髓脑，触动膏肓，疏通膈膜，洗涤肠胃，清疏五脏，使修炼精气，以改变容貌气色。"这说明上古医者俞跗之前就有先医应用砭石、药物等来为病人治病。这里的砭石和药物等应该是当时较为常用的医疗手段。在扁鹊为虢太子治病的记录里，有这样的描述："扁鹊让弟子子阳研磨针石，以取体表百会穴，一会儿太子苏醒。于是，让子豹配制能使药力深入体内五分的熨药与八减方的药剂混合煎煮后，在两胁下交替热敷。太子起坐，再用中药调适阴阳，只服用二十天汤药太子就恢复了健康。"这说明扁鹊使用砭针加中药治病是有神效的，它与现代人用针灸刺激穴位，再配合中药内服外敷的综合疗法如出一辙。古书中记载砭石治病更有价值的是在《扁鹊仓公列传》中总结的一段文字：扁鹊曰："疾病在膝里用热敷能够达到；疾病在血脉，用针石就可达到；疾病在肠胃，酒剂（即药酒）也可达到；而疾病在骨髓，即使掌管人生死的神也没有办法了。"这里的疾病在血脉是病入较深的疾患，是有关于五脏六腑、气血阴阳的。它的现实意义有三点：第一，表述了古代医生对相关疾病治疗实践的经验总结。第二，体现了古砭石疗法治疗气血疾病的精神实质。第三，诠释了"砭仓综合疗法"对现代血液性疾病有效治疗的理论依据。

三、"以砭启脉"，关联着经脉实质

关于古经脉的实质，有着各种各样的猜测，这些猜测直接影响着我国经络研究的方向。目前有两种代表性的观点，一种观点认为，古人所说的经脉就是血管，启脉排脓就是用砭石割破血管，排出脓血；另一种观点认为，古经脉只是人体上下两个相关联部位的体表连线，其间并无实在的结构。上述两个观点如果成立，则现代经络研究寻找经脉实质的努力将变得毫无意义。

古经脉的发现离不开当时的医学实践，在这些实践中，"以砭启脉"的早期中医外治疗法为我们认识古经脉的实质提供了重要的线索。既然"脉"是可以被砭石开启的东西，它必然有实在的结构，那么，这种结构是什么呢？按照血脉论，此结构当指血管，启脉就是割开血管。这一猜测是否正确，最好的判别就是亲自看到古代"以砭启脉"的疗法。

"以砭启脉"的古砭术内涵意义深远。专家团队曾多方寻访，数年未果。1998年，张维波教授幸遇新砭石疗法创始人耿乃光教授，向其询问此疗法，说因现在已有了先进的金属手术刀具，并考虑到医疗安全问题，这一用石头"割痈排脓"的古老方法暂时不在新砭石疗法中使用。直至2001年，首届全国砭石疗法学术研讨会上终于得见山东张朝阁先生现场演示祖传砭仓疗法，经仔细了解并赴山东亲自考察，最终确认砭仓疗法就是古代启脉法的一种。

砭仓疗法表明，用砭石刺入组织时并不弄破血管（刺入的部位经过仔细的诊查），只深入到组织间质中，从砭（针）的孔道中可挤出一些间质中的物质，但没有血。由此可见，所谓"以砭启脉"中挑古经脉并非指血管，它可能是某种细胞间质中的结构，在此结构中容易聚积一些病理性物质，一旦这些物质被清除，则可有效地治疗疾病。类似这种通过砭刺挤切清除经脉中某种物质的过程在《黄帝内经》的《素问·调经论》中有精彩的描述："帝曰：血气以并，病形以成，阴阳相倾，补泻奈何？岐伯曰：泻实者气盛乃内针，针与气俱内，以开其门如利其户，针与气俱出，精气不伤，邪气乃下，外门不闭，以出其疾，摇大其道，如利其路，是谓大泻，必切而出，大气乃屈。"

有近50年临床应用历史且极具中医特色的张氏"砭仓综合疗法"，从实践中创造总结出有效治疗血液病的"五型五期法"和"三度三精法"，共治愈血液病患者2000余人，遍布全国各地。"砭仓综合疗法"治疗血液病疗效显著，治愈率高，无激素类药物的毒副作用，尤其对急慢性再生障碍性贫血、骨髓增生异常综合征（MDS）、免疫性溶血性贫血、血小板减少性紫癜、血红蛋白尿等血液病的治疗更是以愈后不复发而著称于世，改写了西医对"再障"、"MDS"、溶血性贫血等病疗效不佳、愈后极其不良的事实，也是比骨髓移植更可靠的最佳治疗方案之一，免去了不必要的生命赌注和高昂的医疗费用支出。特别是该疗法逆转了"再障"、"MDS"、白血病等处于重症危险期的病人，产生了起死回生的神奇疗效，挽救了许多几乎要放弃治疗的病人，被患者和媒体称为是彻底治愈血液病的"绝活"。这个疗法是我们祖先智慧的结晶，是整个中华民族的财富，它挽救了许多血液病患者的生命，并将继续造福于人类。

四、砭仓疗法焕发生机与光彩

总之，砭仓综合疗法得以保存下来，首先说明它确实一直有着巨大的生命力，有着很好的疗效，同时也证明这就是古代神奇砭石医术的继承发展和再现，是中华医学的瑰宝，在其疗效的背后必然蕴涵着深刻的科学机理，具有很高的理论研究价值和应用价值，同时它为我们攻克当今各种棘手的重大疾病提供了一条全新的途径。我们应该深入认识和研究这一中医古经脉医术的"活化石"，加以总结和推广，为人类的健康做出更大的贡献。

医药的发展有着悠久的历史，已成为中华民族传统文化的重要组成部分。而在市场经济快速发展的今天，中医药的理论体系和临床诊疗方法应当得到更好的继承和发展！中医药来自民间，民间的实践是中医药产生、发展、壮大的土壤。无论是继承还是创新，都必须重视民间中医药这一源头。民间中医是传承中医的重要力量。只有为他们提供宽松有序的发展环境，才能使更多的中医绝技薪火相传，促进中医药事业的繁荣与可持续发展。

第七章
含三为一的源头活水：
以人为本铸造精湛医术

在茫茫宇宙浩浩银河系中，有一颗蓝色的粲然星球，那就是地球。在混沌剖判亘古及今以来，有一方瑰丽的神奇热土，那就是中华。在芸芸众生承前继后中，有一个融入血脉的支撑，宛如生生不息的源头活水，滋育着中华民族的繁衍昌盛，毋庸置疑，那就是中医药。

第一节　中医药"以人为本"的本质
造就中华民族的繁衍昌盛

不敢想象，如果没有中医药，中华民族将会如何？人类又将面临什么样的生命风险？

一、中华民族的文化孕育了中华医学

如果说"黄河""长江"是中华民族看得见的母亲河的话，那么中医药就是我们让民族健康繁荣并深藏血脉的母亲河。从马王堆出土的《帛书》到中医《四大经典》，从伊尹、张仲景、孙思邈再到叶天士，中华医学秉承"天人合一"理念，形成了"注重生命、以人为本"的医药学术根本特质，成为中华医药代代传承的根本动力和源头活水，奠定了中华民族繁荣昌盛的基础。

"人禀天地之气生，四时之法成。"《黄帝内经》昭示的就是人生于天地之间，生命与自然界息息相关，受到天地时空规律影响决定的根本道理。中华文明取法天地，仰观俯察、洞彻天地与生命，孕育创造了中医药的文化与学术。正是在中华民族"自强不息、厚德载物"的精神指引下，哺育了贯通天地的中华医药学。

《道德经》中论道："道生一，一生二，二生三，三生万物。"人作为万

物之灵，不仅秉承自然大道，更具生生化化之德。因此，可以说中医学是中华文明的脊梁，是中国文化的现实载体。因为中医学包含天地人，细分精气神，详论道理术，其大无内，其小无外，把我们所生存的自然空间中所涉及的生活生命内容全部尽包其中。

而最为重要的就是中医学紧紧围绕人的生命，展示了生命整体之道，自然和谐之道，身心合一之道。这种从内到外，从小到大浸润生命的文化与实践成为世界文明中的智慧之光和无与伦比的绝唱。"以人为本"一词出自春秋时期齐国名相管仲，他在《管子》一书中说道："夫霸王之所始也，以人为本。本理则国固，本乱则国危。"《素问·上古天真论》开篇就提到："余闻上古之人，春秋皆度百岁，而动作不衰；今时之人，年半百而动作皆衰者，时世异耶？人将失之耶？"《灵枢·九针十二原》中开篇也提到："黄帝问于岐伯曰：余子万民，养百姓而收其租税；余哀其不给而属有疾病。余欲勿使被毒药，无用砭石，欲以微针通其经脉，调其血气，荣其逆顺出入之会。令可传于后世，必明为之法，令终而不灭，久而不绝，易用难忘，为之经纪，异其章，别其表里，为之终始。令各有形，先立针经。愿闻其情。"

这两篇经典文章的开篇论述，点燃了中华民族传统医学的传承心路，成为中医行业治病救人的源头活水！正是这种良心，成为中华文明的核心，也就是爱的精神、无私奉献的品质，成为让中华民族绵延昌盛、中华医学茁壮成长的根本。

二、中华医学护佑了中华民族的繁荣昌盛

其实历史已经给出了答案。西晋皇甫谧在《帝王世纪》一书中曾讲到，从原始社会末期大禹治水以后，就有统计人口的数据，约为1300万。到西汉鼎盛时，人口达到6000万，到宋代末年人口达到9347万，明末约为一亿。到18世纪中期即清世宗雍正二年（1724年），中国人口数量突然猛增到1.26亿人以上。到辛亥革命时，人口达到了3.4亿。1931年，国民政府内政部公布1928年全国户口调查的结果，全国人口总数为474 787 386人，1949年仅中国大陆的人口已经达到了5.4亿。当前中华民族人口已经达到了14亿人口。

在千年历史中，中国经过了难以计数的瘟疫、兵变、民变、战乱，三国时期人口仅存90万人，损失率达到98%，然而就是在这种情况下，中华民

族的人口稳步持续上升。对比世界历史人口，自公元前 15 世纪开始，古埃及第十八王朝人口最多，中国人口就基本领先，除公元前 7 世纪到公元前 3 世纪的春秋战国时代以外，中华民族人口均领冠全球。再比较中国与欧洲，中国人口的绝对优势，既不是因为地理环境，也不是因为人口政策，更不是缺少天灾人祸，其核心原因就是在中华文化熏染下的中医药文化与实践始终护佑民生，使之繁衍昌盛。

据专家考证，在早期中国人口数量与世界相似！史前人口平均增长率不到 0.2‰，但进入龙山时代，由 1000 万人到春秋战国时期的 2000 万人，人口年平均增长率为 2%，是全世界人口增长率的 10 倍，这也正是中国文明起源的兴旺期！

先秦人口第一次爆炸性增长始于 4 万年前，其重要原因是人工取火，人第一次支配了一种自然力。据文献记载，人工取火的用途最先是用于医疗，进而拓展到生活的各个方面。随着火的普及推广使用和陶器的产生，使食物熟化，且火能杀菌、杀虫、消毒，熟食可护肠胃，让人的生命健康实现了质的飞跃！现代学者也认为：人口密集度决定文明程度。人口繁衍的另一要点就是粮食，而农业的发展也得益于医药的新发现。农与医的始祖同为神农氏，《史记·补三皇本纪》载其始尝百草，始有医药！《淮南子·修务训》讲神农始教民播种五谷，尝百草之味，一日而遇七十毒！可知神农氏由尝百草而发现五谷，然后推而广之，才迎来了人口日增的文明时代！

有趣的是，所有的粮食都是中药，古今皆然，时事变迁，中药种类仍兼收并蓄，就是晚至明清引进的玉米、红薯、土豆等，也加入了中药行列。以亦食亦药的稻为例，它是中国文明里程碑式的产品，夏禹时代种点稻还受到《史记》载誉，直到两汉，70～80 岁以上的人，一年才能享受皇帝恩赐一餐"米粥"。稻米是中医第一首方剂，载于《黄帝内经》，其曰"自古为汤液醪醴者"，"必以稻米"，上古圣人"以为备耳"，"中古之世，道德稍衰，邪气时至，服之万全"。扁鹊、仓公、张仲景皆曾用稻米制剂救助患者无数。20世纪 80 年代，新加坡国立大学还建议用华人的"米粥"取代世界卫生组织推荐的口服电解质补液，以挽救全球千百万胃肠炎患者的生命！可见医食同源的最大功勋，是保障了人类的健康！

三、中医学重视生命时间，关注生命的长度

中医学重视生命本质，不仅以精气神作为生命质量的内涵描述，更注重

生命的时间和质量。《汉书·礼乐志》中早言："愿与大臣延及儒生，述旧礼，明王制，驱一世之民，济之仁寿之域！"《素问上古天真论》中开篇黄帝即问，"余闻上古之人，春秋皆度百岁，而动作不衰；今时之人，年半百而动作皆衰者，时世异耶？人将失之耶？"随后，岐伯回答道："今上古之人，其知道者，法于阴阳，和于术数，食饮有节，起居有常，不妄作劳，故能形与神俱，而尽终其天年，度百岁乃去。"这段话是中医四大经典著作中岐伯与黄帝的第一段对话，其实，也反映了中华医学的根本精神——阴阳平和，同登寿域！

长寿是中华民族血脉中的千年梦想，更是熔铸中医学绵延不绝、代代发展的精神魂魄。春秋战国、诸子百家、从南到北，有多少中华医学英才矢志不渝、不断探索，推动了我国医药文化与学术的进步。

相传彭祖活了八百岁，如果说这是个美丽的传说的话，那么唐代大医"药王"孙思邈活了140岁，则是历史的真实。有史料显示，世界上最长寿的老人李青云活了256岁，当代陕西延安市长寿老人吴云青活了160岁，至今身体不坏不腐，供奉在河南安阳善应镇的灵泉寺庙里。对生命长度的追求，这是东方文明的核心理念。而以此为基础，中医药学的诊疗方法与特色也与时间紧密相关！天人合一、顺时养生、子午流注，这些中医学当中的核心理念，都融化在整个医药实践中，不断积累、不断丰盈，成就了伟大的中医药体系。

第二节　人作为生产力中最活跃的因素创造了灿烂缤纷的中医

手操济世之术之医者，一直备受关注，成为中华医药精湛医术创新和实践的主体，保障了中华民族的繁荣昌盛。

一、千年传承，中医始终发挥着不可替代的独特作用

"不为良相，便为良医"，这几乎家喻户晓的名言，成为中国古代士人科考读书求医行医的寄托的重要心灵支撑，也从另一个角度说明了中医在中国占有的重要地位和作用。

良医良相说最早的出典是南宋吴曾《能改斋漫录》中一则名为"文正

公愿为良医"的笔记。范文正公曰："古人有云：且丈夫之于学也，固欲遇神圣之君得行其道；思天下匹夫匹妇，有不被其泽者。若已推而内之沟中，能及小大生民者，固惟相为然。既相不可得矣，夫能行救人利物之心者，莫如良医；果能为良医也，上以疗君亲之疾，下以救贫民之厄，中以保身长生，在下而能及小大生民者，舍夫良医则未之有也！"实际上，范仲淹也非第一个以医比相的人，比如，在《尚书·说命》中就有武丁用医生治病来比喻人臣为相的记载。而《国语·晋语》中则有"上医医国，其次医人"的说法。汉代贾谊曾言"吾闻古之圣人，不居朝廷，必在卜医之中"。而韩愈则直接将医师之良，类比于"宰相之方"。可以说是"良医比良相"的滥觞。

这种自春秋战国开始的为医认识，一直备受关注。中医作为创新主体，首先是思维上的创新，抑或首先是心灵层面的开放。中国古人，认识到人与天地的密切关系，进取诸身，远取诸物，通过取类比象的方法，形成了一整套认识世界、认识生命的方法。而正是这套方法，孕育成就了中华文明。造就了中华文明的生命观、医学观、健康观，同时也自然形成了中国古代科学的认识论与方法论。正是在这样的历史背景条件下，中医学才得以形成发展成熟。《黄帝内经》是中华医学成熟的标志。其中《灵枢·经脉》《灵枢·经筋》《灵枢·五脏生成》等成了中医理论中最紧要的核心内容。这些理论的创新形成不就是在"道法自然""天人合一""取法天地"的大法之下渐次形成的吗？可见，中华民族先民在"悲天悯人""利乐有情"的大的情感背景下，首先用自己做实验，体察了生命的奥秘，探索了宇宙的规律。《帛书》《阴阳十一脉灸经》《足臂十一脉灸经》都是最重要的证明。

中医作为创新主体非常重要的就是探明研究对象。这个对象就是天地人，其中最核心的当然是人。这个研究主体与研究客体的一致性成就了独一无二的中华文明。马克思讲，"无产阶级只有解放自己才能解放全人类"。而中国古代文明中提到的，只有把自己的问题搞清楚，才能解决人类的生命健康的共同问题。这种精神与情怀就是向自己开炮，向未知开炮。这种勇敢就是不畏艰辛、敢于解析自己的伟大实践。这种民族是无与伦比的伟大民族，这样的文明也必然是辉煌的伟大文明。因此，中华文明天地人同构的巨大体系中，中医药才成了最为核心的那部分内涵。因为中医药是紧紧围绕人的生命来做文章，是紧紧围绕人的健康来下功夫，成为贯穿整个中华文明的内在核心主线。无论是儒释道医武民间还是书法绘画艺术。都离不开中国人的烙印。而这种人的烙印却恰恰是生命的烙印，处处彰显精气神一体，讲究内外统一，推崇和合执中。因此，人作为中国文明医学的创新主体就奠定了其不可替代的历史地位。

二、中华医人秉承"自强不息，厚德载物"的精神，革故鼎新、砥砺进取，用创新的品格成就中华医药的精湛医术

中医学是一门与时俱进的科学，从长沙马王堆出土的《帛书》，到《黄帝内经》，再到《伤寒杂病论》，再到金元四大家的医学著作，以及明清温病诸家的《温热论》《温病条辨》等的诞生，都反映出了中医人革故鼎新、自强不息的根本品质，以及革故鼎新、砥砺进取的创新品格。也正是由于这样的一种品格，成就了中华医药宝库当中的精湛医术。

（一）革故鼎新，砥砺进取

中医人用创新的品格成就了中华医药的精湛医术。2015 年 10 月 8 日，屠呦呦研究员获得了诺贝尔生理学或医学奖，她的突出贡献是创制新型抗疟药青蒿素和双氢青蒿素，挽救了全球特别是发展中国家的数百万人的生命。这是中医学界第一个获得诺贝尔医学奖的女科学家。然而，经过了无数次试验，成功提取出分子式为 $C_{15}H_{22}O_5$ 的无色结晶体，中国古代医学家葛洪在《肘后备急方》中给出了启示，关于"青蒿治疟"的一段记载："青蒿一握，以水二升渍，绞取汁，尽服之。"正是这句话给了屠呦呦在青蒿素提取的关键环节和技术手段方面的启示。由此可见，中国医药学的创造和实践，来源于古今多少代人的创新实践。同样，山中宰相葛洪，正是经过了反复的实践实验，才得出"绞取汁"关键提取方法

（二）创新有本源，也是本色

"神农尝百草，一日而遇七十毒"，这不就是民族的创新实践吗？这种创新精神传承至今，发挥着至关重要的作用，使得中华民族的医学代代发展，不断进步。这其中的核心还是中华民族"自强不息、厚德载物"的精神。如果没有这种精神，那么"医圣"张仲景就不会"感往昔之沦丧，伤横夭之莫救""勤求古训、博采众方"，也就不会有传世经典《伤寒杂病论》了。如果没有这种精神，"药王"孙思邈又怎会融儒释道医武为一炉，完成震古烁今的医学巨著《千金方》呢？"江南诸师，秘仲景方而不传。"这就是药

王所处的医学环境。也正如此，才有了孙思邈"斗酒只鸡"的动人佳话，才有了"坐虎针龙"的美丽传说。

而中国人又是最善于与时俱进的，无论在什么朝代，只要出现影响民生的社会政治经济问题，就一定会产生相关的医学理论与之相对应，同时涌现出一批医家来！中医历史上的医家流派就是如此，无论是经院派还是民间派，都充满了理想，充满了智慧，传承着祖国医学学术发展的精华。

第三节　道、理、术的辩证统一是中医精湛医术的根本内核

中华医学讲究"道、理、术"的辩证统一，既层次分明，又整体联动。构成了中医精湛医术的立体框架，也是中医精湛医术的根本内核。可以用"涵三为一、辩证统一"来描述中医药的思想和内涵。

一、道是基础，融会天人，贯通古今

中国人讲究"道"，中医学离不开"道"。因为，道是基础，抑或根基，是中医诊疗全过程中最高的环节，抑或最根本的思想内涵。何为道？道是通行天下，放之四海而皆准的总纲。道就是推动事物发展最根本的那个内涵。中医学离不开道，离不开统领生命变化发展规律的根本道理。这也就是中医"执简驭繁"的根本所在。中医学之道，被称为"涵三为一"，即道、理、术的辩证统一。三者相互涵容，互相依托。道是根本，反映事物发展的根本道理；理是枢纽，能够彰显道的辩证统一；术是结晶，符合道，遵循理，是诊疗的具体形式和内容。

中医学之道，是融会天人的大道，以"天人合一"为根本依归，自古至今一以贯之，《周易》的"象、数、理、气"，说明了宇宙生命之理。《黄帝内经》中的《上古天真论》《四气调神大论》《生气通天论》等篇章讲述的元气之道、阴阳之道、变化之道，都成为链接生命奥妙与玄机的根本所在。

二、理是枢纽，执简驭繁，纲举目张

如果说道是至高无上的法则的话，那么理则是基于道的纲领，进一步深化认识，提出相应的策略与思路。《素问·至真要大论》曰："寒者热之，

热者寒之，微者逆之，甚者从之，坚者削之，客者除之，劳者温之，结者散之，留者攻之，燥者濡之，急者缓之，散者收之，损者温之，逸者行之，惊者平之。上之下之，摩之浴之，薄之劫之，开之发之，适事为故。"这段话中所列举的具体方法很多，有寒、热、微、甚、削、温、散、攻、濡、缓、收、温、行、平等法。这些具体的法都遵循阴阳之理、寒热之理、虚实之理、表里之理。这些理的实现，最终符合了中和之道，成为第一层次指导思想下的具体部署策略。如脾虚一证，虚则补之，这就是大法，基于中和之道，符合阴阳之道。北京中医医院中医内科的周鹰主任医师曾经碰到过一个疑难病，患者说诊断为某某综合征，开头是一长串英文字母，沟通了相关症状、体征后，询问医生能否治疗，周主任痛快地回答道，可以治疗。随后，患者又补充了一个问题，您以前治过这个病吗？大夫回答，没有！患者愕然。但最终周主任很快将此病完全治愈。这个案例给我们的启迪是，中医学执简驭繁，把临床治疗的思路和理念当作打开疾病治疗的钥匙，确实非常重要！

三、术是结晶，依托道理，惠泽百姓

有了道和理的内在支撑，才会有术的外在呈现。术是技术，是完成中医诊疗的具体操作内容，是真实产生健康效应的具体内容。术的完成遵循理论的指导，术的完成一定与道的规矩相合。因而，术是中医学生命之道的结晶，是中医学生命之理的展现。依托活人之道，活人之理法，演绎出的活人之术，可谓千变万化。在面对疾病时，正因为遵循了理法，才有了无数的术。从阴阳五行可以论技术、从皮肉筋骨可以论技术、从脏腑虚实可以论技术，从头到脚可以论技术……

宏观而言，中医药可以分为药物疗法与非药物疗法。而药物疗法中有方有药，有单方有复方，有正方有奇方，有常方有验方。组方有章有法，用药有轻有重。如此看来，用药用方之法，无穷无尽。可谓汗牛充栋。以明代《普济方》为例，该书是我国现存古代最大的一部方书，计168卷。明太祖第五子朱橚（周定王）主持，教授滕硕、长史刘醇等编于洪武二十三年（1390年），刊于15世纪初。此书内容为作者广泛辑集的历代各家方书，兼采笔记杂说及道藏佛书等。为汇辑古今医方，分类整理而成。

全书包括方脉、药性、运气、伤寒、杂病、妇科、儿科、针灸及本草等

多方面内容。大致分为 12 部分，卷一至卷五为方脉，其中包括方脉总论、方脉药性总论；卷六至卷十二为运气，包括五运六气图、运气图；卷十三至卷四十三为脏腑，包括脏腑总论，肝、心、脾、肺、肾、胆、胃、大肠、小肠、膀胱、三焦藏象及脏腑诸病候；卷四十四至卷八十六为五官，包括头、面、耳、鼻、口、舌、咽喉、牙齿、眼目等部位所属及身形诸病；卷八十七至卷二五〇为内科杂病，包括诸风、寒暑湿、积热瘤冷、伤寒、时气、热病、身热、咳嗽、喘、痰饮、积聚、消渴、诸痹、水病、黄疸、诸疟、呕吐、泻痢、诸虚、劳瘵、诸虫、脚气、癫疝等；卷二五一至卷二六七为杂治；卷二六八至卷二七二为杂录和符禁，包括食治、乳石、服饵、诸汤香煎、杂录、符禁等；卷二七三至卷三一五为外伤科，包括诸疮肿、痈疽、瘰疬、瘿瘤、痔漏、金疮、诸虫兽伤、折伤、膏药等；卷三一六至卷三五七为妇科，包括妇人诸疾、妊娠诸疾、产后诸疾、产难等；卷三五八至卷四〇八为儿科，包括婴孩总论、初生、五脏、头眼耳鼻、唇舌口齿咽喉、杂病、痘疹、诸疮肿毒等；卷四〇九至卷四二四为针灸；卷四二五至卷四二六为本草，包括药品畏恶、药性异名等。对于所述病证均有论有方，资料比较丰富，但也杂有一些糟粕内容。以肝脏门为例，其下列出了 17 种病证及多首处方，计有肝实症（方 35 首）、肝虚症（方 43 首）、肝胀症（方 4 首）、肝著症（方 13 首）、肝风筋脉症（方 7 首）、肝气逆面青多怒症（方 11 首）、肝壅头目不利症（方 6 首）、肝风冷转筋（方 11 首）、肝风筋脉抽掣疼痛症（方 15 首）、肝风毒流注入脚膝筋疼痛症（方 14 首）、薄厥症（方 3 首）、肝劳症（方 23 首）、煎厥症（方 5 首）、肝病筋急症（方 14 首）、筋极症（方 8 首）、筋实极症（方 8 首）、筋虚极症（方 11 首）。编次详明，内容精深。

本书在我国方剂史上有着相当重要的地位，据《四库全书总目提要》统计，凡 1960 论，2175 类，778 法，61739 方，239 图。采摭繁复，编次详析，保存了极为丰富和珍贵的医方资料，具有珍贵的文献价值。此书编于明初，旧籍多存，所引方书不下 150 余种，其中许多医书现已亡佚。同期编纂的大型类书《永乐大典》素称浩博，此书所引古医籍不见于《永乐大典》者，有 50 余种。因此，"古之专门秘术，实借此以有传"。因而对于辑佚古书，尤其是宋元医籍，亦有重要价值。书中几乎收录了 15 世纪以前所有方书的内容，并收录了大量的时方以及民间验方，可以说是集 15 世纪以前方书之大成。李时珍撰《本草纲目》时，处于明末，已很难看到明以前失传的一些方剂，对此李时珍在《本草纲目》中亦有言及，而所凭借者唯有《普济方》，如对于"蛱蝶"的药用功能，李时珍称："主治小儿脱肛，阴干为末，唾调半钱涂手心，以瘥为度。"并进一步解说："蝴蝶古方无用者，惟《普济方》载此方治脱肛，亦不知用何种蝶也。"并从中引了不少作为附方，如"阳起石"条下所附治"阴痿阴汗"方、"代赭石"条下所附治"哮呷有声，卧睡不得"方、"狗脊"条下所附治"男子诸风"的四宝丹等，均选自《普济方》。《普济书》对明初及明以前的方剂做了一次大规模的整理，其编辑刊行，标志着此时期方剂学研究在广度上的进步。

书中所载疗病方法亦极为丰富，有汤药、罨敷、按摩、针灸、沐浴等，有较高临床价值。但由于搜罗过广，篇幅过大，书中不免有重复牴牾之处，成书后未能发挥应有作用，是其不足。

而对于非药物疗法，《普济方》中也早有论述，针灸、按摩、沐浴等，都有重要意义。然而随着科学技术的发展，中医的术也在不断充实与更新。从气动导引到推拿按摩，从砭石刮痧到艾灸拔罐，从九针到针刀，从针刀再回到毫针。中医针灸之术确实已经极大丰富。让我们目不暇接。随着科技的进步，必然还会有更多的方法不断涌现。

后 记
一个中医人的忧与乐

《中医特色疗法与中华文明》一书在 2019 年的春天终于完稿了。一路笔耕、一路思考，中医药伟大宝库中蕴含的无尽丰富的宝藏，让我感恩、感动、感念，带给我几多欢乐、几多忧愁、几多憧憬。

几年来，作为《中医药与中华文明》课题组的一员，在学校的大力支持下，在课题组首席科学家、北京中医药大学高级访问学者、原光明日报社总编辑苟天林先生的带领下，我和课题组成员一道不断学习领会习近平总书记系列讲话精神，不断深入学习揣摩中医药文化思想，不断接受熏陶与鼓舞，不断努力完善自己。这段历程，已经成为我个人成长过程中的重要阶段，也成为我身心状态的一次全面升华。

首先我要感谢学校，学校让我参与这项工作，给予了我机会和信任。我是 1996 年 9 月踏入北京中医药大学大门的。23 年来，我学于斯、长于斯、研于斯，从一名不经世事的懵懂少年，到一名狂热的中医学习者，再到一名年届不惑的中年学者。岁月在我的发际线上留下了痕迹，翻看过去的照片，有时候感觉就像一场梦，但又是那样真实的存在。这些年来，对中医药的学习，早已浸入我的灵魂，学理论、读经典、做临床、勤实践、参明师、悟妙道，走进乡间、走入社区、面向社会、不断锤炼、反复学习，是北京中医药大学给我提供了宽阔的平台、是北京中医药大学给我提供了学习中医的丰厚资源、让我见识了这么多的名师名家、能够让我按照个性不断成长。我还要感谢为我传道授业的老师们，是你们的点滴教诲，不断启发着我对中医药的领会与思考。衷心感谢谷晓红书记、徐安龙校长，是你们二位对中医事业的执着和热忱始终激励和鞭策着我，让我去不懈努力。感谢我的两位导师尉中民教授、谷世喆教授，是你们给予我做人与治学的态度与门径，让我有了北中医人的底蕴和品格，为我能够承担起项目研究奠定了基础。在此，我要特别感谢本项目的首席专家苟天林同志。他是一个好党员、一名好干部，更是一个好老师。自从来到学校以后，他就一心扑在对中医的学习实践上，认真去听课、认真去学习，虚心向各位老师求教，无论是领导还是普通职工，无论是资深专家还是青年学者，无论是老师还是学生，乃至一名普通工作者，他都真诚相待。其谦虚之德、其诚恳之心、其奋进之志，成为近年来北京中医药大学师生员工共同的典范和楷模。基于对他的崇敬，我称之为先生！"先生"总是笑眯眯的，用他特有的自信与安详给人以鼓励，"先生"时而又是严肃的，用一种睿智的倾听和思考，为后学者答疑解惑。为了做好《中医药与中华文明》这个课题，先生带着课题组成员研讨开会、调研学习、躬行实践。为课题组成员深植文化自信坚定地鼓劲儿。先生总是教导我们，要认真学习习近平总书记关于中医药的系列讲话精神，要领会其精髓，要反复学习、认真揣摩，为此他还专门安排整理了总书记关于中医药的论述，并分发课题组成员进行集中学习，这对于课题组成员提升自身素养、深入领会总书记思想和精髓、完成好项目研究，都具有积极的意义。能有这样一段学习经历、提升经历，可谓人生之幸！

在项目研究过程中，我感触很深，天林先生给了我一个较高难度的命题——《中医特色疗法与中医药文明》。虽然我承担着《特色疗法》课程的教学任务，但是要展现出其天人合一的魅力以及法方无尽的内涵，要把中医林林总总的特色疗法用中医之思想和道理统领起来，更要深入到中华文明的高度，是着实不易的。

作为一名中医工作者、一名人民教师，也作为一名中医师，书稿的梳理整合与其说是一次文字之旅，倒不如说是一次学习之旅，更是一次探宝之旅。五千年的中医文化发展，数不清的医药珍宝荟萃，让我油然而生敬畏之心、慎独之心。

我国的伟大的先圣先贤们用其超凡的智慧和能力书写了祖国医药无尽的医药宝藏，让我真切地感受到中医药的博大精深！中医之道，放之四海而皆准；中医之法，传承千年而不衰。在本书撰写过程中，最深切的感受就是从里到外，从上到下，人的生命的每个层面和部位都有疗法，这些疗法都有特色，都浸润着中华文明的生生之道！在中医理论和思想的统领下，皮肉脉筋骨每个层次、从头到脚每个部位均可以反映与呈现特色鲜明的中医疗法，甚至某一个部位还不止适用一种疗法。如在脐部，笔者较为详细地介绍了"腹针疗法"，后来又补充介绍了独具特色的"脐火疗法"。事实上，脐部的疗法还有脐针、脐灸、脐部推拿等不同方法，限于篇幅不能逐一列举。为让读者更加清晰地领会中医特色疗法的本源，除以形论医外，笔者从载道之具的角度，又从气和神两个方面去述说阐明中医宝库中的特色疗法与文化精华。"静坐修身""导引调气""性理疗病法""五行率性法"等疗法为病患指出了更具特色和意义的临床门径。这三个层面的疗法相互独立而又互相贯通。每个疗法既是独立的系统，而又融为一体。特色疗法博大精深，有些来自于民族医药，还有些来自民间。其内涵各有特色，比如藏医药和蒙古医药学，以"珍珠七十丸"为代表的各种藏药，独具特色，确实为藏区百姓乃至更广大的百姓健康做出了强有力的保障。而蒙古医学中的酸马奶疗法、放血疗法、拔罐以及艾灸疗法均与时下流传的各种疗法有很大差异。再比如瑶医学对于恶性肿瘤的防治形成了独有的特色，在恶性肿瘤的防治过程中，通过"三元和谐论""盈亏平衡论""时间医学辅助"的整体指导，取得了突出的疗效。让我深深地体会到中医药确实是个伟大的宝库，是中国古代科学的瑰宝，是中华文明的结晶，是打开中华文明宝库的钥匙。

中医博大精深，特色疗法的传承与发展，需要把握其思想精髓。在每一个特色疗法当中，不只是需要掌握其技术，更重要的是要掌握其思想与理念，做到思想、理念与技术方法的有机结合才能够发挥好其效果。

比如书中提到浙江平湖的治喘法门，我们不单要掌握直接艾灸的操作技术，更重要的是法于天道，每年只在农历小暑到白露这个时期内施灸。当然也需要基于病因病机，要懂得把选穴、壮数、操作手法三者配合起来。再比如郭廷英先生发明的挑治法，既要选择好挑治的部位，又要因时因人因地制宜，还要调气治神。再比如当代著名医家顾植山先生一直在倡导和推动"五运六气"学说，其理论体系本身就是"天人合一"的具体体现，掌握好传承好运气理论，必须掌握其思想大意、推演规律，还需掌握其语言表达体系，才能精准地指导临床。笔者亲身经历的"无药中医"也完全应和"天人合一"之道。无药中医罐疗法，治疗的最佳时间在早晨，这时人阳气旺盛，穴位易开，浊气易出。其治疗不仅选择罐具吸拔，更使用手法催气，形成催发正气、疏通经络、祛除浊气的指向性很强的特色疗法。任何一种疗法都有其道，也有其术，只有道术结合，把握其真髓才能将其疗效发挥至极致。

在书籍的撰写过程当中，随着思路的不断梳理，笔者越发清晰地感受到祖国医药学当中蕴含着无穷的希望。运用好中医特色疗法，在当代对于健康中国的实现大有裨益：一是，有助于发挥治未病的效果，降低发病率。"若要安，三里常不干"，著名灸法大师谢锡亮先生，撰写一本著作《向足三里要长寿》，阐述的就是中医灸法如何提升全民素质的道理。江西著名的热敏灸法，在基层使用以后，极大地促进了地方居民的健康，降低了医疗费用的支出。在国家的支持下，刮痧、砭术、艾灸、拔罐四大疗法已经正式获批职业资格，成为人们可以选择的职业工种。为全民健康打下了良好的基础。二是，特色疗法的使用有助于应对扑面而来的老龄化浪潮。无论是针对老慢病的综合调理，还是应对老年专科疾病的针对性的治疗，特色疗法均可发挥至关重要的作用。如头针的运用可以有效调控老年痴呆，气功和导引术的使用对于全身功能性疾病的调理产生积极的作用。特色疗法的使用即可保健也可康复，正是应对老龄化的重要措施和策略。更重要的是特色疗法有助于破解临床疑难疾病，但就癌症肿瘤的治疗而言，本书已经提到了直接灸法、挑治法、火针疗法、气功导引术、无药中医拔罐法，还有瑶医特色治癌方法以及变化无穷的特色方药。应对癌症的治疗如何科学合理的使用这些特色疗法，如何叠加组合使用，如何传承创新，已经成为当代中医最迫切的内在需要和历史使命。结合天、地，综合内、外，协同脏、腑，有机融合，一定可以创造中医抗癌的奇迹，我深切感受到，本书的撰写过程，就是不断深入学习总书记思想论述的过程；是对这些特色疗法深入研究、科学总结的过程；也是不断交流、不断提高的过程。撰写过程中，总书记关于中医药的思想始终像一盏灯一样，无论自己明了还是困惑，兴奋还是疲劳，无论自己脚下的路走得快还是慢，那盏灯总在前方照耀和指引，带着我迈向理想的彼岸。

当然，在撰写中过程中，笔者也发现了一些问题，引发了很多思考。尽管已经做了大量的挖掘和梳理，但对于中医宝库而言，如同艺海拾贝一样，本书所述仍是管窥局部而未能概其全貌。我更加深切的感受到，我们对于中医之法的挖掘仍然不够，要加强对中医药高级人才的培养，特别是对于文献研究人才要进一步加强培养，这将更有利于祖国医学瑰宝的发掘。同时，对于散落于民间的特色疗法的保护和传承应当提到一个新的议事日程上来。对于很多民间中医绝活的传承，国家应该开展专项整理和抢救活动，要把祖国大地上诞生的确有效验的疗法传承下去，发扬开来。此外，还应该进一步加强对中医特色疗法的研究和总结，很多疗法的内涵挖掘得不够，尚有极大的空间去挖掘，有很长的路要走。很多方面的研究仍然处于起步阶段，甚至是一片荒原。

　　"道不行，乘桴浮于海，人之患，束带立于朝"，中医的传承不是一个人的事，是千百万人的事；中医的发展不是一时的事，而是千秋万代的事；中医的创新也绝不是单单中国的事，而一定是人类命运共同体的大事。再次浮现出宋朝张载的那句话，"为天地立心，为生民立命，为往圣继绝学，为万事开太平。"《中医特色疗法与中华文明》是个缩影，浓缩着古往与今来，需要更多的有识之士去关注、去传承、去创新，去发扬光大。唯有如此，我们才能不负先祖、不负时代、不负未来！

　　最后，我也要感谢我的家人，他们给我分担了绝大多数的家庭事务，给予了我极大的精神支持和关心，让我能够心无旁骛的去思考、去工作。感谢你们！也感谢我的研究生和俊燕同学，协助我做了大量的资料整理工作，在此，谨表谢忱！

参考文献

［1］钱超尘．伤寒论文献通考［M］．北京：学苑出版社．1993.

［2］严健民．五十二病方注补译［M］．北京：中医古籍出版社，2005.

［3］李浩，韩淑花．黄帝内经［M］．北京：科学技术出版社，2015.

［4］清·岳含珍．经穴解［M］．北京：人民卫生出版社，1990.

［5］承淡安．中国针灸学［M］．北京：人民卫生出版社，1955.

［6］王凤仪．王凤仪讲人生［M］．北京：中国华侨出版社，2015.

［7］王凤仪．王凤仪性理讲病录［M］．北京：中国华侨出版社，2015.

［8］张光霁，张永华．中医情志疗法研究［M］．上海：上海科学技术出版社．2016.

［9］董湘玉，庄田畋．中医心理学［M］．北京：人民卫生出版社，2013.

［10］侯中伟．极简砭石治百病．北京：中国医药科技出版社．2018.

［11］谢锡亮．谢锡亮灸法［M］．北京：人民军医出版社．2013.

［12］高树中．一针疗法［M］．山东：济南出版社．2006.

［13］侯中伟．极简手疗治百病［M］．北京：中国医药科技出版社．2018.

［14］薄智云．腹针无痛治百病［M］．北京：中国中医出版社．2012.

［15］侯中伟．极简足疗治百病［M］．北京：中国医药科技出版社．2018.

［16］庞明．混元整体理论［M］．北京：国际文化出版公司．1998.

［17］马淑然，郭霞珍，刘燕池，等．中医"肾应冬"生理机制与褪黑素关系的实验研究［J］．北京中医药大学学报，2002，25（2）：19–21.

［18］习近平同志涉及中医语录选摘［J］．中医药文化，2015，10（1）：2＋1.

［19］国家领导人习近平主席谈中医［J］．中医药通报，2014，13（1）：3.

［20］王超明．明代《普济方》的编辑特色［J］．编辑之友，2004（4）：

73 – 75.

[21] 张雷. 马王堆帛书《五十二病方》出土 37 年来国内外研究现状 [J]. 中医文献杂志, 2010, 28 (6): 52 – 55.

[22] 钱超尘. 陈延之及其《小品方》时代考 [J]. 中医药文化, 2013, 8 (6): 25 – 27

[23] 黄丽萍, 赵宝林, 吴玲燕. 陈延之《小品方》学术思想初探 [J]. 甘肃中医学院学报, 2012, 29 (1): 23 – 26.

[24] 李科, 赵思俊, 秦雪梅, 等. 基于中药保密品种开发策略的龟龄集二次开发思路. 世界科学技术—中医药现代化, 2012, 16 (11): 2493 – 2499.

[25] 张如青. 论陈延之《小品方》对前代医学的传承与创新 [J]. 上海中医药大学学报, 2007 (5): 19 – 22.

[26] 周珩, 徐荣庆. 陈延之《小品方》治法汇要 [J]. 湖南中医学院学报, 1996 (3): 4 – 6.

[27] 汤万春. 陈延之与《小品方》 [J]. 江苏中医, 1965 (10): 33 – 36.

[28] 兰杰, 钱占红. 唐代孙思邈的《千金方》形成历史条件及历史价值的探讨 [J]. 内蒙古医科大学学报, 2018, 40 (2): 182 – 186.

[29] 高明月, 崔蒙.《千金方》现代研究进展 [J]. 中国中医药图书情报杂志, 2014, 38 (4): 58 – 63.

[30] 何世民, 郭忻.《千金方》研究进展 [J]. 上海中医药杂志, 2012, 46 (10): 86 – 89.

[31] 张若楠, 王三虎. 孙思邈《千金方》十年研究回顾与展望 [J]. 第四军医大学学报, 2002 (S1): 28 – 30.

[32] 焦琳, 陈日新.《黄帝内经》"九针之异, 各司其属"对针灸临床经络诊疗思路的启迪 [J]. 中华中医药杂志, 2017, 32 (5): 2146 – 2149.

[33] 甄雪燕, 梁永宣. 伏羲制九针 [J]. 中国卫生人才, 2012 (7): 90 – 91.

[34] 张天生, 靳聪妮, 关芳, 等. 新九针溯源与发展 [J]. 中国针灸, 2009, 29 (7): 591 – 594.

[35] 欧阳八四. 针灸溯源——九针的起源、运用与发展 [J]. 针灸临床杂志, 2005 (7): 47 – 48.

[36] 马燕冬. 九针家族——古今针具大观 [J]. 中国中医药现代远程

教育，2004，2（5）：46－47.

［37］李晓泓，解秸萍. 新九针溯源［J］. 中国医药学报，2003（6）：353－355.

［38］侯中伟. 罐疗：用心治病，学"罐"古今. 北京：光明日报. 2017－03－11（010）.

［39］刘学春，王光涛. 针灸类中医古籍的图像特点［J］. 中华中医药杂志，2018，33（8）：3675－3678.

［40］陶清. 针灸技术史论［D］. 黑龙江中医药大学，2018.

［41］吴友莉. 针灸层次论治理论的探索性研究［D］. 北京中医药大学，2015.

［42］赵百孝. 经筋病与针灸层次论治［A］. 中国针灸学会经筋诊治专业委员会. 中国针灸学会经筋诊治专业委员会2010学术年会暨第二届中华经筋医学论坛论文集［C］. 中国针灸学会经筋诊治专业委员会：中国针灸学会，2010：3.

［43］张佳乐，牛淑平. 从"春夏刺浅，秋冬刺深"探讨四时针刺之核心内涵［J］. 北京中医药大学学报，2018，41（5）：362－367.

［44］崔韶阳，许明珠.《黄帝内经》、《难经》中的因时施针［J］. 中国中医急症，2012，21（10）：1627－1628.

［45］王灿，蔡玉梅，张雨帆. 经脉循行与气机升降的关系探讨［J］. 亚太传统医药，2019，15（1）：76－77.

［46］刘芸，陈采益. 两种经脉理论模式下的经络辨证探析［J］. 南京中医药大学学报，2019，35（1）：12－15.

［47］刘昱麟，张威，马贤德，等. 眼针沿革及眼周穴区划分中医基础理论研究［J］. 辽宁中医药大学学报，2019，21（1）：73－76.

［48］贺倩倩，李佳凌，张笑蕊，等. 眼针治疗疾病种类及疗效的文献分析［J］. 光明中医，2017，32（20）：3044－3048.

［49］丁庆刚，高金良. 眼针疗法近20年临床研究概况［J］. 中国中医药现代远程教育，2015，13（15）：147－149.

［50］齐红梅. 华佗夹脊穴临床应用新进展［J］. 医学理论与实践，2014，27（2）：172－174.

［51］刘力源，张建斌，金传阳，等. 华佗夹脊穴的归经探索：督脉

[J]. 针刺研究, 2018, 43 (11): 744-746.

[52] 宁尚圣, 张梦婷, 欧阳建军. 夹脊穴临床应用概述 [J]. 亚太传统医药, 2018, 14 (10): 105-107.

[53] 宗振勇, 尚方明, 赵云雁. 华佗夹脊穴的现代研究及临床应用综述 [J]. 国医论坛, 2012, 27 (6): 54-56.

[54] 程霞, 赵姗. 华佗夹脊穴综述 [J]. 中国针灸, 1994 (1): 50-53.

[55] 陈淑谕. 浅谈华佗夹脊穴与脊神经节段性分布的关系 [J]. 内蒙古中医药, 2010, 29 (2): 117.

[56] 第二军医大学第一附属医院神经科. 一种新的针刺疗法: 腕踝针 [J]. 安医学报, 1976 (4): 47-49.

[57] 第二军医大学第一附属医院神经科. 怎样扎腕踝针 [J]. 安医学报, 1976 (4): 49-51.

[58] 范刚启, 符仲华, 曹树平, 等. 浮针疗法及其对针灸学发展的启示 [J]. 中国针灸, 2005 (10): 733-736.

[59] 符仲华. 软组织伤痛治疗中浮针疗法的特征 [A]. 中华医学会疼痛学分会. 中华医学会疼痛学分会第六届年会论文摘要 [C]. 中华医学会疼痛学分会:《中国疼痛医学杂志》编辑部, 2005: 1.

[60] 赵春妮, 罗永彬. 浅谈中医情志疗法 [J]. 国医论坛, 2005 (2): 15-17.

[61] 薛芳芸. 《黄帝内经》情志相胜原理及方法探究 [J]. 中国中医基础医学杂志, 2012 (11): 1181-1182.

[62] 石君杰, 徐发莹, 陈树婷. 古代中医情志相胜的心理疗法初探 [J]. 江西中医药, 2010 (4): 12-14.

[63] 王元午. 中华传统伦理道德与亚健康——记王凤仪先生的五行性理疗病理论 [A]. 中华中医药学会、中和亚健康服务中心. 第三届中和亚健康论坛暨2009·亚健康产业展览会论文集 [C]. 中华中医药学会、中和亚健康服务中心, 2009: 4.

[64] 蔡小卓, 张松, 刘力红. 王凤仪"性理疗病"学术思想概述[J]. 医学与哲学 (人文社会医学版), 2007 (6): 73-74.

[65] 王立人. 从方剂配伍论仲景治疗情志病的特色 [J]. 中医函授通

讯，2000（3）：2 - 3.

［66］李彦华．用单方治病应注意的问题［J］．临床合理用药杂志，2012，5（15）：78.

［67］姜延杰，王智娟．浅谈单方治病及单方研究应注意的问题［J］．中国民族民间医药，2009，18（22）：125.

［68］周少林．从古代皇帝谈中药单方［J］．时珍国医国药，2009，20（8）：2087 - 2088.

［69］杜宜中．历史名医与中药单方［J］．中国民间疗法，2004（1）：61 - 62.

［70］瞿融．二十世纪单方验方之研究发展述评［J］．江苏中医药，2002（12）：7 - 8.

［71］张子丰，罗丹，崔巍，等．对药理论与临床应用的研究［J］．世界最新医学信息文摘，2018，18（A4）：53 - 54.

［72］田耀军．施今墨对药临床应用举隅［J］．名医，2018（2）：109.

［73］杨志新．"相对穴"理论让辨证施治更简化［N］．健康报，2018 - 08 - 01（005）.

［74］李宛蓉，李博，赵天易，等．单穴临床应用规律文献研究［J］．中医杂志，2018，59（12）：1058 - 1062.

［75］李雁强．吕景山对穴的临床应用［J］．基层医学论坛，2012，16（17）：2251 - 2252.

［76］杨志新．经络理论与"相对穴"［A］．安徽中医学院、中国针灸学会文献专业委员会．针灸经络研究回顾与展望国际学术研讨会论文集［C］．安徽中医学院、中国针灸学会文献专业委员会：中国针灸学会，2010：3.

［77］黄安，吕玉娥．吕景山对穴配伍规律探析［J］．山西中医学院学报，2003（4）：39 - 40.

［78］朱化珍，陈德兴．张景岳《新方八阵》配伍规律研究［J］．中华中医药杂志，2012，27（4）：1034 - 1037.

［79］贾芸，许红峰，吕光耀．新方八阵各阵之间用药规律统计学研究［J］．时珍国医国药，2007（1）：214 - 216.

［80］李慧琴．新方八阵制方用药特点［J］．中医杂志，2003（5）：388 - 389 + 392.

［81］吴承艳．对张景岳《新方八阵》的研究［J］．中国中医基础医学杂志，1999（2）：45－48．

［82］黄政德．张介宾新方八阵中的哲学思想探析［J］．湖南中医学院学报，1997（3）：2－4．

［83］刘盛斯．论张景岳《新方八阵》的制方用药特点［J］．成都中医学院学报，1991（1）：4－7．

［84］王兴华．张景岳《新方八阵》初探［J］．福建中医药，1984（4）：7－10．

［85］凌耀星．张景岳的八略与八阵［J］．上海中医药杂志，1980（1）：39－41．

［86］郑全雄．《伤寒论》方族的文献及组方规律研究［D］．北京中医药大学，2002．

［87］陈盼碧，王莱，杨孝芳，等．中医五大疗法出自五方刍议［J］．中医杂志，2017，58（20）：1720－1723．

［88］李鸿泓，张其成．"应时方组"初探［J］．上海中医药大学学报，2015，29（4）：8－11．

［89］范瑛，宋坪，王天怡．中医美白祛斑、散结除疤外用古方溯源（二）——宋金元时期选方用药特点［J］．中国中西医结合皮肤性病学杂志，2012，11（6）：392－394．

［90］刘晓丽，温兴韬，黄煌．经方与时方思维特点的比较［J］．中医杂志，2012，53（12）：995－996．

［91］唐志坤，欧阳兵．经典古方治疗黄褐斑的疗效及机理探讨［J］．中国美容医学，2010，19（6）：933－936．

［92］祁向争．合方的理论与应用研究［D］．天津中医学院，2005．

［93］程鸿儒．不必强分经方时方［J］．天津医药杂志，1961（6）：385－387．

［94］苟天林．藏医药学在中华文明宝库中的历史地位和作用［N］．西藏日报（汉），2016－03－03（008）．

［95］让巴．藏医药浴治疗类风湿性关节炎临床价值研究［J］．世界最新医学信息文摘，2018，18（97）：131．

［96］罗尔吾．藏医金针疗法治疗头隆（眩晕症）的临床研究［J］．中

国民族医药杂志，2018，24（11）：16－18.

［97］仁青吉，米玛. 藏医涂擦疗法治疗锐真病（骨性关节炎）的回顾性临床疗效分析［J］. 中国民族医药杂志，2018，24（11）：22.

［98］多果，闹增. 藏医袋浴疗法治疗风湿性关节炎疾病的临床有效性研究［J］. 中医临床研究，2018，10（31）：75－76.

［99］刘俊杰，徐子轩，张建，等. 藏医尿诊五行观及其研究展望［J］. 中国民族医药杂志，2018，24（10）：6－8.

［100］李聪颖. 浅谈藏医放血疗法［J］. 名医，2018（10）：102.

［101］德庆玉珍，达瓦次仁. 藏医治疗隆滞布病（脑梗塞）临床疗效观察研究［J］. 西藏科技，2018（10）：44－46.

［102］甄艳. 藏医起源浅析［J］. 中国民族医药杂志，2001（2）：39－40.

［103］王诗恒，刘剑锋，张逸雯，等. 蒙医整复疗法和功能疗法治疗骨折概况［J］. 中国民族民间医药，2018，27（24）：80－83.

［104］王启明，包晓红. 蒙医温针治疗膝关节骨性关节炎的临床研究［J］. 世界最新医学信息文摘，2018，18（A4）：249－250.

［105］包金山，包占宏. 包氏蒙医整骨术——五千多年前草原博文化的传承与发展［J］. 亚太传统医药，2018，14（12）：34－37.

［106］伊丽娜，张屏，张烜，等. 蒙医瘟疫热症经典方查干汤对小鼠脾淋巴细胞增殖及白细胞介素－2和干扰素－γ分泌的影响［J］. 世界中医药，2018，13（12）：3114－3117.

［107］敖其尔巴图，吴金海. 蒙医整骨术治疗儿童前臂双骨折临床疗效观察［J］. 世界最新医学信息文摘，2018，18（A3）：208＋227.

［108］乌力吉巴雅尔，特木日巴根. 蒙医药治疗类风湿性关节炎的研究概况［J］. 中国民族民间医药，2018，27（22）：59－60＋71.

［109］格根图雅. 蒙医治疗赫依性心刺痛概述［J］. 中国民族医药杂志，2018，24（11）：61－63.

［110］黄山丹，包志强. 蒙医拔罐放血疗法治疗肩周炎的护理体会［J］. 世界最新医学信息文摘，2018，18（94）：273－274.

［111］才让南加. 浅谈蒙古国传统医学发展现状及其与藏医学的关系［J］. 青藏高原论坛，2017，5（3）：19－20.

［112］杨世梅，朱亭燕. 苗医隔药纸火灸对颈型颈椎病患者护理研究

[J]. 世界最新医学信息文摘，2018，18（94）：168－169＋173.

［113］钟林，郭伟伟，龙冬艳，等. 苗医对风湿性关节炎的诊断思想研究［J］. 中国民族民间医药，2018，27（21）：11－12.

［114］刘铭洁. 苗医药治疗慢性肾脏病的研究进展［A］. 中国中西医结合学会肾脏疾病专业委员会. 中国中西医结合学会肾脏疾病专业委员会2018年学术年会论文摘要汇编［C］. 中国中西医结合学会肾脏疾病专业委员会：中国中西医结合学会，2018：1.

［115］尚文豪，朱星，崔瑾. 苗医养生保健理论研究进展［J］. 湖南中医杂志，2018，34（7）：234－236.

［116］吴晓勇，王云龙，李成龙，等. 基于苗医"四大筋脉"理论治疗慢性颈痛经验［J］. 中华中医药杂志，2018，33（7）：2901－2903.

［117］尚文豪，朱星，崔瑾. 苗医发展简史的梳理与探讨［J］. 中医药导报，2018，24（12）：39－41.

［118］吴小勇，陈瑶. 基于文献计量的苗族医药文化研究［J］. 中国民族民间医药，2018，27（7）：4－8.

［119］向云香，龙冬艳，郭伟伟. 苗医温痹饮治疗寒湿痹阻型类风湿性关节炎20例临床观察［J］. 中国民族医药杂志，2018，24（3）：7－9.

［120］周曦曦，钟林，郭伟伟. 黔东南苗医疾病命名和分类探讨［J］. 中国民族医药杂志，2018，24（2）：52－53.

［121］吴晓勇，熊芳丽，肖淦辰，等. 苗医弩药针疗法研究概述［J］. 中华中医药杂志，2017，32（8）：3626－3628.

［122］李林，李水妹，韦玲夏，等. 瑶药外敷治疗原发性痛经［J］. 中医学报，2018，33（12）：2316－2319.

［123］柴玉，肖小飞，覃迅云. 藏在深山的神奇瑶浴［J］. 中医健康养生，2018，4（12）：12－14.

［124］马建泽，李彤. 瑶医神气道学术体系"巫医文化"内涵浅析［J］. 中国民族民间医药，2018，27（22）：1－4.

［125］王成梅，钟晓婷，李昭燕，等. 瑶医"产后三泡"在产后病中的应用［J］. 广西医学，2018，40（22）：2728－2730.

［126］张曼，戴建业，李彤，等. 瑶医药养生理论与方法钩沉［J］. 中医临床研究，2018，10（23）：30－31.

［127］李金洲，陈勇，谢臻，等．瑶浴的研究进展［J］．亚太传统医药，2018，14（7）：23－25.

［128］马建泽，李彤．壮瑶医药治疗痛风性关节炎研究进展［J］．中国民族医药杂志，2018，24（2）：37－39.

［129］农秀明，王粤湘．瑶医特色疗法在常见病中的临床应用综述［J］．大众科技，2017，19（7）：103－106.

［130］陆廷信，潘文斌，王丽荣．瑶医火攻疗法治疗脾肾阳虚型功能性便秘34例［J］．中国中医药现代远程教育，2017，15（3）：109－111.

［131］李海强，贝光明，李彤，等．瑶医药治疗肝硬化腹水的临床经验及思路挖掘与整理［J］．中华中医药学刊，2016，34（11）：2580－2582.

［132］黎积福，明新求，明新周，等．瑶医拨松针治疗腰椎间盘突出症临床观察［J］．中国民间疗法，2016，24（9）：69－70.

［133］秦祖杰，覃丽萍，莫媛，等．壮医经筋疗法治疗腰椎间盘突出症疗效的 Meta 分析［J］．湖南中医杂志，2019，35（1）：121－123.

［134］梁群，李倩，宁余音，等．壮医穴膏摩及贴敷防治小儿反复呼吸道感染随机对照研究［J］．长春中医药大学学报，2019，35（1）：98－101.

［135］黄梓健，戴铭，张璐砾．壮医针灸流派研究概述［J］．中医药导报，2018，24（24）：53－55.

［136］韦明婵，秦祖杰，林江，等．壮医基础理论研究进展［J］．中国民族民间医药，2018，27（24）：56－61.

［137］傅婷．壮医药线点灸配合针灸治疗膝关节骨性关节炎临床研究的影响因素［J］．中华中医药杂志，2018，33（12）：5718－5720.

［138］胡三三，焦杨．壮医药线点灸联合灵龟八法针刺治疗偏头痛25例［J］．亚太传统医药，2018，14（10）：172－174.

［139］熊荣，方玉丽，许夏懿，等．壮医药线点灸背俞穴治疗肝胃不和型胃食管反流病30例［J］．广西中医药，2018，41（5）：42－43.

［140］马凤雪，唐樱滋，陈延强．壮医药治疗风湿病的临床研究进展［J］．广西医学，2018，40（19）：2338－2340.

［141］覃丽萍，秦祖杰，莫媛，等．壮医治疗"谷道疾病"的研究概况［J］．中国民族民间医药，2018，27（19）：42－44.

［142］韦国彪，白颖璐，黄兰，等．壮医治疗痛风性关节炎研究进展

[J]. 广西中医药大学学报，2018，21（3）：58－61.

[143] 宋宁，庞宗然，秦祖杰，等. 论壮医莲花针拔罐逐瘀疗法的发展源流及学术传承 [J]. 中华中医药杂志，2018，33（9）：3802－3805.

[144] 张虹. 三伏贴联合刮痧刺络拔罐治疗喘证的临床研究 [J]. 继续医学教育，2018，32（12）：155－158.

[145] 许春秀，陈宝瑾，舒适. 三伏贴联合督脉灸治疗支气管哮喘临床观察 [J]. 中医药通报，2018，17（6）：51－54.

[146] 陈天宇. 三伏贴穴位敷贴治疗难治性小儿呼吸道感染临床观察 [J]. 光明中医，2018，33（23）：3551－3553.

[147] 兰曦，李振华. 浅谈三伏贴敷 [J]. 世界最新医学信息文摘，2018，18（98）：236.

[148] 红岩. 说说三伏贴的妙用 [J]. 工会博览，2018（21）：58－60.

[149] 王峰. 三伏贴治疗反复呼吸道感染体弱多病患儿的临床疗效 [J]. 双足与保健，2018，27（3）：96＋98.

[150] 廖胤然. 三伏贴临床应用研究近况 [J]. 光明中医，2018，33（2）：296－298.

[151] 刘志勇. 三伏贴治疗慢性阻塞性肺疾病稳定期的临床分析 [J]. 光明中医，2018，33（1）：99－101.

[152] 马正. 三伏贴防治慢性支气管炎的疗效观察 [J]. 河北中医，2017，39（12）：1872－1876.

[153] 王德运，蒋明芹. 脐火疗法治疗肝阳（气）虚的系统评价 [J]. 光明中医，2016，31（18）：2605－2609.

[154] 雷芳，黑莲芝. 脐火疗法在肝硬化腹水患者中的应用 [J]. 陕西中医，2015，36（7）：847－848.

[155] 戚忠玺，刘学荣，耿兰书，等. 脐火疗法治疗慢性乙型肝炎伴黄疸30例 [J]. 中医外治杂志，2013，22（6）：16－17.

[156] 杨国红，王晓，郑华，等. 脐火疗法治疗慢性乙型肝炎48例 [J]. 中国社区医师（医学专业），2011，13（33）：157－158.

[157] 亓勇，赵学印，吕翠霞. 脐火疗法治疗脾虚型慢性乙肝肝纤维化的临床研究 [J]. 中医外治杂志，2008（3）：10－11.

[158] 贺振泉. 脐疗机制新解－经络筋膜说 [J]. 实用医学杂志，2005，

21 (18)：2009 – 2010.

[159] 李金，叶明花，秦晓剑，等. 脐疗研究概述 [J]. 江西中医药大学学报，2017，29 (4)：110 – 113.

[160] 吕昆. 脐疗研究进展 [J]. 山西中医，2011，27 (5)：58 – 59.

[161] 严君白. 名医世家—平湖严氏针灸 [J]. 针刺研究，1992 (4)：318.

[162] 边根松. 介绍严肃容老大夫的化脓灸法 [J]. 中医杂志，1962 (6)：16 – 17.

[163] 黄坚. 蜂刺疗法浅探 [J]. 养蜂科技，1991 (3)：30 + 28.

[164] 肖廷白. 蜂疗的历史、现状和未来 [J]. 中国养蜂，2001 (1)：19.

[165] 帅利宽. 蜂疗探源 [J]. 蜜蜂杂志，2015，35 (3)：30.

[166] 李重山，李顺之. 蜂疗——未来医学的生力军 [J]. 中国蜂业，2015，66 (10)：49 – 50.

[167] 祖湘蒙，魏一苇，陈海燕，等. 陈氏蜂疗法的源流与传承 [J]. 中国当代医药，2017，24 (14)：15 – 17.

[168] 王继法. 蜂疗养生是 "健康中国" 的助推器 [J]. 中国蜂业，2017，68 (10)：52 – 54.

[169] 胡晓雪，陈娟娟. 中药药浴联合针灸治疗慢性湿疹的临床效果观察 [J]. 基层医学论坛，2019，23 (1)：103 – 104.

[170] 张晶，孙雯雯，肖若男，等. 中药药浴治疗寻常型银屑病（静止期）的临床疗效观察 [J]. 现代中医临床，2018，25 (6)：23 – 25.

[171] 宋晓蕾，沈芳. 中药药浴治疗湿疹的临床研究 [J]. 辽宁中医杂志，2018，45 (8)：1678 – 1680.

[172] 许灶林. 小儿外感发热基于中医辨证中药药浴治疗效果 [J]. 内蒙古中医药，2018，37 (1)：72 – 73.

[173] 辛海利，闫慧明，王平，等. 中药药浴治疗尿毒症皮肤瘙痒护理观察 [J]. 山西中医，2018，34 (1)：61 – 62.

[174] 韦丽荣，黄秋. 中药药浴对新生儿脓疱疹的临床疗效及护理效果观察 [J]. 中医临床研究，2016，8 (26)：124 – 125.

[175] 解亚荣，王鹤云，王方圆，等. 中药药浴配合拔罐治疗寒湿腰痛

的疗效观察［J］. 中国疗养医学，2016，25（1）：81－82.

　　［176］张茂文. 砭仓综合疗法治疗血液病的方法、疗效与机理探讨［A］. 中国针灸学会砭石与刮痧专业委员会.2006 全国砭石与刮痧疗法学术研讨会论文汇编［C］. 中国针灸学会砭石与刮痧专业委员会：中国针灸学会，2006：3.

　　［177］张维波. 从砭仓疗法看古经脉的实质［A］. 中国针灸学会砭石分会（筹）. 第二届全国砭石疗法学术研讨会论文集［C］. 中国针灸学会砭石分会（筹）：中国针灸学会砭石分会，2004：2.